E-Book inside

Mit dem Kauf dieses Buchs erhalten Sie das zugehörige E-Book gratis. Sie können dabei aus zwei Dateiformaten wählen: EPUB (gängiges Format für E-Reader und Tablets) und PDF (für PC und Laptop). So kommen Sie an Ihr kostenloses E-Book:

Rufen Sie im Internet diese Website auf:
↗ http://www.junfermann.de/ebook-inside

Geben Sie den unten stehenden Code in das dafür vorgesehene Feld ein und klicken Sie → Code einlösen. Nach Eingabe Ihrer E-Mail-Adresse und Auswahl des E-Book-Formats erhalten Sie sofort einen Download-Link für das gewünschte E-Book an Ihre E-Mail-Adresse.

Bitte beachten Sie, dass der Code für Sie personalisiert wird und nur einmal gültig ist. Die Datei müssen Sie zunächst auf Ihrem Computer speichern, bevor Sie sie auf ein mobiles Endgerät überspielen können.

AF703778

L3LMF1L8

Michael A. Tompkins

Das Arbeitsbuch gegen Angst und Depression

Einfache und effektive Techniken in psychischen Krisen

www.junfermann.de

blogweise.junfermann.de

www.facebook.com/junfermann

twitter.com/junfermann

www.youtube.com/user/Junfermann

www.instagram.com/junfermannverlag

MICHAEL A. TOMPKINS

DAS ARBEITSBUCH GEGEN ANGST UND DEPRESSION

EINFACHE UND EFFEKTIVE TECHNIKEN IN PSYCHISCHEN KRISEN

Aus dem amerikanischen Englisch von
Christoph Trunk

Junfermann Verlag
Paderborn
2022

Covergestaltung / Reihenentwurf: JUNFERMANN Druck & Service GmbH & Co. KG, Paderborn

Die Originalausgabe ist 2021 unter dem Titel *The Anxiety and Depression Workbook: Simple, Effective CBT Techniques to Manage Moods and Feel Better Now* bei New Harbinger Publications, Inc. erschienen.

Übersetzung: Christoph Trunk

Satz & Layout: JUNFERMANN Druck & Service GmbH & Co. KG, Paderborn

Bibliografische Information der Deutschen Nationalbibliothek: Die Deutsche Nationalbibliothek verzeichnet diese Publikation in der Deutschen Nationalbibliografie; detaillierte bibliografische Daten sind im Internet über http://dnb.d-nb.de abrufbar.

ISBN 978-3-7495-0403-9
Dieses Buch erscheint parallel als E-Book.
ISBN 978-3-7495-0404-6 (EPUB), 978-3-7495-0405-3 (PDF).

Für Lu

Inhalt

Vorwort

Warum sollten Sie dieses Buch lesen? Wenn Sie unter Ängsten oder unter einer Depression leiden oder Menschen kennen, auf die das zutrifft, werden Sie die Lektüre als große Bereicherung empfinden. In den 1960er-Jahren entwickelte mein Vater Aaron T. Beck die Kognitive Verhaltenstherapie (KVT). Seitdem haben auf der ganzen Welt zahlreiche Forscher, Therapeutinnen und Entscheidungsträger im Gesundheitswesen die KVT als die psychologische Behandlungsmethode der Wahl bei Angst und Depression empfohlen. Am Beck Institute for Cognitive Behavior Therapy, das seinen Sitz in der Nähe von Philadelphia hat, haben wir Zehntausenden von Therapeutinnen und Therapeuten nahegebracht, wie sie mit den in diesem Arbeitsbuch dargestellten Techniken die Wirksamkeit ihres Tuns steigern können.

In den letzten zehn Jahren wurde in empirischen Studien überprüft, was wir beobachtet hatten: Störungen des Emotionssystems haben wichtige zentrale Faktoren gemeinsam, die unabhängig von den spezifischen Problemen, mit denen die Person zu kämpfen hat, zur Verfestigung sowohl von Angststörungen als auch von depressiven Störungen beitragen. Einer der Hauptfaktoren ist dabei die Emotionsvermeidung.

Wie Michael A. Tompkins im *Arbeitsbuch gegen Angst und Depression* darlegt, ist klar, was zu tun ist, wenn Sie unter starken Ängsten oder einer Depression leiden: Gehen Sie gegen Ihre Emotionsvermeidung an, indem Sie Ihre emotionale Flexibilität steigern. Eine erhöhte emotionale Flexibilität versetzt Sie in die Lage, ängstliche oder depressive Regungen auszuhalten, anstatt sie von sich wegzuschieben, und stärkt auf diese Weise Ihre Toleranz gegenüber diesen quälenden emotionalen Zuständen.

Wie in seinen anderen Büchern, so beschreibt Michael A. Tompkins auch in diesem Buch praxistaugliche und höchst wirksame Strategien, die aus komplexen psychologischen Denkmodellen abgeleitet sind. Zunächst werden Sie lernen, Ihre ängstlichen und depressiven Zustände zu beobachten und zu protokollieren. Sie ermitteln die Gedanken und Verhaltensweisen, die Ihre Emotionsvermeidung aufrechterhalten, und werden sich außerdem darüber klar, welche Folgen es hat, wenn Sie Ihren Ängsten und Ihrer Niedergeschlagenheit auszuweichen versuchen.

Im nächsten Schritt lernen Sie Strategien der Achtsamkeit und der Akzeptanz, durch die Ihr Aufmerksamkeitssystem flexibler wird. Emotionale Inflexibilität entsteht dadurch, dass Sie die Aufmerksamkeit stets auf dieselben Aspekte richten und andere außer Acht lassen. Diese Inflexibilität erschwert es Ihnen, Ihre Aufmerksamkeit zu verlagern, um Situationen und sich selbst realitätsgerecht wahrnehmen zu können.

Sodann eignen Sie sich Strategien an, die flexibles Denken fördern. Diese kognitiven Veränderungsstrategien sind ein Kernelement der Kognitiven Verhaltenstherapie. Michael A. Tompkins stellt einige leicht umsetzbare Denkstrategien vor, mit denen Sie sich auf Übungen zur Emotionsexposition vorbereiten.

Sobald Ihr Emotionssystem durch die Anwendung von Achtsamkeits- und Denkstrategien beweglicher und anpassungsfähiger geworden ist, treten Sie in die entscheidende Phase der Emotionsexposition ein, in der Sie sich bestimmten Gefühlsregungen bewusst aussetzen und so Ihre Emotionstoleranz stärken. Es scheint zunächst der Intuition zu widersprechen, dass Sie sich unangenehmen Emotionen aussetzen sollen, doch Sie werden bald merken, dass Sie mehr vom Leben haben, wenn Sie vor Angst und Niedergeschlagenheit nicht zurückweichen, sondern sich diesen Zuständen stellen.

Sie werden Strategien zur Stärkung nicht nur der Emotionstoleranz und der emotionalen Flexibilität, sondern auch der Haltung der Dankbarkeit und des Selbstmitgefühls erlernen. Dadurch tritt, wie das für die kognitive Verhaltenstherapie kennzeichnend ist, ein Wandel Ihrer inneren Haltung ein. Beispielsweise hilft Ihnen die Haltung der Dankbarkeit, den Fokus nicht auf das zu legen, was Ihnen fehlt, sondern auf das, was Sie schon haben und können. Mit Strategien des Selbstmitgefühls können Sie der Selbstabwertung und Selbstverurteilung entgegenwirken, die für Angst und Depression typisch ist.

Die in diesem Buch beschriebenen Strategien sind hochwirksam. Ich empfehle Ihnen, jede einzelne davon auszuprobieren, entweder allein oder mit therapeutischer Unterstützung. Fast 50 Jahre Forschung haben gezeigt, dass diese Techniken und Strategien funktionieren. Wenn Sie Ihre Lebenszufriedenheit steigern wollen, kann ich Ihnen nur raten, *Das Arbeitsbuch gegen Angst und Depression* zu lesen und die vorgestellten Strategien zu erlernen und einzuüben.

Judith S. Beck

Leiterin des Beck Institute for Cognitive Behavior Therapy

Professorin für Klinische Psychologie in der Psychiatrie, University of Pennsylvania

(Auf Deutsch wurde 2013 ihr Buch *Praxis der Kognitiven Verhaltenstherapie* veröffentlicht, das inzwischen in der zweiten Auflage vorliegt.)

Teil I

Die eigenen Emotionen verstehen und die Voraussetzungen für Veränderung schaffen

1. Was ist emotionale Inflexibilität?

Wenn Sie unter starken Ängsten oder unter einer Depression leiden, bedeutet das, dass Sie häufiger als andere Menschen sehr angespannt, von Sorgen und Ängsten geplagt oder niedergeschlagen sind. Angst fühlt sich so an, als ob der Lautstärkeknopf zu weit hochgedreht wäre: Die Gedanken rasen und der ganze Körper steht unter Stress. Eine Depression fühlt sich so an, als wäre die Lautstärke zu weit heruntergedreht: Das Denken ist verlangsamt, die Glieder sind schwer und Sie sind matt und erschöpft. Solche Zustände halten bei Ihnen oft länger an als bei anderen, die sich schneller erholen und dann weitermachen können wie vorher. Mit anderen Worten, Ihr Emotionssystem reagiert anscheinend *unflexibler* als das von anderen Menschen. Deshalb fällt es Ihnen schwer, Ängstlichkeit oder Niedergeschlagenheit hinter sich zu lassen und Ihr Leben so zu leben, wie Sie das möchten.

Emotionale Flexibilität ist die Fähigkeit, auf die Herausforderungen des Lebens mit einem angemessenen Maß an Emotionalität zu reagieren und sich, sobald sich die Situation wieder entspannt, von der Belastung zu erholen. Ein flexibles Emotionssystem ist der vielleicht wichtigste Einzelaspekt der psychischen Gesundheit. Zum Glück ist der Grad dieser Flexibilität nicht festgeschrieben, sondern beeinflussbar. Das heißt, Sie können etwas dafür tun, die Flexibilität Ihres Emotionssystems zu steigern.

Ziel dieses Arbeitsbuchs ist, Ihnen Strategien nahezubringen, mit denen Sie Ihre emotionale Flexibilität erhöhen können. Sobald Ihr Emotionssystem widerstandsfähiger ist, nimmt die Intensität der Angst oder Niedergeschlagenheit ab, und das Auf und Ab des Lebens kann Ihnen weniger anhaben.

Die in diesem Arbeitsbuch vorgestellten Strategien – unter anderem *Achtsamkeit, flexibles Denken* und *Selbstmitgefühl* – sind dieselben, die auch in der *Kognitiven Verhaltenstherapie (KVT)* vermittelt werden. Die KVT ist die bei Angst und Depression vorzugsweise angewandte psychotherapeutische Methode. Die Forschung der letzten 50 Jahre hat gezeigt, dass die genannten Strategien eine wirksame Hilfe bei der Überwindung von Angst und Depression sind. Ob Sie nun unter Angst oder Depression oder unter beidem leiden: Mit dem Übungsprogramm, das ich Ihnen in diesem Buch anbiete, werden Sie sich ein Repertoire von Fertigkeiten aneignen, das Ihnen in jedem Fall weiterhelfen wird. Denn sowohl starken Ängsten als auch einer Depression liegt ein unflexibles Emotionssystem zugrunde.

1.1 Das Grundproblem: ein unflexibles Emotionssystem

Albert Einstein soll Wahnsinn so definiert haben[1]: Das Gleiche immer und immer wieder tun und ein anderes Ergebnis erwarten. Doch nicht nur in unserem Verstand, sondern auch in unserem Emotionssystem kann etwas durcheinandergeraten, wenn wir nämlich immer und immer wieder *dieselben Dinge denken* und *die Aufmerksamkeit auf dieselben Dinge fixieren.* Starrheit im Denken, Handeln und Wahrnehmen führt am Ende dazu, dass wir in Ängsten oder in einer Depression gefangen sind und uns diese überstarken, belastenden, kontraproduktiven und hartnäckigen emotionalen Zustände das Leben schwer machen.

Unflexible Fokussierung der Aufmerksamkeit

Unsere emotionalen Reaktionen hängen in starkem Maße davon ab, worauf wir unsere Aufmerksamkeit ausrichten. Wenn Sie in einer großen Stadt die Straße entlanggehen und aus einer dunklen Gasse ein merkwürdiges Geräusch hören, erschrecken Sie vielleicht. Sie richten dann die Aufmerksamkeit auf das Geräusch und versuchen herauszufinden, ob Gefahr droht. Wenn Ihnen bei der Arbeit ein Fehler unterlaufen ist, werden Sie die Aufmerksamkeit darauf fokussieren, wie es dazu gekommen ist, damit Sie beim nächsten Mal anders an die Aufgabe herangehen. Beides sind ganz normale Reaktionen.

Wenn aber ein ängstlicher oder depressiver Zustand über lange Zeit anhält, ist dabei eine bestimmte Art der Aufmerksamkeit im Spiel: Sie ist *einseitig* und *unflexibel.* Bei Ängstlichkeit und starker Anspannung neigen Sie nämlich dazu, die Aufmerksamkeit auf Bedrohungen (oder auf das, was Sie als Bedrohungen wahrnehmen) zu konzentrieren und nicht auf Aspekte, die das Gefühl der Sicherheit stärken. Beispielsweise sind Sie allzu stark auf die Gefahren des Fliegens fixiert (Ihre Aufmerksamkeit ist *einseitig*) und verlieren aus dem Blick, dass Fliegen viel sicherer ist als die Autofahrt zum Flughafen. Bei einer Depression sind Sie zu stark auf negative Aspekte fixiert (oder auf das, was Sie als negativ wahrnehmen), und zwar auch dann, wenn es sich eigentlich nur um Kleinigkeiten handelt. Eine Freundin probiert die Suppe, die Sie gekocht haben, und sagt: „Die Suppe ist köstlich, aber vielleicht fehlt noch ein bisschen Salz“, doch Sie hören nur „Es fehlt Salz“ und blenden das Lob „köstlich“ einfach aus.

Bei einer Angststörung oder Depression ist Ihre Aufmerksamkeit also auf Bedrohungen und negative Aspekte fixiert. Hinzu kommt, dass es Ihnen sehr schwerfällt,

---

1 Obwohl das Zitat immer wieder Einstein zugesprochen wird, wurde dieser Wortlaut bisher in keiner seiner Schriften nachgewiesen [Anm. d. Red.].

diesen Fokus der Aufmerksamkeit zu verlagern. Ihr Aufmerksamkeitsfokus ist ebenso unflexibel wie Ihr Denken. Eine Angststörung oder eine Depression führt dann in vielen Situationen dazu, dass die Ausrichtung Ihrer Aufmerksamkeit derart unflexibel ist, dass Sie die Welt um sich herum nicht mehr so sehen können, wie sie wirklich ist.

Unflexibles Denken

Wenn Sie mit starken Ängsten oder mit einer Depression zu kämpfen haben, neigen Sie dazu, Situationen in einer verzerrten und starren Weise wahrzunehmen, die wenig hilfreich ist. Beispielsweise überschätzen Sie die Wahrscheinlichkeit, dass etwas Schlimmes passieren wird, oder überschätzen die Auswirkungen, die ein bestimmtes Ereignis haben wird, und sind dann die ganze Zeit sehr angespannt. Außerdem haben Sie vielleicht die Tendenz, zu weitreichende Schlüsse zu ziehen, etwa wenn Ihnen ein kleiner Fehler unterläuft und Sie sich sogleich vorwerfen, Sie würden gar nichts auf die Reihe bekommen, und dementsprechend mutlos und niedergeschlagen sind. Denkmuster dieser Art laufen ganz automatisch und immer nach dem gleichen Schema ab. Oft merken Sie nicht einmal, dass ein solches Muster wieder einrastet.

Die Grundvoraussetzung für die Überwindung starker Ängste oder einer Depression ist, dass Sie Strategien erlernen, mit denen Sie diese Denkmuster bei sich selbst sogleich registrieren und sich dann von ihnen lösen können.

Unflexibles Verhalten

Vermutlich ist nicht nur in Ihrer Wahrnehmung und Ihrem Denken eine gewisse Inflexibilität zu erkennen, sondern auch *in Ihrem Verhalten*. Gemeint sind die gewohnheitsmäßigen Reaktionen und Verhaltensweisen, mit denen Sie Angst oder Niedergeschlagenheit zu vermeiden oder unter Kontrolle zu halten versuchen. Beispiele für *angstgesteuerte Verhaltensweisen* sind: sich in einem Gespräch aus Angst davor, womöglich das Falsche zu sagen, an „unverfängliche" Themen zu klammern, oder aus Angst davor, dass jemand in Ihre Wohnung einbrechen könnte, mehrmals zu prüfen, ob die Tür auch wirklich abgeschlossen ist. Typische *depressive Verhaltensweisen* sind zum Beispiel: Aktivitäten zu meiden, die Ihnen vor einiger Zeit noch Freude gemacht haben, weil Sie sich zu erschöpft fühlen, oder sehr viel Zeit im Bett zu verbringen, weil Sie sich außerstande fühlen, zur Arbeit zu gehen, eine Freundin anzurufen oder auch nur zu duschen.

Wahrscheinlich setzen Sie auch bestimmte *kognitive Manöver* ein, um Angst oder Niedergeschlagenheit auszuweichen. Solche eingespielten, gewohnheitsmäßigen mentalen Abläufe drücken sich nicht direkt in Ihrem Verhalten aus, sondern spielen sich nur in Ihrem Kopf ab. Beispiele für *angstgetriebene kognitive Manöver* sind: Nach einer Autofahrt müssen Sie sich immer wieder selbst beruhigen, dass Sie niemanden angefahren haben, oder Sie gehen in Gedanken immer wieder ein kürzliches Gespräch durch, um Ihre Zweifel daran auszuräumen, dass die Person Sie sympathisch fand oder zumindest nichts gegen Sie hatte. Ein typisches *depressives kognitives Manöver* ist, dass Sie über Situationen nachgrübeln, die nach Ihrer Erinnerung nicht gut gelaufen sind. Beispielsweise fragen Sie sich immer wieder, warum Ihre beruflichen Leistungen zwar als gut, aber nicht als sehr gut bewertet wurden, und halten sich dann vor, Sie hätten es besser machen „müssen".

1.2 Ein unflexibles Emotionssystem führt zu Vermeidung

Abbildung 1.1 veranschaulicht den typischen Teufelskreis, in den Sie durch ein unflexibles Emotionssystem geraten können. Sie reagieren dann angesichts von Schwierigkeiten mit den immergleichen Denk-, Verhaltens- und Aufmerksamkeitsmustern. Durch die emotionale Inflexibilität intensivieren sich Ihre Reaktionen auf die Herausforderungen. Mit der Zeit gehen Sie dann, weil Ihre Anspannung oder Niedergeschlagenheit zunimmt, dazu über, Ereignisse und Situationen zu meiden, die diese starken emotionalen Reaktionen auslösen könnten.

Wenn Sie depressiv sind, gehen Sie sozialen Kontakten aus dem Weg, weil Sie annehmen, dass Sie sich dabei nicht wohlfühlen werden. Wenn Sie Angst um Ihre Gesundheit haben, gehen Sie möglicherweise nicht zum Arzt, weil Sie eine schlimme Diagnose befürchten, oder treiben lieber keinen Sport, weil Sie dabei ja einen Herzinfarkt bekommen könnten.

Besonders typisch ist das Vermeiden von negativen emotionalen Zuständen wie Angst oder Niedergeschlagenheit, aber vielleicht gehen Sie manchmal auch positiven Empfindungen wie Vergnügen oder Freude aus dem Weg. In einer Depression kann es sein, dass Sie positive Gefühle nicht zulassen, weil Sie denken, Sie seien es nicht wert, schöne Erfahrungen zu machen und zum Beispiel mit Ihren Freunden zu lachen. Oder Sie lassen sich nicht auf angenehme Aktivitäten ein, weil Sie glauben, dass Sie sich angreifbar machen, wenn Sie es sich gut gehen lassen, und dass dann etwas Schlimmes passiert.

Wenn Sie ganz normale, aber unter Umständen unangenehme Erlebnisse immer wieder gewohnheitsmäßig meiden, nimmt Ihre emotionale Toleranz gegenüber solchen Erfahrungen ab. Es wird Ihnen bald so vorkommen, als ob Sie es einfach nicht aushalten könnten, von Sorge erfüllt oder niedergeschlagen zu sein, und diese Vorstellung verstärkt dann den Drang, unangenehme, aber völlig normale emotionale Erfahrungen zu umgehen, noch weiter. Je öfter Sie ihnen ausweichen, desto schwerer fällt es Ihnen, über den Tellerrand Ihres emotionalen Erlebens hinauszublicken und das Leben so wahrzunehmen, wie es wirklich ist.

Wenn Sie also Ihren Ängsten oder Ihrer Niedergeschlagenheit fortwährend aus dem Weg gehen, berauben Sie sich der Erfahrung, dass Sie durchaus in der Lage sind, solche Zustände auszuhalten, während Sie sich den wichtigen Dingen in Ihrem Leben widmen.

Halten wir also fest: Ein Mangel an Flexibilität im Wahrnehmen, Denken und Handeln ist ein zentrales Merkmal von Angststörungen und Depressionen. Die Inflexibilität führt dazu, dass Sie emotionalen Zuständen auszuweichen versuchen, die Sie erleben. Das Ergebnis dieser Vermeidung ist ein Emotionssystem, das auf das Auf und Ab des Lebens nicht elastisch genug reagieren kann.

Die Strategien, die ich Ihnen in diesem Arbeitsbuch nahebringen möchte, steigern die Flexibilität Ihres Emotionssystems und erhöhen auf diese Weise Ihre Toleranz gegenüber emotionalen Zuständen wie Angst und Niedergeschlagenheit. Wenn Sie lernen, diese Zustände auszuhalten, werden die unangenehmen Gefühle, die Sie in Ihrem Leben einengen, mit der Zeit nachlassen.

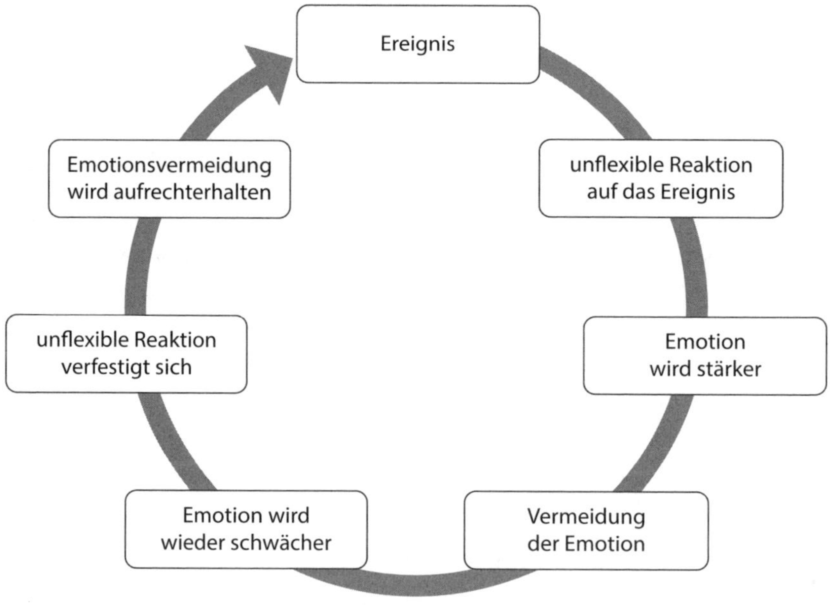

Abbildung 1.1: Zyklus der Emotionsvermeidung

1.3 Diagnoseübergreifende Behandlung bei Angst oder Depression

In den letzten Jahren haben Forscherinnen und Forscher neue Behandlungsverfahren entwickelt, die auf zentrale Einflussfaktoren abzielen, von denen anzunehmen ist, dass sie zum Fortbestehen von Angst- und Depressionssymptomen beitragen (Moses & Barlow 2006; Allen, McHugh & Barlow 2008; Taylor & Clark 2009; Norton & Paulus 2016). Diese neuen Verfahren werden als *diagnoseübergreifende Behandlungsmethoden* bezeichnet, weil sie sowohl bei Angststörungen als auch bei depressiven Störungen wirken (Farchione et al. 2012; Ellard et al. 2010). Eine gemeinsame Behandlungsmethode für Angst und Depression hat mehrere Vorteile:

- **Bei vielen Menschen mit einer Angststörung liegt zugleich auch eine Depression vor.** Bis zu 60 Prozent der Depressiven geben an, dass sie schon einmal unter Angststörungen gelitten haben (Kaufman & Charney 2000). Eine Behandlungsmethode, die sowohl bei Ängsten als auch bei Depression wirkt, erlaubt ein vereinfachtes therapeutisches Vorgehen. Die Konzentration auf ein begrenztes Repertoire von effektiven Strategien macht es wahrscheinlicher, dass Menschen sich auf eine solche Methode einlassen und davon profitieren.
- **Viele Menschen zeigen Angst- und Depressionssymptome, die die Kriterien einer bestimmten Angststörung oder einer Depression nicht vollständig erfüllen.** Ein Behandlungsverfahren, das auf zentrale Einflussfaktoren zielt, die sowohl mit Angst als auch mit Depression in Verbindung gebracht werden, könnte für diese Menschen durchaus eine große Hilfe sein. Auch wenn die Angststörung oder Depression bei ihnen nicht voll ausgeprägt ist, werden sie doch vom Erlernen von Strategien profitieren, die bewirken, dass sie mit ihren gelegentlich beeinträchtigten emotionalen Zuständen besser zurechtkommen.
- **Viele Menschen mit einer depressiven Störung machen Phasen von starker Angst durch, und umgekehrt erleben viele Menschen mit einer Angststörung Phasen von tiefer Niedergeschlagenheit** (Regier et al. 1998). Eine übergreifende Behandlungsmethode, die ihnen vielseitig anwendbare Strategien vermittelt, kann ihnen unabhängig davon, unter welchen Symptomen sie hauptsächlich leiden, in Phasen der Angst oder Depression weiterhelfen.

1.4 Zum Gebrauch dieses Arbeitsbuchs

Teil I dieses Buchs dreht sich um das Thema Emotionen und bereitet Sie darauf vor, mögliche Veränderungen in Angriff zu nehmen. In Teil II wird es um Strategien gehen, die Ihnen helfen, besser mit Ihren Ängsten oder Ihrer Depression zurechtzukommen. Am besten arbeiten Sie den ersten Teil zunächst vollständig durch, ehe Sie sich dem zweiten zuwenden. Ich empfehle Ihnen auch, die Kapitel in der vorliegenden Reihenfolge zu lesen. Denn die beschriebenen Strategien bauen aufeinander auf: Was Sie in einem Kapitel an Neuem erfahren, bereitet Sie auf das nächste Kapitel vor. Wenn Sie einen Schritt nach dem anderen machen, gewinnen Sie nach und nach an Zuversicht, dass Sie es schaffen werden, Ihr Problem zu überwinden.

Dieses Arbeitsbuch soll Sie vor allem dabei unterstützen, eine neue und konstruktivere Haltung zu Ihren Emotionen zu entwickeln und zu kultivieren. Die Haltung bauen Sie mithilfe der bewährten Strategien auf, die ich Ihnen nahebringen möchte. Doch wie alle Strategien funktionieren auch diese nur, wenn Sie sie üben und praktizieren. Wenn Sie Zeit und Energie aufwenden, um die Strategien einzuüben, und auf diesem Weg eine höhere Emotionstoleranz entwickeln, werden Sie feststellen, dass Ihr Emotionssystem flexibler wird und sich dadurch in Ihrem Leben neue Möglichkeiten eröffnen.

Für das Erlernen und Üben der vorgestellten Strategien können Sie alle im Buch enthaltenen Arbeitsblätter (und außerdem einige Audioaufnahmen) kostenlos von der Verlagswebsite (↗ https://www.junfermann.de/titel/das-arbeitsbuch-gegen-angst-und-depression/1611) herunterladen. Diese online verfügbaren Materialien sind im Buch mit folgenden Symbolen gekennzeichnet: ✎ für Arbeitsblätter und 🎧 für Audiodateien. Sie können Ihnen helfen, Ihren Lernprozess zu strukturieren und den Überblick darüber zu behalten.

Die Aufgaben, die Sie in diesem Buch vorfinden, haben das Potenzial, Ihr Leben zu verändern. Wie auf jeder Reise, die mit wichtigen neuen Erfahrungen verbunden ist, werden Sie auf Hindernisse stoßen und hin und wieder Umwege nehmen müssen. Deshalb ist es wichtig, mit einem guten Fundament in den Prozess zu starten: Stellen Sie sicher, dass Sie auf die Unterstützung anderer zurückgreifen können, und klären Sie ab, inwieweit körperliche Probleme hinter Ihren Ängsten oder Ihrer Depression stehen könnten.

Sich Unterstützung sichern

Manchmal fällt es uns schwer, andere um Hilfe zu bitten. Wenn Sie sich aber an Freundinnen, Freunde und Verwandte, denen Sie vertrauen, mit Ihrem Anliegen wenden, geben Sie ihnen damit ein starkes Signal, dass Sie darum kämpfen wollen, dass es mit Ihnen aufwärts geht. Wenn Sie auf den Rückhalt anderer zählen können, stehen die Chancen sehr gut, dass Sie die vielen in diesem Buch beschriebenen Strategien für sich nutzen können.

Listen Sie in den folgenden Zeilen Freunde und Freundinnen, Angehörige und / oder professionelle Helfer auf, die Sie sich als Mitglieder Ihres Unterstützungsteams gut vorstellen können. Schreiben Sie die Telefonnummern und E-Mail-Adressen dazu:

____

____

____

____

____

____

Es ist gut, eine Therapeutin oder einen Therapeuten in Ihrem Team zu haben, vor allem, wenn Sie durch Ängste oder durch eine Depression in eine Lebenskrise geraten sind, etwa nach dem Verlust des Arbeitsplatzes oder nach dem Ende einer Paarbeziehung. Wenn Sie manchmal daran denken, sich das Leben zu nehmen oder sich selbst zu verletzen, sollten Sie sich unverzüglich an eine Therapeutin oder einen Therapeuten wenden, die / der Erfahrung in der Behandlung von Depressionen hat.

Depressionen sind gut behandelbar. Wenn Sie sich die Strategien in diesem Buch zu eigen machen, dürfte es Ihnen bald besser gehen. Falls Sie aber trotzdem nicht recht vorankommen, ist es ratsam, sich um fachkundige Unterstützung zu bemühen.

Falls Sie bereits eine Psychotherapie begonnen haben, können Sie dieses Buch zur nächsten Sitzung mitnehmen, um es gemeinsam durchzugehen und über die darin beschriebenen Strategien zu sprechen, die Ihnen bei der Überwindung Ihrer Ängste oder Ihrer Depression helfen könnten. Vielleicht können Sie vereinbaren, dass Sie bei jeder Sitzung darüber sprechen, wie Sie beim Üben der Strategien vorangekommen sind. Falls Sie mit einer Strategie Schwierigkeiten haben, können Sie zusammen überlegen, woran das liegt und wie sich das Hindernis aus dem Weg räumen lässt.

Sprechen Sie zunächst mit Ihrem Arzt

Falls Sie mit Ihrer Hausärztin noch nicht über Ihre Ängste oder Ihre Depression gesprochen haben, sollten Sie das nachholen, ehe Sie dieses Buch durcharbeiten. Sie wird dann wahrscheinlich eine gründliche Untersuchung vorschlagen, um mögliche körperliche Erkrankungen auszuschließen, die ähnliche Symptome wie Angst oder Depression auslösen oder die Symptome verstärken können. Wenn Sie beispielsweise morgens immer unausgeruht sind und sich den ganzen Tag über schlecht konzentrieren können, kann das auf eine Depression hinweisen, aber auch an Unterzuckerung liegen. Auch können bestimmte Medikamente angst- oder depressionsähnliche Symptome hervorrufen. Dasselbe gilt auch für bestimmte Nahrungsmittel. Wenn Sie zum Beispiel große Mengen Koffein zu sich nehmen, kann das dazu führen, dass Sie angespannt und ängstlich sind, und übermäßiger Alkoholkonsum kann ein anhaltendes Stimmungstief auslösen.

Ihre Ärztin wird Sie möglicherweise auch für eine fachärztliche Untersuchung an eine Kollegin überweisen. Folgen Sie ihren Empfehlungen, bis Sie und Ihre Ärztin sich sicher sind, dass Ihre Symptome tatsächlich auf Angst oder Depression zurückzuführen sind und nicht auf eine körperliche Erkrankung.

Halten Sie im Folgenden (Tabelle 1.1) die Kontaktdaten Ihrer Hausärztin oder Ihres Hausarztes fest sowie die aller Fachärzte, die Sie aufgesucht haben oder aufsuchen werden. Nennen Sie die Beschwerden und Probleme, um die es bei der Behandlung oder Untersuchung geht, sowie gegebenenfalls die Medikamente, die Sie verschrieben bekommen.

Kontaktdaten des Arztes / der Ärztin	Beschwerden / Probleme	Verschriebene Medikamente

Tabelle 1.1

Falls Sie Medikamente nehmen

Menschen, die unter chronischer Angst oder einer Depression leiden, nehmen oft Medikamente, um ihre Stimmung zu heben und den Alltag bewältigen zu können. Falls Sie solche Medikamente nehmen, können Sie dies beim Durcharbeiten dieses Buchs fortsetzen. Allerdings kann die tägliche Einnahme bestimmter Medikamente, etwa von Benzodiazepinen (wie Tavor, Rivotril, Tafil, Librium, Tranxillium, Diazepam), Ihre emotionalen Reaktionen dämpfen, sodass die in diesem Buch beschriebenen Strategien, vor allem wenn es um die Steigerung Ihrer Emotionstoleranz geht (siehe Kapitel 8), nicht ihre volle Wirkung entfalten.

Senken Sie die Dosis Ihrer Medikamente nur ab, wenn Ihre Hausärztin bzw. Ihr Hausarzt dazu rät. Falls sie / er Ihnen die Einnahme eines neuen Medikaments vorschlägt, sollten Sie die Beschäftigung mit diesem Buch so lange aufschieben, bis eine stabile Dosierung erreicht ist, um dann an das Durcharbeiten des Buchs zu gehen oder es fortzusetzen. Am besten sollte die Dosierung dann gleich bleiben, damit Sie den größtmöglichen Nutzen aus dem Erlernen und Üben der Strategien ziehen können. Wenn sich die Medikation während der Arbeit mit diesem Buch ändert, wissen Sie am Ende womöglich nicht, was Ihnen mehr geholfen hat: das Medikament oder die eigenen Anstrengungen.

Wenn Sie nach dem Durcharbeiten dieses Buchs die Dosis eines Medikaments verringern oder es ganz absetzen wollen, sollten Sie das mit Ihrer Ärztin bzw. Ihrem Arzt besprechen. Sie / er wird mit Ihnen einen Plan für die langsame Verringerung der Dosis vereinbaren und den Verlauf dann beobachten.

Falls Sie bei der Beschäftigung mit dem Buch beginnen sollten, mehr von einem Medikament als sonst einzunehmen, könnte das, vor allem wenn es sich um ein angstlösendes Medikament handelt, ein Anzeichen dafür sein, dass Sie mehr Unterstützung durch andere benötigen. Weisen Sie die verschreibende Ärztin darauf hin, dass Sie die Dosis gesteigert haben, und wenden Sie sich an einen Therapeuten, der Erfahrung in der Behandlung von Ängsten bzw. Depressionen hat. Wenn Sie bereits in psychotherapeutischer Behandlung sind, sollten Sie Ihren Therapeuten bitten, Sie beim Üben der Strategien anzuleiten, um die es in diesem Buch geht. Wenn Sie auf diese Weise etwas mehr Unterstützung erhalten, werden Sie in der Lage sein, Ihre Medikamentendosis konstant zu halten und bei der Überwindung Ihrer Probleme voranzukommen.

Kurz gefasst

Wir alle sind gelegentlich angespannt, besorgt oder bedrückt. Wenn solche Zustände aber stark belastend sind, Sie im Alltag einschränken und über lange Zeit hinweg anhalten, leiden Sie möglicherweise unter einer Angststörung oder einer depressiven Störung. Dieses Arbeitsbuch kann Ihnen eine Hilfe sein, unabhängig davon, ob Sie nur hin und wieder mit Angst oder Niedergeschlagenheit zu kämpfen haben oder ob Ihre Symptome stärker ausgeprägt sind.

Ziel dieses Buchs ist, Ihnen Strategien gegen die Faktoren zu vermitteln, durch die es bei Ihnen zu überstarken emotionalen Reaktionen auf die Herausforderungen des Lebens kommt. Behalten Sie bei der Arbeit mit dem Buch folgende Punkte im Blick:

- Ein Mangel an Flexibilität der Aufmerksamkeitsfokussierung, des Denkens und des Handelns ist ein zentrales Merkmal einer starken und anhaltenden Angst oder Depression. Die Inflexibilität hat zur Folge, dass Sie den eigenen emotionalen Regungen auszuweichen versuchen, und dieses Vermeiden führt wiederum dazu, dass Ihre intensiven emotionalen Zustände, mit denen Sie auf Schwierigkeiten und Herausforderungen reagieren, sich verfestigen.
- Der diagnoseübergreifende Ansatz, den Sie in diesem Buch kennenlernen, dreht sich um die wesentlichen Faktoren, die sowohl Ängste als auch depressive Störungen aufrechterhalten, und bietet Ihnen leicht nachvollziehbare Informationen, Strategien und Übungen.
- Ziel dieses Konzepts ist, Ihre emotionale Flexibilität dadurch zu erhöhen, dass Sie Strategien erlernen und einüben, mit denen Sie Ihre Aufmerksamkeits-, Denk- und Verhaltensmuster verändern können. Durch die Steigerung Ihrer emotionalen Flexibilität wird sich Ihre Tendenz zur Emotionsvermeidung abschwächen, und Sie werden besser in der Lage sein, Ihr Leben so zu gestalten, wie Sie das möchten.

2. Angst und Depression

Wir alle sind manchmal angespannt, sorgenvoll oder bedrückt. Wir erleben auch andere unangenehme Gefühlszustände wie Wut, Gewissensbisse und Scham. Dies sind genauso normale menschliche Regungen wie Überraschung, Zufriedenheit, Entzücken oder Zuneigung. Emotionen sind etwas Gutes und dienen einem Zweck. Sie motivieren uns, so zu handeln, dass wir in unserer Welt nicht einfach nur überleben, sondern uns entfalten können. Sie lösen also Handlungsimpulse aus, die uns voranbringen: Wir fühlen etwas, und deshalb werden wir aktiv.

Angst hält uns dazu an, uns gegen mögliche künftige Gefahren zu wappnen. Demgegenüber ist *Furcht* eine Reaktion auf eine unmittelbare Bedrohung. Bei der Furcht sind kaum Gedanken im Spiel. Sie stellt sich automatisch ein, denn wenn wir uns einer realen akuten Gefahr gegenübersehen, handeln wir besser gleich und denken erst später nach.

Traurigkeit ist eine natürliche Gefühlsreaktion auf eine Situation, die wir nicht zurechtrücken und an der wir nichts ändern können, beispielsweise auf den Verlust eines geliebten Menschen oder auf eine private oder berufliche Enttäuschung. Wenn wir die Situation nicht beeinflussen oder zum Besseren wenden können, fühlen wir uns hilflos oder sind tief betrübt. Traurigkeit bringt uns dazu, innezuhalten und in uns zu gehen, damit wir einen Verlust verkraften oder einen Fehlschlag verarbeiten und daraus lernen können. Außerdem signalisiert unsere Traurigkeit oder Niedergeschlagenheit den anderen, dass uns Unterstützung guttun würde.

Solche Emotionen sind also etwas Gutes. Sie helfen Ihnen, mit den Tiefschlägen zurechtzukommen, die Ihnen das Leben manchmal versetzt, und neue Wege zu finden, wie Sie mit solchen Situationen umgehen können. Emotionen sind nützlich, weil sie Sie in die Lage versetzen, sich an die jeweilige Situation anzupassen – zumindest dann, wenn Ihr Emotionssystem hinreichend flexibel ist.

2.1 Wenn das Emotionssystem aus dem Gleichgewicht gerät

Wodurch wird aus einem flexiblen Emotionssystem ein unflexibles? Um dies zu verstehen, ist es notwendig, zwei emotionale Reaktionen voneinander zu unterscheiden: die primäre und die sekundäre emotionale Reaktion.

Primäre emotionale Reaktion

Die *primäre emotionale Reaktion* ist Ihre unmittelbare Reaktion auf ein Ereignis oder eine neue Situation. Stellen Sie sich vor, Sie betreten einen Fahrstuhl. Sie drücken auf den Knopf für ein tieferes Stockwerk, die Tür schließt sich, und der Fahrstuhl setzt sich in Bewegung. Plötzlich gibt es einen heftigen Ruck, der Fahrstuhl sackt ein Stück nach unten und bleibt dann stehen. Die Anspannung in Ihren Muskeln steigt, Ihr Herz schlägt schneller und Ihre Aufmerksamkeit ist ganz auf die drohende Gefahr verengt, die Sie wahrnehmen: Wird der Fahrstuhl wieder absacken? Ihre primäre emotionale Reaktion ist Angst.

Nach einigen Sekunden setzt sich die Fahrt nach unten fort. Als der Fahrstuhl das Stockwerk erreicht, das Sie angewählt haben, öffnet sich die Tür, und Sie gehen hinaus. An diesem Punkt registrieren Sie, dass Sie in Sicherheit sind oder dass keine echte Gefahr bestand. Ihre primäre Angstreaktion lässt nach, Körper und Geist beruhigen sich. Sie rufen die Hausverwaltung an, damit sie Wartungspersonal schickt, das den Fahrstuhl überprüft. Ihre primäre Angstreaktion hat perfekt funktioniert: Sie ist angesprungen, als potenzielle Gefahr bestand, und abgeklungen, als die bedrohliche Situation vorüber war.

Im Fall einer Depression besteht die primäre emotionale Reaktion zunächst darin, dass Sie nach einem Verlust oder einer Enttäuschung traurig sind. Nehmen wir an, bei Ihrer Arbeit geht es darum, am Telefon möglichst viele Verkaufsabschlüsse zu tätigen, und ein größeres Projekt, das eine hohe Summe eingebracht hätte, scheitert. In den Tagen danach zerbrechen Sie sich den Kopf darüber, was Sie hätten anders machen müssen. Vielleicht hätten Sie bei dem Kunden früher nachhaken oder mit dem Preis etwas heruntergehen sollen. Als Ihnen klar wird, wie Sie den Verlust hätten verhindern können, denken Sie, dass Sie für diesen Job nicht geeignet sind, und haben Schuldgefühle, weil Sie Ihr Team enttäuscht haben. Sie merken, dass Sie sich bei der Arbeit schlecht konzentrieren können und weniger motiviert sind, Kunden anzurufen. Sie fragen sich, ob Ihre Anstrengungen überhaupt noch einen Sinn haben, und gehen etwas früher als sonst nach Hause.

Sekundäre emotionale Reaktion

Auf die primäre emotionale Reaktion folgt die *sekundäre emotionale Reaktion.* Auch sie ist ein normaler und natürlicher Prozess und setzt sich aus denselben Komponenten zusammen wie die erste (Gedanken, Körperempfindungen, Ausrichtung der Aufmerksamkeit, Verhalten). Doch während sich die primäre emotionale Reaktion in der akuten Situation abspielt, hält die sekundäre emotionale Reaktion über die unmittelbare Situation hinaus an. Sie bereitet Sie darauf vor, dass die Gefahr erneut auftreten oder das Problem weiterhin bestehen könnte. Sobald die Bedrohung aber vorüber ist oder das Problem gelöst wurde, klingt die sekundäre Reaktion ab – vorausgesetzt, sie ist flexibel.

Nehmen wir noch einmal das Beispiel mit dem Fahrstuhl: Wenn Sie am folgenden Tag nach Feierabend das Büro verlassen und zögern, als Sie vor der Fahrstuhltür stehen, ist das Ihrer sekundären emotionalen Reaktion zuzuschreiben. Sie sind immer noch ein wenig verschreckt und überlegen, ob Sie die Treppe nehmen sollen. Doch dann geht die Fahrstuhltür auf, und Sie sehen, wie die Kolleginnen hineingehen. Offenbar ist alles in Ordnung, es droht Ihnen keine Gefahr. Sie betreten den Fahrstuhl. Sie sind etwas angespannt, und Ihre Handflächen sind ein wenig feucht. Anstatt weiter nach hinten zu gehen, bleiben Sie bei der Tür, weil sich das sicherer anfühlt. Als sich die Tür schließt, achten Sie darauf, ob der Fahrstuhl vielleicht ungewöhnliche Geräusche macht. Er setzt sich nach unten in Bewegung. Er stürzt nicht ab. Alles ist gut. Als er unten ankommt, geht die Tür auf, Sie gehen nach draußen und Ihre körperliche und geistige Anspannung lässt rasch nach.

In den folgenden Tagen sind Sie jedes Mal, wenn Sie den Fahrstuhl betreten, etwas unruhig. Die Anspannung nimmt allerdings jeden Tag ein wenig ab. Es dauert nicht lange, und Sie hängen im Fahrstuhl wieder, wie vor dem Vorfall, Ihren Gedanken nach und denken nicht mehr daran, dass er womöglich noch einmal nach unten sacken könnte. Die sekundäre emotionale Reaktion hat sich also, da sie flexibel ist, den realen Gegebenheiten einer Situation angepasst. Die Gedanken, die Ausrichtung der Aufmerksamkeit, die Körperempfindungen und das Verhalten pendeln sich wieder auf einem normalen, angemessenen Niveau ein. So sieht der optimale Verlauf einer sekundären emotionalen Reaktion aus.

Bei Traurigkeit verläuft der Prozess ganz ähnlich. Am Tag nach dem gescheiterten Verkaufsabschluss sind Sie noch nicht ganz auf der Höhe, fühlen sich aber schon besser. Es geht Ihnen zwar noch nach, dass Sie Ihr Team enttäuscht haben, doch Sie halten sich vor Augen, dass nun einmal nicht jedes Projekt von Erfolg gekrönt sein kann. Als Sie ins Büro kommen, lächeln Sie Ihre Kolleginnen und Kollegen an, und sie lächeln zurück. Sie machen ein paar Anrufe und sind bald wieder auf Kurs. Am Ende der Woche ist für Sie alles wieder im Lot.

Wenn eine sekundäre emotionale Reaktion unflexibel wird und sich verfestigt

Wie Sie sehen, dienen sekundäre emotionale Reaktionen ebenso der Anpassung an die jeweilige Situation wie primäre emotionale Reaktionen – zumindest in den meisten Fällen und bei den meisten Menschen. Zum Problem wird eine sekundäre emotionale Reaktion, wenn sie sich zu einem Muster verfestigt, an dem sich nur noch schwer etwas ändern lässt. Bei Menschen, die unter Ängsten oder einer depressiven Störung leiden, sind die sekundären emotionalen Reaktionen unflexibel geworden, zumindest wenn es um bestimmte Dinge, Aktivitäten oder Situationen geht. Weil ihre sekundären emotionalen Reaktionen lange fortbestehen, meiden sie die Ereignisse und Situationen, von denen die unangenehmen Gefühle ausgelöst werden. Durch das ständige Vermeiden nimmt aber die emotionale Inflexibilität nur noch weiter zu, sodass es ihnen immer schwerer fällt, die Aufgaben des Alltags zu bewältigen, ihre persönlichen Ziele im Blick zu behalten und sich am Leben zu erfreuen.

Eine Angststörung könnte sich zum Beispiel dann entwickeln, wenn Sie nach jenem ersten Erlebnis im Fahrstuhl diesen und alle anderen Fahrstühle meiden, weil Sie die Vorstellung quält, das nächste Mal, wenn Sie einen Fahrstuhl nehmen, könnte er abstürzen. In diesem Fall reguliert sich das sekundäre emotionale System nicht wieder ein, weil es unflexibel ist. Es findet nicht mehr aus den sorgenvollen Gedanken und den Vermeidungsreaktionen heraus, so, als würde unmittelbare Gefahr drohen, obwohl Ihnen eigentlich klar ist, dass die Wahrscheinlichkeit eines Fahrstuhlabsturzes verschwindend gering ist.

Eine depressive Störung könnte sich beispielsweise dann entwickeln, wenn Sie über einen Misserfolg bei der Arbeit nicht hinwegkommen, sich deswegen immer wieder selbst herunterputzen und Aktivitäten, die Ihnen bislang Spaß gemacht haben, nicht weiterverfolgen, weil Sie dafür nicht in der rechten Stimmung sind. Zum Beispiel hören Sie auf, Sport zu treiben oder sich mit Freunden zu treffen. Vielleicht fangen Sie an, zu viel zu essen oder zu viel Alkohol zu trinken. Dies ist ebenfalls eine sekundäre emotionale Reaktion, der es an Flexibilität mangelt. Und so bleiben Sie in einer Situation, in der die meisten Menschen sich schnell wieder fangen, in trübsinnigen Gedanken und in Vermeidungsmustern gefangen.

Solche emotionalen Reaktionen, die in keinem angemessenen Verhältnis zum jeweiligen Ereignis stehen, können lange anhalten, manchmal für Jahre, und schließlich in eine Angststörung oder eine depressive Störung münden. Sie sitzen dann sozusagen in der Falle eines unflexiblen emotionalen Systems, das vor allem dadurch gekennzeichnet ist, dass Sie Regungen von Angst oder Niedergeschlagenheit, die für Sie mit bestimmten Situationen verknüpft sind, aus dem Weg zu gehen versuchen. Wenn Sie die Strategien einsetzen, die ich Ihnen in diesem Buch nahebringen möchte, wird Ihr emotionales System flexibler. Dadurch sind Sie in der Lage, gegen die Angststörungen und depressiven Störungen, die ich im Folgenden nun näher beschreiben werde, anzugehen und sie zu überwinden.

2.2 Angststörungen

Angststörungen unterscheiden sich von den Sorgen und Befürchtungen, mit denen alle Menschen in ihrem Leben zu tun haben, denn die Ängste, um die es dabei geht, sind intensiver, halten länger an und behindern die Betroffenen in erheblichem Maße in ihrem Alltag. Bei etwa 5 Prozent der Bevölkerung (zu Deutschland siehe: Robert Koch-Institut 2015) liegt eine der Angststörungen vor, die ich im Folgenden beschreibe. Es könnte aber auch sein, dass Sie zu den 8 Prozent der Menschen gehören (siehe Brown & Barlow 2009), deren Symptomatik sich nicht eindeutig einer der diagnostischen Kategorien zuordnen lässt. Auch dann kann Ihnen dieses Arbeitsbuch eine Hilfe sein. Und selbst wenn Sie nicht unter einer Angststörung leiden, können Sie die vorgestellten Strategien und Übungen für sich nutzen, um ganz allgemein Anspannung und Stress abzubauen.

Panikstörung

Menschen mit einer *Panikstörung* erleben Panikattacken, das heißt, sie werden von einer Welle schrecklicher Angst überrollt, die mit quälenden Körperempfindungen wie Atembeklemmung, Herzklopfen, Übelkeit, Magen- und Schluckbeschwerden, Schwindel, Benommenheit oder Schwitzen einhergeht. Es kann auch sein, dass ihnen alles um sie herum unwirklich vorkommt und sie das Gefühl haben, neben sich zu stehen. Während eines Panikanfalls haben sie oft Angst, dass sie gleich sterben, dass sie verrückt werden oder jede Kontrolle über das Geschehen verlieren. Die Panikattacken scheinen für sie oft aus dem Nichts zu kommen. Sie haben dann, obwohl ihnen in Wirklichkeit keine Gefahr droht, den starken Drang, zu flüchten und sich der Situation zu entziehen. Sobald sie einmal eine Panikattacke erlebt haben, machen sie sich Gedanken über mögliche weitere Attacken und fangen deshalb vielleicht an, bestimmte Situationen und Aktivitäten zu meiden.

Mateo ist ein erfolgreicher Anwalt, der stolz darauf ist, dass er härter und länger arbeitet als alle anderen in der Kanzlei. In den letzten Monaten hat die Kanzlei mehrere große Kunden verloren und die Seniorpartner drängen Mateo und die anderen Anwältinnen dazu, den Klienten mehr Stunden in Rechnung zu stellen. Im vergangenen Monat ist das erste Kind von Mateo und seiner Frau zur Welt gekommen, und weder sie noch er bekommen genug Schlaf. Dass sie ihn fortwährend dazu anhält, weniger zu arbeiten, damit er ihr mit dem Baby helfen kann, setzt ihn noch mehr unter Druck.

Eines Morgens auf dem Weg zur Arbeit, als Mateo gerade in der U-Bahn auf der Rolltreppe nach oben fährt, trifft ihn die erste Panikattacke. Seine Finger krallen sich um den Handlauf, ihm dreht sich der Kopf und er bekommt kaum noch Luft. Er hat die Schreckensvision, dass er ohnmächtig wird und zusammenbricht. Am Ende rennt er in panischer Angst die letzten Stufen nach oben ins Freie. Er steht den Arbeitstag durch, doch in den folgenden Wochen hat er auch in anderen Situationen Panikattacken, etwa wenn er eine Treppe hochgeht, wenn er in der U-Bahn sitzt oder wenn er mit dem Auto auf der Schnellstraße unterwegs ist.

Die Panikanfälle scheinen völlig unvermittelt einzusetzen und mit der Zeit beginnt Mateo sich zu sorgen, dass ihm jederzeit und in jeder beliebigen Situation schwindlig werden könnte. Er fährt zwar weiterhin mit der U-Bahn, aber nur zu oberirdischen Zielstationen, und achtet darauf, dass er keine Rolltreppen nutzen muss. Mateo beginnt auch andere Orte wie Treppen, Balkone und mehrstöckige Parkhäuser zu meiden. Er versucht, die Panik beispielsweise mit Atemübungen und Medikamenten „in den Griff zu bekommen". Doch weil er weiterhin Situationen meidet, in denen seine beängstigenden körperlichen Zustände aufgetreten sind, wird seine Welt mit jedem Monat enger und kleiner.

Falls Sie denken, dass Sie unter einer Panikstörung leiden, erläutern Sie bitte, was dafürspricht:

____

____

____

____

____

Generalisierte Angststörung

Menschen mit einer *generalisierten Angststörung* machen sich übermäßig viele Sorgen um ihre Gesundheit, um ihre Beziehungen zu anderen, um finanzielle Dinge oder auch um das Weltgeschehen und können von diesen Ängsten nicht ablassen. Bei den Befürchtungen kann es um Kleinigkeiten gehen, etwa dass sie pünktlich sind, oder auch um wichtigere Dinge, etwa dass sie ein Projekt bei der Arbeit zum Abschluss bringen. Sie sind einen großen Teil der Zeit mit ihren sorgenvollen Gedanken beschäftigt. Das setzt sie unter Dauerstress und schlägt sich in körperlichen Symptomen wie Anspannung, Übelkeit oder Kopfschmerzen nieder. Oft leiden sie unter Konzentrations- oder Schlafstörungen. Menschen mit einer generalisierten

Angststörung tun sich schwer damit, ihre Sorgen einmal beiseitezulassen, um sich anderen Dingen zu widmen.

Nia beschreibt sich als „Teilzeit-Erzieherin und Vollzeit-Schwarzseherin". Sie macht sich um dieselben Dinge Sorgen wie andere, kann aber von den sorgenvollen Gedanken nicht ablassen. Sie arbeitet Teilzeit, weil ihre Ängste und Sorgen ihr zu viel Energie abverlangen. Sie schläft schlecht. Sobald sie abends im Bett die Augen zumacht, beginnt sie über die Dinge zu grübeln, die am folgenden Tag anstehen.

Vor allem über ihre Partnerschaft zerbricht sie sich den Kopf. Sie befürchtet, ihr Freund könnte sie jederzeit sitzen lassen, obwohl sie sich gut verstehen und er Nia häufig sagt, dass er sie liebt. Sie reagiert oft reizbar und gerät mit ihm wegen Kleinigkeiten aneinander.

Nia hat häufig Kopfschmerzen und Durchfall. Sie würde gern die Arbeitsstelle wechseln, doch jedes Mal, wenn sie an die Jobsuche denkt, bekommt sie Angst, dass sie niemals eine neue Stelle finden wird – und schiebt die Suche dann auf. Am quälendsten ist für sie, dass sie es nicht schafft, ihre sorgenvollen Gedanken auch einmal sein zu lassen. Sie fühlt sich hilflos, weil sie glaubt, dass sie sich nicht einmal für wenige Minuten von ihren Sorgen lösen kann.

Falls Sie denken, dass bei Ihnen eine generalisierte Angststörung vorliegt, schildern Sie bitte, woran Sie das festmachen:

____

____

____

____

____

Soziale Angststörung

Menschen mit einer *sozialen Angststörung* (die auch als soziale Phobie bezeichnet wird) haben große Angst davor, dass andere schlecht von ihnen denken. Wenn sie in einer Gruppensituation die anderen nicht gut kennen oder zeigen müssen, was sie können, und beispielsweise einen Vortrag halten müssen, sind sie äußerst angespannt. Dabei kann bei ihnen sogar eine Panikattacke einsetzen. Sie neigen dazu, solchen Situationen auszuweichen, oder stehen sie zwar von Unsicherheit und Angst geplagt durch, ziehen sich aber zurück, sobald es irgendwie geht.

Rosario hatte schon immer einen Horror davor, vor einer Gruppe von Leuten zu sprechen. Sie zerbricht sich den Kopf darüber, dass die anderen sie womöglich nicht leiden können oder sie für unfähig halten. So geht es ihr auch, wenn sie mit Personen zu tun hat, vor denen sie großen Respekt hat, und mit Autoritätsfiguren wie dem Rektor ihrer Schule. Als sie noch jüngere Kinder unterrichtete, hielt Rosarios Anspannung sich einigermaßen in Grenzen. Als sie aber infolge von Sparmaßnahmen gezwungen war, an eine Highschool zu wechseln, begann es ihr davor zu grauen, vor eine Klasse von Jugendlichen zu treten.

Eines Tages passierte es ihr mitten im Unterricht, dass ihr Gesicht und ihr Hals feuerrot wurden. Sie konnte nicht weitersprechen und verließ das Klassenzimmer. Weil sie befürchtete, dass das noch einmal geschehen könnte, meldete sie sich von da an krank, wenn sie eine zu starke Anspannung verspürte. Bei der Wahl ihrer Kleidung begann sie bestimmte Farben zu meiden, durch die ihr Gesicht besonders rot hätte wirken können. Sie ging auch dazu über, sich stark zu schminken, um ein mögliches Erröten zu überdecken.

Rosario erschien an vielen Tagen nicht zur Arbeit, brachte das Schuljahr aber irgendwie hinter sich. Im Lauf des Jahres verfestigte sich bei ihr der Gedanke, sie sei für den Beruf der Lehrerin eigentlich nicht gemacht, obwohl sie doch sehr gern unterrichtete und dieser Beruf der einzige war, für den sie sich je hatte begeistern können.

Falls Sie denken, dass bei Ihnen eine soziale Angststörung (eine soziale Phobie) vorliegt, beschreiben Sie bitte die Anzeichen, die darauf hindeuten:

____

____

____

____

____

Zwangsstörung

Die *Zwangsstörung* wird mittlerweile zwar nicht mehr zu den Angststörungen gezählt (American Psychiatric Association 2013), hat mit Angststörungen aber dennoch einige Merkmale gemeinsam, insbesondere das Vermeiden von Emotionen und den Mangel an Flexibilität im Denken, in der Ausrichtung der Aufmerksamkeit und im Handeln.

Die *Zwänge*, denen sich Menschen mit einer Zwangsstörung ausgesetzt sehen, bestehen aus häufig auftretenden unerwünschten oder irrationalen Gedanken, Vorstellungsbildern oder Impulsen, die für sie keinen Sinn ergeben. Beispielsweise drängen sich ihnen innere Bilder voller Gewalt auf, die sie als sehr verstörend empfinden. Oder sie werden von Zweifeln geplagt, ob sie denn den Herd wirklich abgeschaltet oder die Wohnungstür abgeschlossen haben. Weil die Zwänge starke Ängste auslösen, versuchen die Betroffenen sie mithilfe von ritualisierten Handlungen oder Gedanken zu unterdrücken. Diese körperlichen oder gedanklichen Reaktionen bezeichnen wir als *Zwangshandlungen*: Zum Beispiel vergewissert die Person sich mehrmals, dass der Herd auch wirklich abgeschaltet und die Tür abgeschlossen ist, betet im Stillen immer wieder, dass doch bitte alles in Ordnung sein möge, oder wäscht sich wieder und wieder die Hände.

Menschen mit einer Zwangsstörung versuchen Aktivitäten oder Situationen zu meiden, in denen ihre Zwangsgedanken oder Zwangsimpulse wach werden können. Beispielsweise fassen sie am liebsten nichts an, um nicht in Kontakt mit Schmutz oder Keimen zu kommen. Vielleicht schrecken sie davor zurück, sich hinter das Steuer eines Autos zu setzen, weil sie Angst haben, sie könnten Fußgänger anfahren. Sie lassen lieber alle Gegenstände in ihrem Zimmer genau da, wo sie sind, weil es sonst womöglich dazu kommt, dass sie das alles endlos lange umgruppieren müssen, bis sie sich endlich wieder wohlfühlen.

Malik macht seinen Master in Chemie. Seit einiger Zeit wäscht er sich jedes Mal, wenn er etwas berührt hat, auf dem Keime sein könnten, intensiv die Hände. Beim Händewaschen folgt er einem speziellen ausgefeilten Schema, damit er nur ja keine Stelle auslässt. Er fängt beim kleinen Finger der linken Hand an und schrubbt ihn gründlich an der linken und rechten Außenseite, um dann zum nächsten Finger überzugehen. Die gesamte Prozedur nimmt in der Regel eine Dreiviertelstunde in Anspruch.

Je länger er mit dem Händewaschen beschäftigt ist, desto angespannter wird er. Oft hört Malik nur deshalb damit auf, weil er die Schmerzen in den Schultern nicht mehr aushält oder weil sein Zimmergenosse, der ins Badezimmer will, die Geduld verliert und wütend wird. Die Gedanken an Keime und die Vorstellungen vom Krankwerden lassen Malik verzweifeln, denn sie ergeben keinen Sinn für ihn. Er weiß, dass sie mit der Realität nichts zu tun haben, aber er wird sie nicht los und kann sie nicht ausblenden.

Falls Sie denken, dass Sie unter einer Zwangsstörung leiden, beschreiben Sie bitte die Anzeichen, die darauf hindeuten:

2.3 Depressive Störung

Eine behandlungsbedürftige Depression ist etwas anderes als das, was wir alle erleben, wenn wir Verluste oder Misserfolge zu verkraften haben. Als Fachbegriff meint *Depression* oder *schwere depressive Störung* starke und anhaltende Gefühle von Traurigkeit und Verzweiflung. Die schwere depressive Störung ist eine der häufigsten psychischen Erkrankungen. In den USA haben 10 Prozent der Erwachsenen mindestens eine schwere depressive Episode hinter sich (Hasin et al. 2017).

Menschen, die eine schwere depressive Störung durchmachen, sind an den meisten Tagen schwermütig oder niedergeschlagen. Sie haben das Interesse an Dingen verloren, die ihnen zuvor Freude gemacht haben, etwa am Verfolgen von Sportereignissen oder am Ausgehen mit Freunden. Oft essen sie zu wenig oder zu viel und schlafen nicht gut oder zu lange. Sie können sich schlecht konzentrieren und fühlen sich oft kraftlos und matt. Sie können sich schwer zu etwas aufraffen. Sie haben Schuldgefühle, kommen sich wertlos vor oder denken, dass das Leben sinnlos ist und dass es für sie keine Hoffnung gibt. Vielleicht denken sie daran, sich selbst zu verletzen oder sich sogar das Leben zu nehmen.

Janine hat schwer damit zu kämpfen, dass vor acht Monaten ihre Ehe nach fünfzehn Jahren zerbrochen ist. Sie muss ihre drei Kinder versorgen und arbeitet Teilzeit als Kassiererin in einem Restaurant, das ihre Familie betreibt. Wenn sie sich nicht um die Kinder kümmert oder im Restaurant arbeitet, bleibt sie im Bett und döst entweder vor sich hin oder stopft Junkfood in sich hinein. Wenn Freundinnen oder Familienmitglieder anrufen oder sie besuchen kommen wollen, geht sie nicht ans Telefon oder an die Tür.

Es ist noch nicht lange her, dass es ihr große Freude gemacht hat, zusammen mit Freundinnen Collagenbücher mit Erinnerungsfotos und Deko-Elementen zu gestalten, doch jetzt hat sie keine Lust mehr dazu. Sie schleppt sich durch den Tag. Sie ist erschöpft, schläft, aber schlecht. Gegenüber den Kindern reagiert sie oft gereizt und bei der Arbeit kann sie sich schlecht konzentrieren. Sie hat Gewissensbisse, weil sie das Muttersein mittlerweile als Last empfindet, und macht sich für das Scheitern ihrer Ehe verantwortlich. Sie hat früher zwar Phasen erlebt, in denen sie traurig oder bekümmert war, doch sie war noch nie über einen so langen Zeitraum derart unglücklich und deprimiert.

Falls Sie denken, dass Sie depressiv sind oder in einer schweren depressiven Episode stecken, schildern Sie bitte, worin sich das zeigt:

____

____

____

____

____

2.4 Basiselemente der emotionalen Erfahrung

Bei der Entwicklung Ihrer starken Ängste oder Ihrer Depression können zum einen Einflussfaktoren wie Vererbung oder frühkindliche Prägung eine Rolle gespielt haben. Zum anderen können belastende Lebensereignisse dazu beitragen, dass Sie in eine psychische Krisensituation geraten. An den Voraussetzungen, unter denen Sie ins Leben gestartet sind, können Sie jetzt nichts mehr ändern, und Krisen und Notlagen lassen sich nun einmal nicht immer abwenden. Doch Sie können etwas daran ändern, wie Sie denken und handeln und wie Sie Ihre Aufmerksamkeit ausrichten. Jede Angststörung und jede Depression ist durch bestimmte Gedanken, Körperempfindungen, Aufmerksamkeitsprozesse und Verhaltensweisen gekennzeichnet (siehe Abbildung 2.1). Im Folgenden werde ich jede dieser Komponenten genauer beleuchten und zeigen, wie die Wechselwirkungen zwischen ihnen dafür sorgen, dass eine Angststörung oder eine Depression bestehen bleibt.

Gedanken und innere Bilder

Wenn Sie traurig oder bedrückt sind, werden sich Ihre Gedanken oft um eine Situation drehen, an der Sie nichts ändern können, über die Sie keine Kontrolle haben oder die Ihnen ausweglos vorkommt („Das brauche ich gar nicht erst zu versuchen, denn ich werde es auch diesmal nicht hinbekommen"), oder Sie kommen sich einfach unzulänglich vor („Ich werde mein Leben nie auf die Reihe kriegen"). Vielleicht müssen Sie immerzu an einen verstorbenen Angehörigen denken oder Sie sehen ständig die Szene vor sich, in der Ihre Vorgesetzte Ihnen eröffnete, dass Sie sich eine andere Arbeitsstelle suchen müssen.

Wenn Sie angespannt und ängstlich sind, drehen Ihre Gedanken sich um künftige Bedrohungen und mögliche Gefahrensituationen, und Sie plagen sich mit Was-wäre-wenn-Fragen: „Was ist, wenn ich die Prüfung nicht schaffe und von der Schule fliege?" „Und wenn ich jetzt etwas Falsches sage – denkt sie dann, dass mit mir was nicht stimmt?" Vielleicht gehen Ihnen auch Bilder von Ihrem Autounfall durch den Kopf, oder Sie stellen sich vor, wie Ihr Arzt Ihnen eine schlimme Diagnose verkündet. In Kapitel 6 werde ich auf die Rolle eingehen, die unflexibles Denken bei starken und hartnäckigen Ängsten und bei depressiven Störungen spielt, und Ihnen zeigen, wie Sie flexiblere Denkmuster aufbauen können.

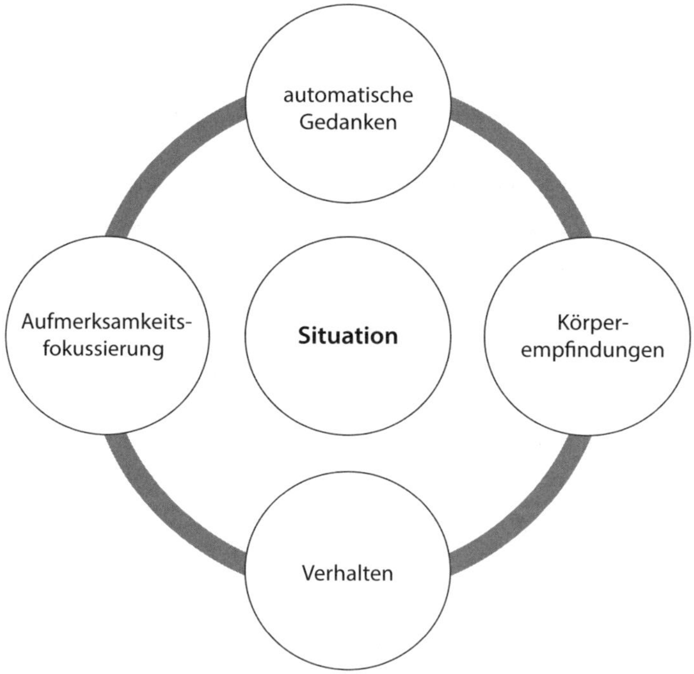

Abbildung 2.1: Grundkomponenten von Angst und Depression

Körperempfindungen

Wenn Sie ängstlich oder deprimiert sind, geht das mit körperlichen Reaktionen einher. Angst kann sich darin zeigen, dass Sie kurzatmig sind und spüren, dass Ihr Herz schneller schlägt. Vielleicht haben Sie auch feuchte Handflächen und Ihnen ist übel und schwindelig. Durch solche Reaktionen bereitet sich der Körper darauf vor, bei Bedarf schnell in Aktion treten zu können. Er schichtet seine Ressourcen um, damit Sie handlungsfähig werden und sich vor Gefahren schützen können.

Wenn Sie traurig oder deprimiert sind, fühlt der Körper sich schwer an und Ihre Bewegungen sind verlangsamt. Vielleicht spüren Sie ein Verlangen nach Schlaf, nach mehr Nahrung oder nach Geborgenheit, um belastende Ereignisse in Ruhe verarbeiten zu können. Der Körper ist dann nicht angespannt und aktionsbereit, sondern sehnt sich nach Untätigkeit und Trägheit.

Ausrichtung der Aufmerksamkeit

Die Ausrichtung der Aufmerksamkeit ist ein wichtiger Bestandteil Ihrer emotionalen Reaktion. Sie ergibt sich aus dem, was Sie denken. Wenn Sie angsterfüllt oder deprimiert sind, treten für Sie bestimmte Aspekte Ihrer Umgebung oder Ihres Innenlebens in den Vordergrund. Nehmen wir an, Sie haben mit Ängsten zu kämpfen und sind allein zu Hause. Wenn Sie dann von draußen ein Geräusch hören, wendet Ihre Aufmerksamkeit sich automatisch dem Geräusch zu, damit Sie herausfinden können, was da ist und ob Gefahr drohen könnte. Oder stellen wir uns vor, Ihr Partner hat Sie verlassen und Sie gehen in bedrückter Stimmung zu einer Party, wo Ihnen dann vor allem Paare ins Auge springen, die verliebt und glücklich wirken. Vielleicht konzentriert sich Ihre Aufmerksamkeit auch auf entsprechende Aspekte Ihres Innenlebens wie Körperempfindungen, Vorstellungsbilder oder Handlungsimpulse.

In Kapitel 5 werde ich näher auf die Rolle eingehen, die Muster der Aufmerksamkeitsfokussierung bei der Aufrechterhaltung von Angst und Depression spielen, und auf Strategien wie Achtsamkeit, mit denen Sie die Flexibilität Ihrer Aufmerksamkeit steigern können.

Verhalten

Von Emotionen gehen stets auch bestimmte Handlungsimpulse aus. Die Natur hat uns mit einem fein kalibrierten emotionalen Kompass ausgestattet, mit dem wir uns in der Welt orientieren können. Die Impulse können sowohl körperliche als auch mentale Handlungsmuster anstoßen. Wenn Sie unter Höhenangst leiden, werden Sie es vermeiden, einen Balkon zu betreten oder auf eine Leiter zu steigen. Wenn Sie depressiv sind, machen Sie einen Bogen um Aktivitäten, die Ihnen früher Freude bereitet haben. Außerdem werden Sie wahrscheinlich versuchen, innere Prozesse wie bestimmte Körperempfindungen, Gedanken oder Vorstellungsbilder gar nicht erst aufkommen zu lassen. Wenn Sie somit emotionale Regungen wie Angst oder Niedergeschlagenheit immer wieder meiden, sinkt Ihre Toleranz gegenüber solchen Gefühlszuständen, und das führt dazu, dass Sie ihnen noch häufiger aus dem Weg gehen werden.

In Kapitel 7 werde ich erläutern, wie sich durch Vermeidung, durch automatische Reaktionen auf ängstliche oder depressive Zustände und durch andere unflexible Handlungsmuster Ihre Angst oder Depression verstärken und verfestigen kann, und Ihnen Strategien vorstellen, mit denen Sie die Flexibilität Ihres Handelns steigern können.

2.5 Die Basiselemente Ihrer persönlichen emotionalen Erfahrung

Nun wissen Sie, aus welchen Basiselementen sich Ihr emotionales Erleben zusammensetzt – aus Gedanken, Körperempfindungen, Aufmerksamkeitsfokussierung und Verhalten –, und können dieses Wissen auf Ihre eigene Angst oder Depression anwenden. In manchen Situationen stehen für Sie eher Ihre Körperempfindungen im Vordergrund als Ihre Gedanken. Umgekehrt kann es sein, dass Ihnen zwar die Gedanken bewusst sind, die mit Ihrer Angst oder Depression verknüpft sind, nicht aber die Verhaltensmuster, mit denen Sie diesen unangenehmen Zuständen auszuweichen versuchen. Dagegen fällt es Ihnen in Situationen, in denen die Angst oder Depression *sehr stark ausgeprägt ist,* möglicherweise schwer, sich darüber klar zu werden, welche Gedanken Ihnen gerade durch den Kopf gehen. Mit ein wenig Übung wird es Ihnen aber gelingen, alle diese Komponenten zu registrieren, aus denen sich Ihr emotionales Erleben in einer Situation zusammensetzt.

Bevor Sie das Arbeitsblatt zu den Basiselementen der emotionalen Erfahrung ausfüllen, das Sie auf Seite 42 finden, können Sie sich zunächst anschauen, was Mateo und Janine darin eingetragen haben. Mateo leidet unter einer Panikstörung, Janine macht eine Depression durch.

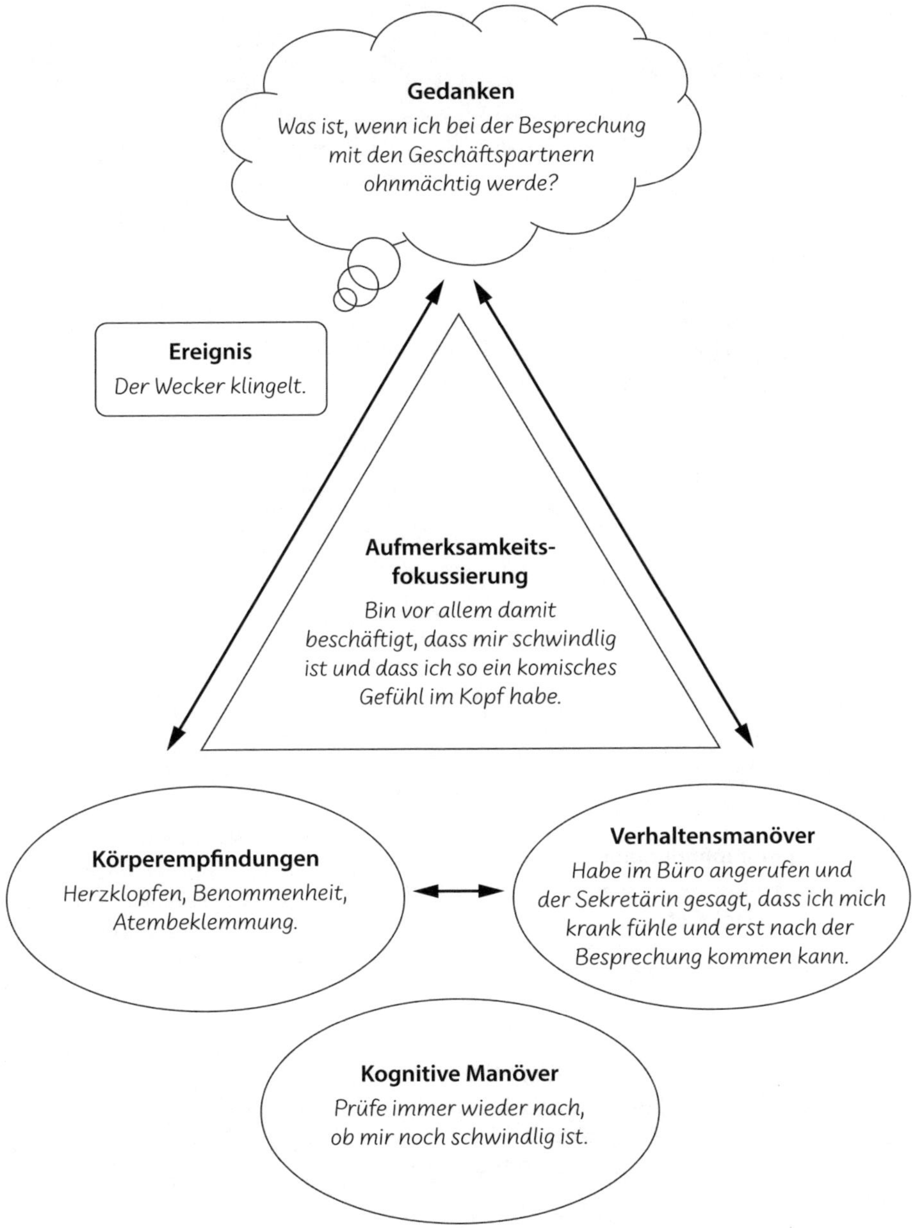

Abbildung 2.2: Mateos Arbeitsblatt „Basiselemente der emotionalen Erfahrung“

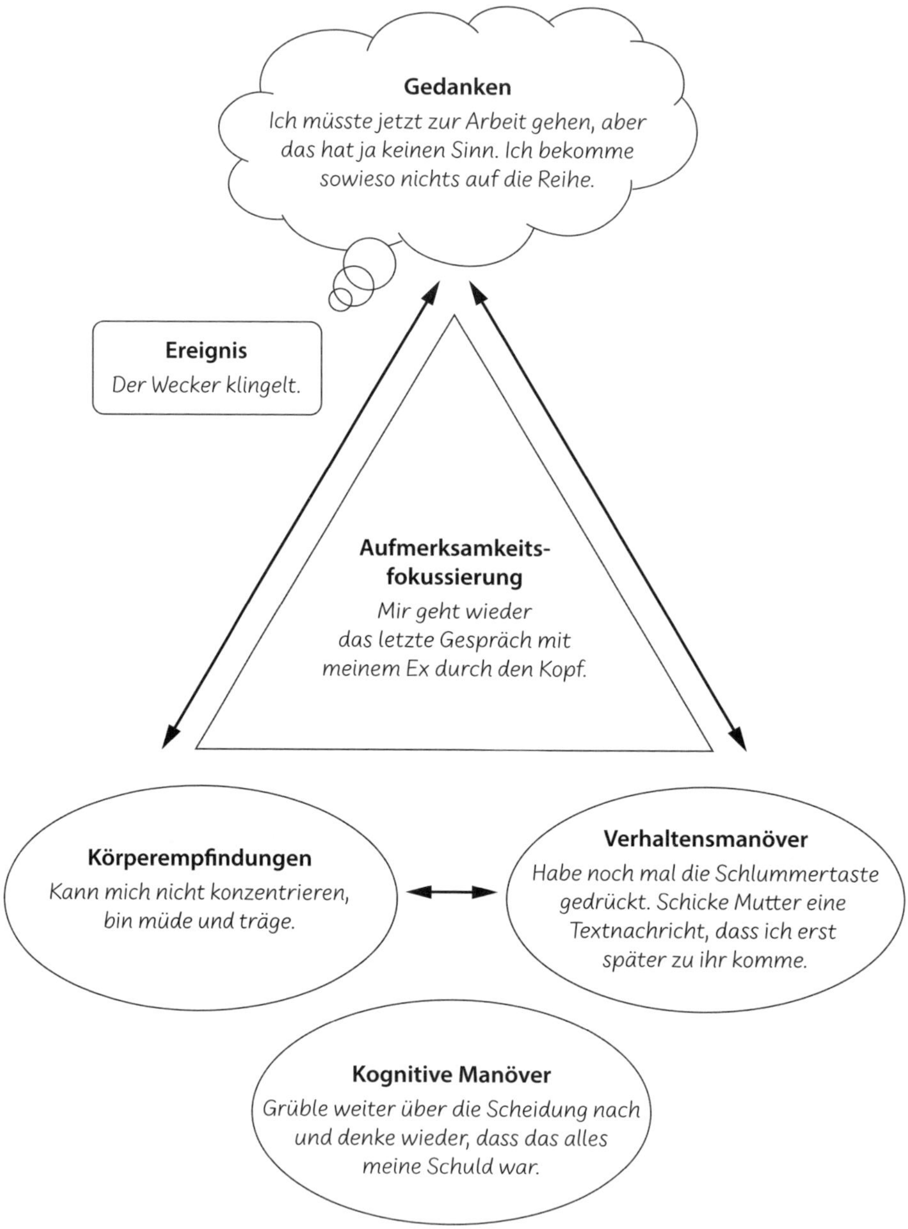

Abbildung 2.3: Janines Arbeitsblatt „Basiselemente der emotionalen Erfahrung“

Füllen Sie jetzt selbst das Arbeitsblatt zu den Basiselementen der emotionalen Erfahrung aus, und zwar für mindestens drei Situationen, in denen Sie mit starken Ängsten zu kämpfen hatten oder sehr deprimiert waren. Benennen Sie jede der Situationen oder Aktivitäten und geben Sie auch die Uhrzeit an. Das kann Ihnen helfen, sich daran zu erinnern, was Sie in der Situation gedacht und getan haben und worauf Ihre Aufmerksamkeit gerichtet war. Falls Sie nicht mehr wissen, was Ihnen durch den Kopf ging, schließen Sie die Augen und stellen sich vor, dass Sie wieder in derselben Situation sind. Je öfter Sie das üben, desto leichter wird es Ihnen fallen, alle wesentlichen Aspekte Ihrer Angst oder Depression zu erfassen und zu beschreiben.

Basiselemente der emotionalen Erfahrung

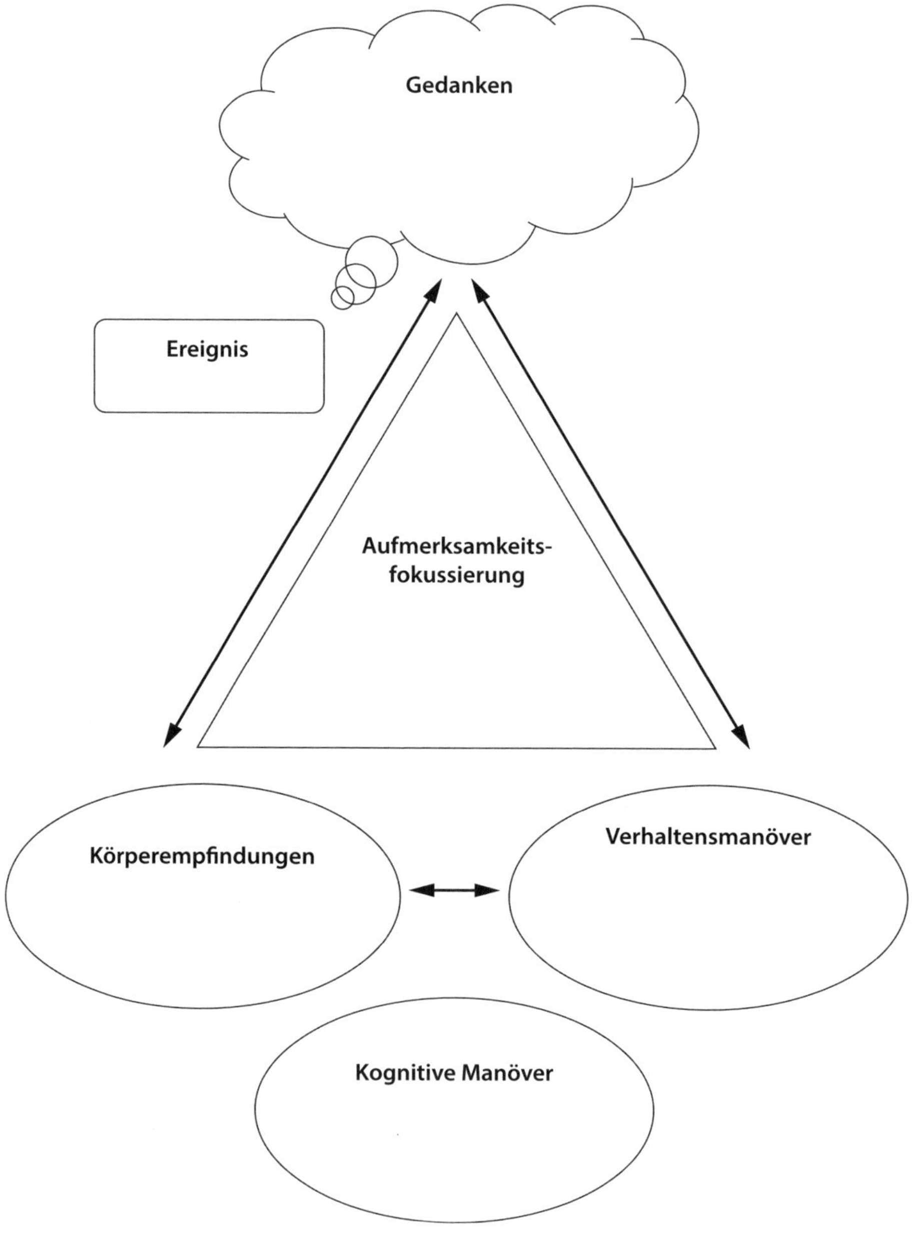

Selbsttest: Depression, Angst und Stress

Füllen Sie den folgenden einfachen Fragebogen aus, um sich darüber klar zu werden, wo Sie derzeit stehen. Der Test vermittelt Ihnen einen Eindruck davon, wie sehr Sie momentan von Angst, Depression und Stress bestimmt sind. Beim Durcharbeiten des Buchs werden Sie diesen Test dann auf halber Strecke noch einmal durchführen, um zu überprüfen, welche Fortschritte Sie gemacht haben. Und am Ende füllen Sie ihn dann ein letztes Mal aus, um zu sehen, wie weit Sie vorangekommen sind. Es kann keinen stärkeren Ansporn für Sie geben, als die eigenen Erfolge zu würdigen und zu sehen, dass das Lernen und Üben Sie tatsächlich weitergebracht hat.

Test: Depression, Angst und Stress

Datum: ____________________

Anleitung: Lesen Sie jede Aussage durch und geben Sie an, inwieweit sie in den vergangenen sieben Tagen auf Sie zutraf. Es gibt keine richtigen oder falschen Antworten. Falls Sie ernsthaft um Ihre psychische Gesundheit besorgt sind, wenden Sie sich bitte an kompetente Fachleute.

Beurteilungsskala

0: Traf in den letzten sieben Tagen überhaupt nicht auf mich zu.
1: Traf in den letzten sieben Tagen manchmal oder zu einem gewissen Grad auf mich zu.
2: Traf in beträchtlichem Maße oder ziemlich oft auf mich zu.
3: Traf in sehr starkem Maße oder die meiste Zeit auf mich zu.

1.	Ich regte mich über Kleinigkeiten auf.	
2.	Ich merkte, dass mein Mund trocken war.	
3.	Ich konnte keinerlei positive Gefühle spüren.	
4.	Ich hatte Probleme mit dem Atmen (Atemnot oder übermäßig schnelles Atmen), ohne dass ich mich körperlich angestrengt hätte.	
5.	Ich kam einfach nicht in Schwung.	
6.	Ich hatte die Tendenz, übertrieben auf Situationen zu reagieren.	

7.	Ich fühlte mich wacklig oder zittrig (zum Beispiel mit Schwäche in den Beinen).	
8.	Es fiel mir schwer, mich zu entspannen.	
9.	Es gab Situationen, auf die ich derart angespannt oder ängstlich reagierte, dass ich äußerst erleichtert war, als sie vorüber waren.	
10.	Ich hatte das Gefühl, es gab nichts, auf das ich mich freuen konnte.	
11.	Ich merkte, dass ich ziemlich schnell aus der Fassung zu bringen war.	
12.	Ich hatte das Gefühl, dass der Alltag mich viel Energie und Nerven kostete.	
13.	Ich war traurig und niedergeschlagen.	
14.	Ich wurde ungeduldig, wenn ich durch irgendetwas aufgehalten wurde (zum Beispiel in einer Warteschlange oder an einer Ampel).	
15.	Ich fühlte mich matt und benommen.	
16.	Ich spürte, dass ich so ziemlich an allem das Interesse verloren hatte.	
17.	Ich hatte das Gefühl, dass ich nicht viel wert bin.	
18.	Ich war ziemlich dünnhäutig und empfindlich.	
19.	Ich schwitzte stark (hatte zum Beispiel feuchte Handflächen), ohne dass es in meiner Umgebung besonders warm war und ohne dass ich mich körperlich angestrengt hatte.	
20.	Ich war ängstlich, ohne dass ich einen wirklichen Grund dafür erkennen konnte.	
21.	Ich fand das Leben nicht lebenswert.	
22.	Es fiel mir schwer, zur Ruhe zu kommen.	
23.	Ich hatte Schluckbeschwerden.	
24.	Ich konnte keine Freude an dem empfinden, was ich tat.	

25.	Ich spürte mein Herz schlagen, ohne dass ich mich körperlich angestrengt hatte (nahm zum Beispiel wahr, wie der Puls hochging oder mein Herz einen Schlag aussetzte).	
26.	Ich war mutlos und bedrückt.	
27.	Ich war sehr reizbar.	
28.	Ich fühlte mich einer Panik nahe.	
29.	Mir fiel es schwer, mich wieder zu beruhigen, nachdem ich mich über etwas aufgeregt hatte.	
30.	Ich hatte Angst, eine einfache, aber ungewohnte Aufgabe würde mich „aus der Bahn werfen“.	
31.	Ich war nicht in der Lage, mich für irgendetwas zu begeistern.	
32.	Wenn ich bei dem, was ich gerade tat, unterbrochen wurde, kam ich damit nur schlecht zurecht.	
33.	Ich war nervös und angespannt.	
34.	Ich kam mir ziemlich wertlos vor.	
35.	Mir war alles zu viel, was mich bei dem störte, was ich gerade tat.	
36.	Ich war von Angst erfüllt.	
37.	Ich konnte in der Zukunft nichts erkennen, was mir Hoffnung machte.	
38.	Ich empfand das Leben als sinnlos.	
39.	Ich spürte, wie ich immer nervöser und unruhiger wurde.	
40.	Ich dachte voller Sorge an Situationen, in denen ich in Panik geraten und mich blamieren könnte.	
41.	Ich zitterte (zum Beispiel an den Händen).	
42.	Es fiel mir schwer, mich zu etwas aufzuraffen.	

(Angelehnt an Dr. Peter F. Lovibond, University of New South Wales, Australien; deutsche Bearbeitung: Dr. Cecilia A. Essau, Universität Münster)

Anleitung:

Tragen Sie in die Tabelle unter F für jede Frage den Zahlenwert ein, den Sie angegeben haben. Addieren Sie dann die zwei Werte in jeder Zeile und tragen Sie die Summe in das weiße, nicht schattierte Kästchen ein. Wenn Sie zum Beispiel bei Frage 1 eine 1 eingetragen haben und bei Frage 22 eine 2, addieren Sie 1 und 2 und schreiben den Wert 3 in das nicht schattierte Kästchen unter „Stress-Punktwert". Im letzten Schritt addieren Sie die Zahlen in jeder Spalte, um die Gesamtwerte für Depression, Angst und Stress zu erhalten.

F	Punktwert	F	Punktwert	Depressions-Punktwert	Angst-Punktwert	Stress-Punktwert
1		22				
2		23				
3		24				
4		25				
5		26				
6		27				
7		28				
8		29				
9		30				
10		31				
11		32				
12		33				
13		34				
14		35				
15		36				

16		37				
17		38				
18		39				
19		40				
20		41				
21		42				
				D-Gesamtwert	**A-Gesamtwert**	**S-Gesamtwert**

	Normal	Geringgradig	Mittelgradig	Stark	Sehr stark
Depression	0 bis 9	10 bis 13	14 bis 20	21 bis 27	28 +
Angst	0 bis 7	8 bis 9	10 bis 14	15 bis 19	20 +
Stress	0 bis 14	15 bis 18	19 bis 25	26 bis 33	34 +

Denken Sie daran: Das emotionale Erleben setzt sich immer aus bestimmten Basiselementen zusammen, aus Gedanken, Körperempfindungen, Ausrichtung der Aufmerksamkeit und aus bestimmten Handlungen, die Sie entweder ausführen oder unterlassen. Leid entsteht dann, wenn Ihr Denken, Empfinden, Wahrnehmen und Handeln zu *unflexibel* ist. Dieses Arbeitsbuch gibt Ihnen Strategien an die Hand, mit denen Sie Ihre emotionale Flexibilität steigern und so Ihr Leid verringern können.

Kurz gefasst

Die in diesem Buch beschriebenen Strategien helfen Ihnen, in Phasen besser zurechtzukommen, in denen Sie auf Belastungen angespannter oder deprimierter reagieren als sonst, und können dazu beitragen, dass Sie eine Angststörung oder eine depressive Störung überwinden. Behalten Sie bei der Arbeit mit dem Buch folgende Punkte im Blick:

- Angst und Niedergeschlagenheit sind normale und nützliche Zustände, solange sie flexible Reaktionen auf das Auf und Ab des Lebens sind. Problematisch werden sie erst dann, wenn sie ihre Flexibilität verlieren.
- Das in diesem Arbeitsbuch vorgestellte Konzept wird Ihnen helfen, im Alltag besser zurechtzukommen, ob Sie nun unter einer Angststörung leiden oder zudem auch noch depressiv sind.
- Das emotionale Erleben setzt sich aus Gedanken und Vorstellungen, Körperempfindungen, Fokussierungen der Aufmerksamkeit, Verhaltensmanövern und kognitiven Manövern zusammen. Wenn diese Elemente des emotionalen Erlebens ihre Flexibilität verlieren, nehmen Angst und Depression zu und verfestigen sich.

3. Das ABC der Emotion

Zum Lesenlernen gehört das Erlernen des Alphabets. Ähnlich ist es, wenn Sie lernen, mit Angst und Depression besser zurechtzukommen: Um zu verstehen, was dabei in Ihnen vor sich geht, müssen Sie das Alphabet erlernen, das Angstzuständen und depressiven Episoden zugrunde liegt. Doch keine Sorge – dieses Alphabet ist einfach zu erlernen und besteht aus nur drei Buchstaben: A, B und C.

Jede emotionale Erfahrung, auch die einer Angst oder einer Depression, lässt sich in drei Komponenten aufgliedern: Ein *auslösendes Ereignis* (A) ruft eine Emotion in Ihnen wach. Ihre Reaktion auf diese Emotion besteht aus bestimmten *Basiselementen* (B), nämlich Gedanken und Vorstellungen, Körperempfindungen, Fokussierungen der Aufmerksamkeit, Verhaltensweisen und kognitiven Handlungen. Aus Ihrer Reaktion auf die Emotion ergeben sich bestimmte *Konsequenzen* (C in Anlehnung an das englische Wort *consequences*).

Ich werde Ihnen zeigen, wie Sie die drei mit A, B und C bezeichneten Komponenten präzise beschreiben können. In diesem und allen folgenden Kapiteln werden Sie ausgiebig Gelegenheit bekommen, das ABC Ihres emotionalen Erlebens schriftlich festzuhalten.

3.1 Warum es hilfreich ist, Ihr emotionales Erleben zu protokollieren

Wenn Sie sich Ihr emotionales Erleben bewusst machen, hat das viele Vorteile.

Indem Sie Protokoll über Phasen von Angst oder Depression führen, üben Sie sich erstens darin, einen Schritt von diesen Zuständen zurückzutreten, und sei es auch nur für einen Augenblick, und beobachten sie nur, anstatt sofort auf sie zu reagieren. Wenn Sie aus dieser neuen Perspektive auf Ihre Angst oder Depression blicken, wird Ihnen das Wann, Wo und Warum dieser Zustände klarer. Dies kann bewirken, dass die Intensität der Zustände nachlässt.

Durch das Protokollieren Ihrer Angst oder Depression verstehen Sie besser, durch welche Faktoren sie verstärkt und aufrechterhalten wird und wie Sie auf diese Faktoren Einfluss nehmen können. Viele Menschen machen die Erfahrung, dass es ihnen allein schon dadurch, dass sie ihre emotionale Verfassung im Blick behalten, ein wenig besser geht. In Kapitel 5 werden Sie Strategien kennenlernen, die Ihnen helfen, auf emotionale Zustände nicht gleich zu reagieren, sondern sie zunächst nur zu beobachten.

Zweitens wird Ihnen beim Protokollieren Ihrer Angst oder Depression klarer bewusst werden, dass sie nicht aus heiterem Himmel kommt – selbst wenn sich das manchmal so anfühlen mag. Je länger Sie Ihre emotionalen Zustände beobachten und protokollieren, desto deutlicher zeigt sich, dass ihr Auftreten sich recht gut vorhersagen lässt. Folglich sind Sie besser darauf vorbereitet, sie früh zu registrieren und sich auf sie einzustellen. Solange die Zustände noch nicht voll entfaltet sind, stehen die Chancen gut, dass Sie sie abfangen können, bevor sie intensiver werden und Sie dann automatisch Versuche starten, ihnen auszuweichen oder sie zu unterdrücken.

Drittens werden Sie, wenn Sie ein genaueres Bild von Ihren emotionalen Zuständen gewinnen, auch feststellen, dass Sie Intensität, Dauer und Häufigkeit der Zustände manchmal falsch einschätzen. So könnte es zum Beispiel passieren, dass Sie zu jemandem sagen, Ihnen sei es die ganze letzte Woche sehr schlecht gegangen, sich bei einem Blick in Ihre Aufzeichnungen aber daran erinnern, dass Sie sich an einigen Tagen recht wohlgefühlt haben. Solche Beobachtungen können Ihnen helfen, Mut zu fassen und sich nicht völlig ausgeliefert zu fühlen. Wenn Sie sich angewöhnen, Ihre emotionale Verfassung zu protokollieren, bekommen Sie ein vollständigeres Bild. Das gibt Ihnen mehr Stabilität, sodass Sie mit Ihren Phasen von Angst oder Niedergeschlagenheit besser umgehen können.

Viertens werden Sie, wenn Sie Ihre emotionalen Zustände beobachten und notieren, mit der Zeit verstehen, mit welchen Reaktionsmustern Sie ihnen auszuweichen oder sie zu beenden versuchen. Prüfen Sie beispielsweise Ihre E-Mails ängstlich mehrmals auf Fehler, die Ihnen unterlaufen sein könnten? Wollen Sie von Ihrem Partner immer wieder bestätigt bekommen, dass Sie nur Kopfschmerzen und bestimmt keinen Gehirntumor haben? Ihnen wird auch klarer werden, welche negativen Folgen die Manöver für Sie haben können, mit denen Sie Ihren ängstlichen oder depressiven Zuständen immer wieder auszuweichen versuchen. Diese Einsicht wird Sie motivieren, am Ziel einer größeren emotionalen Flexibilität festzuhalten. Emotionale Flexibilität ist der Schlüssel zur Verringerung von Angst und Depression und gibt Ihnen mehr Freiheit, Ihr Leben so zu leben, wie Sie das wollen.

3.2 Das ABC von Angst und Depression

Eine ängstliche oder gedrückte Stimmung stellt sich, auch wenn es sich manchmal so anfühlen mag, nicht unvermittelt ein. Sie wird von Ereignissen oder Situationen getriggert, die bei Ihnen bestimmte Reaktions- und Verhaltensmuster in Gang setzen, und diese können für Sie dann mit Problemen verbunden sein. Je besser Sie verstehen, wodurch Ihre Angst oder Niedergeschlagenheit ausgelöst wird und wie sie sich auf Sie auswirkt, desto leichter wird es Ihnen fallen, flexibler zu denken und zu handeln. Schauen wir uns an, was sich hinter jedem der drei Buchstaben verbirgt.

A steht für Auslöser

Ein *Auslöser* oder ein *aktivierendes Ereignis* ruft die Gedanken oder Vorstellungen wach, die mit Ihrer Angst oder Depression verknüpft sind. Ein solches Ereignis kann ein Objekt sein (zum Beispiel ein bellender Hund, falls Sie Angst vor Hunden haben), eine Situation (etwa eine Prüfung, bei der Sie durchfallen könnten) oder eine Aktivität (beispielsweise eine Treppe hochgehen). Unter Umständen reicht schon die Erinnerung an ein Ereignis in der Vergangenheit aus, um bei Ihnen Gedanken auszulösen, durch die Sie dann angespannt und ängstlich oder deprimiert sind.

Manchmal kann auch eine Körperempfindung Gedanken oder Vorstellungen triggern, die zu Ihrer Angst oder Niedergeschlagenheit beitragen, etwa wenn Sie Kopfschmerzen haben und sich fragen: „Habe ich womöglich einen Gehirntumor?", oder wenn Sie sich beim Autofahren leicht benommen fühlen und denken: „Und wenn ich jetzt ohnmächtig werde und die Kontrolle über den Wagen verliere?"

B steht für Basiselemente der emotionalen Erfahrung

Im letzten Kapitel habe ich erläutert, aus welchen *Basiselementen* Ihre emotionale Reaktion auf einen Auslöser besteht, und möchte diese noch einmal kurz nennen:

- Ihre Angst oder Ihre Depression speist sich aus **Gedanken und Vorstellungsbildern**. Typisch für Angst sind Gedanken nach dem Muster „Und was passiert mit mir, wenn ...?" Typisch für Depression sind Gedanken nach dem Muster „Es hat doch keinen Sinn, wenn ich ..."
- Ein wichtiger Aspekt Ihres emotionalen Zustands ist die Ausrichtung Ihrer **Aufmerksamkeit**: Was registrieren Sie, und was blenden Sie aus? Dies hat auf Angst und Depression starken Einfluss.
- Angst und Depression sind mit unterschiedlichen **Körperempfindungen** verbunden. Bei Angst stehen Sie unter starker Anspannung, während sich der Körper bei einer Depression träge und schwerfällig anfühlt.
- Mit **Verhaltensmanövern und kognitiven Manövern** versuchen Sie, Ihre Ängste oder Ihre Depression abzuschwächen oder unter Kontrolle zu halten, etwa indem Sie Situationen ausweichen, die als Trigger wirken könnten. Kognitive Manöver dienen demselben Ziel wie Verhaltensmanöver, nämlich dem Vermeiden oder Abdämpfen von Angst und Niedergeschlagenheit.

C steht für Konsequenzen *(consequences)*

Die *Konsequenzen* (C steht für das englische Wort *consequences*) sind die Folgewirkungen, die sich daraus ergeben, dass Sie unangenehmen emotionalen Zuständen aus dem Weg gehen. Das Ausweichen vor Angst oder Depression verschafft Ihnen zwar kurzzeitig Erleichterung, doch wenn Sie diese Vermeidungsmanöver immer wieder automatisch ausführen, steigt Ihr Leidensdruck auf lange Sicht immer weiter an.

Die Konsequenzen fallen je nach Person und Situation anders aus. Gewissensbisse, weil Sie sich beim Klaviervorspiel Ihrer Nichte nicht haben blicken lassen, halten vermutlich nur kurze Zeit an. In anderen Situationen sind die Folgewirkungen aber von längerer Dauer, etwa wenn Ihnen gekündigt wird, weil Sie sich zu oft krankmelden, oder wenn Sie Freunde verlieren, weil Sie sich von Ihrer Angst oder Depression zu oft davon abhalten lassen, mit ihnen auszugehen.

Solche langfristigen Konsequenzen machen Ihnen das Leben immer schwerer und engen Sie in Ihren Möglichkeiten mehr und mehr ein. Wenn bei Ihnen schon seit Langem ein Muster der Vermeidung von ängstlichen oder depressiven Zuständen besteht, ist Ihr Leben wahrscheinlich von vielen derartigen langfristigen Konsequenzen geprägt.

Schauen wir uns die vier Formen von dauerhaft wirksamen Konsequenzen im Einzelnen an.

Emotionale Konsequenzen

Ist Ihr Handeln davon bestimmt, dass Sie Ihren ängstlichen oder depressiven Zuständen immer wieder auszuweichen versuchen? Dann haben Sie vermutlich mit Traurigkeit, Schuldgefühlen, Frustration oder Scham zu kämpfen. Wenn Sie beispielsweise zu spät zur Arbeit kommen, weil Sie zu Hause mehrmals überprüft haben, ob auch wirklich alle Türen und Fenster verschlossen sind, ärgern Sie sich über sich selbst und haben das Gefühl, Sie hätten versagt.

Schämen Sie sich dafür, dass Ihre Ängstlichkeit oder Depression Sie davon abhält, mehr mit Ihren Freunden und Freundinnen zu unternehmen? Sind Ihnen manche Ihrer Gedanken und Verhaltensweisen peinlich und fühlen Sie sich außerstande, etwas an ihnen zu ändern? Haben Sie Gewissensbisse, wenn Sie sich von Ihren sorgenvollen oder trübsinnigen Gedanken daran hindern lassen, an einer Veranstaltung teilzunehmen? Emotionale Folgewirkungen wie Scham oder Schuldgefühle fangen klein an, lasten aber Jahr um Jahr stärker auf Ihnen und rauben Ihnen die Freude am Leben.

Konsequenzen für zwischenmenschliche Beziehungen

Von Angst und Depression bestimmte Verhaltensmuster können auch Ihre Paarbeziehung, Ihr Familienleben und Ihre Freundschaften beeinträchtigen. Vielleicht haben Ihre Familie und Ihre Freundinnen und Freunde eine Weile lang Nachsicht geübt und hingenommen, dass Sie Begegnungen und gemeinsame Aktivitäten zunehmend meiden: „Na gut, so ist Marcie nun mal." Mit der Zeit nimmt ihre Geduld aber ab, und sie lassen es Ihnen nicht mehr so einfach durchgehen, wenn Sie sich zurückziehen und sich herauszureden versuchen. Nach und nach rufen Ihre Freundinnen Sie seltener an, entweder weil sie schon wissen, dass sie eine Abfuhr bekommen, oder weil es sie ärgert, dass Sie immer wieder vor Situationen zurückscheuen, auf die Sie möglicherweise ängstlich oder deprimiert reagieren könnten.

Empfindet Ihr Partner es als belastend, dass Sie zu sehr auf seine Unterstützung angewiesen sind oder dass er Sie anderen gegenüber entschuldigen muss, wenn Sie sich wegen Ihrer Angst oder Depression nicht auf Begegnungen einlassen wollen? Sind Ihre Kinder enttäuscht, weil Sie nicht zu ihren Teamspielen oder Schulaufführungen kommen? Müssen die Menschen, die Ihnen wichtig sind, sich damit abfinden, dass sie von Ihnen nur wenig erwarten dürfen, weil es Ihnen nicht gut genug geht? Selbst wenn die anderen versuchen, sich nichts anmerken zu lassen, werden Sie ihren Ärger oder ihre Enttäuschung spüren, und folglich sind Sie noch besorgter oder bedrückter und noch enttäuschter von sich selbst.

Konsequenzen für Arbeit und Beruf

Von Angst oder Depression bestimmte Verhaltensmuster können langfristige Auswirkungen auf Ihr Arbeits- und Berufsleben haben. Wenn Ängste oder Depressionen Sie daran hindern, selbstsicher aufzutreten, kommen Sie in Ihrer beruflichen Entwicklung vermutlich langsamer voran als andere, obwohl Sie nicht weniger fähig und engagiert sind. Womöglich versagt Ihnen Ihr Chef eine Beförderung, weil Sie ständig zu spät kommen oder weil Sie sich nicht trauen, für Ihre eigenen Interessen einzutreten und neue berufliche Entwicklungschancen, die sich Ihnen bieten, auch zu nutzen.

Gesundheitliche Konsequenzen

Von Angst oder Depression getriebene Verhaltensmuster können auf lange Sicht auch der Gesundheit schaden. Lassen Sie Mahlzeiten aus oder begnügen Sie sich mit Fast Food, weil Sie befürchten, ansonsten einen Abgabe- oder Fertigstellungstermin nicht einhalten zu können? Verschlingen Sie Eiscreme und Kekse, wenn Sie schlecht drauf sind, und haben mittlerweile Rücken- und Gelenkschmerzen, weil Sie zugenommen haben? Trinken Sie abends ein oder zwei Gläser Wein, um zur Ruhe zu kommen, und schaffen es nicht, den Konsum zu reduzieren, obwohl Sie vermuten, dass Sie wegen des Alkohols in letzter Zeit schlechter schlafen und Ihre Ängste oder Depressionen sich verstärkt haben?

Die folgenreichste Auswirkung eines von Angst oder Depression bestimmten Verhaltens ist vielleicht, dass Sie etwas nicht lernen, das Ihnen weiterhelfen könnte: Sie können Ihre ängstlichen oder depressiven Zustände durchaus aushalten und müssen sich in Ihrem Verhalten nicht von ihnen bestimmen lassen.

3.3 Die Emotions-ABCs von Andy und Abby

Andy leidet unter einer Angststörung, Abby unter einer depressiven Störung. Beide kommen mit ihren intensiven emotionalen Zuständen nur schlecht zurecht und verstehen nicht, warum es ihnen so ergeht. Schauen wir uns zunächst an, in welcher misslichen Lage sie stecken, und dann, wie sie das Arbeitsblatt zum Emotions-ABC ausgefüllt haben.

Als der Wecker klingelt, denkt Andy sofort: „Was ist, wenn ich keine neue Stelle finde?“ Eigentlich würde er gern noch eine Weile dösen, aber er ist zu angespannt, und seine Gedanken rasen. Er schlägt die Bettdecke zurück, richtet sich auf, schüttelt den Kopf und versucht, sich keine Sorgen mehr zu machen.

Er geht in die Küche. Ihm ist übel, aber er zwingt eine Scheibe Toast und eine Tasse Tee hinunter. Dabei denkt er wieder an das Gespräch mit seinem Chef vor zwei Monaten zurück, als er erfuhr, dass er und einige Kollegen entlassen wurden. Der Chef versicherte Andy, die Kündigung habe nichts mit seiner Arbeitsleistung zu tun. Er werde ihm für die Stellensuche sehr gern einen Empfehlungsbrief schreiben.

Seitdem macht Andy sich ständig Sorgen, tut aber nicht viel dafür, eine neue Stelle zu finden. Er überarbeitet seine Bewerbungsunterlagen immer wieder, schickt sie aber nicht los. Er hat eigentlich vor, sich mit früheren Kollegen zum Mittagessen zu verabreden, die ihm neue Kontakte vermitteln könnten, schiebt die Anrufe aber vor sich her. Er fragt sich, was sie wohl von ihm denken, wenn er jetzt arbeitslos ist. Er ärgert sich über sich selbst, weil er weiß, was zu tun ist, aber sich davor drückt. Er sagt sich immer wieder, dass er sich anstrengen muss, um eine neue Stelle zu finden, ist aber wie gelähmt (vgl. Tabelle 3.1).

Auslöser	Basiselemente der emotionalen Reaktion				C-Konsequenzen *(consequences)*
	Gedanken	Aufmerksamkeitsfokus	Körperempfindungen	Verhaltens- und kognitive Manöver	
Der Wecker klingelt.	*Was soll aus mir werden, wenn ich keine neue Stelle finde? Was ist, wenn die anderen mich für einen Versager halten, weil ich jetzt arbeitslos bin?*	*Ich denke immer wieder an das Gespräch mit meinem Chef und an die Fehler, die ich in den ganzen Jahren gemacht habe.*	*Anspannung. Die Gedanken rasen. Übelkeit. Kann nicht still dasitzen.*	*Schiebe es vor mir her, an Bewerbungsunterlagen zu arbeiten oder Kontakte zu pflegen.*	*Keine neue Stelle. Angst, arbeitslos zu bleiben, wird größer, weil ich gar nicht suche.*

Tabelle 3.1: Andys Emotions-ABC

Der Wecker klingelt. Abby denkt: „Warum soll ich überhaupt aufstehen? Ich werde nie einen neuen Job finden.“ Sie weiß, dass sie nicht wieder einschlafen kann, obwohl sie erschöpft ist. Langsam schlägt sie die Bettdecke zurück und setzt sich auf die Bettkante, den Kopf auf die Hände gestützt.

Sie zwingt sich, aufzustehen, und tappt langsam in die Küche. Früher genoss sie das Frühstück. Sie schlürfte ihren Tee und sah den Vögeln an der Futterstelle zu. Jetzt macht sie sich nicht einmal Tee. Früher ging sie auch gern unter Leute, doch nun war sie schon seit Wochen nicht mehr mit Freundinnen aus. Wenn sie anrufen, nimmt sie nicht ab und fühlt sich hinterher schuldig, dass sie die Anrufe ignoriert und nicht zurückruft.

Sie zwingt sich, ein Stück Brot zu essen. Sie bringt nicht die Energie auf, das Brot zu toasten. Beim Kauen sieht sie plötzlich ihren Chef vor sich und geht noch einmal die Szene durch, in der er ihr die Entlassung verkündete. Er versicherte ihr, er schätze ihre Arbeit sehr und werde ihr sehr gern einen Empfehlungsbrief schreiben. Abby ist aber derart am Boden zerstört, dass sie sich nicht aufraffen kann, ihre Bewerbungsunterlagen durchzugehen, geschweige denn, sie zu überarbeiten. Sie ruft sich jede Entscheidung in Erinnerung, die sie im Lauf ihres Berufslebens getroffen hat, und denkt: „Wie konnte ich nur so dumm sein?“ Sie sagt sich, dass sie eine Versagerin ist und dass ihr Chef nur nett zu ihr sein wollte. Sie ist überzeugt, dass niemand sie jemals wieder anstellen wird (vgl. Tabelle 3.2).

Auslöser	**Basiselemente der emotionalen Reaktion**				**C-Konsequenzen *(consequences)***
	Gedanken	**Aufmerksamkeitsfokus**	**Körperempfindungen**	**Verhaltens- und kognitive Manöver**	
Der Wecker klingelt.	*Denke wieder an das Gespräch mit meinem Chef.*	*Es hat ja alles keinen Sinn! Ich werde nie eine neue Stelle finden, denn ich bin beschränkt und unfähig. Beschäftige mich mit dem, was mir im Beruf in all den Jahren nicht geglückt ist.*	*Träge. Benommen und unkonzentriert. Kein Appetit. Kein Elan.*	*Schiebe es auf, an meinen Bewerbungsunterlagen zu arbeiten oder Kontakte zu pflegen.*	*Keine neue Stelle in Sicht. Freundschaften sind gefährdet. Schuldgefühle, weil ich Freundinnen nicht zurückrufe.*

Tabelle 3.2: Abbys Emotions-ABC

Wie Sie sehen können, haben Andy und Abby das Arbeitsblatt in einigen Punkten ähnlich und in anderen Punkten recht unterschiedlich ausgefüllt.

Andy leidet unter Ängsten, Abby unter depressiven Zuständen, doch der Auslöser für ihre emotionalen Reaktionen ist hier der gleiche: Der Wecker klingelt.

Bei den *Basiselementen* ihrer emotionalen Reaktionen ist zu sehen, dass sich bei Andy und Abby Gedanken und Empfindungen einstellen, die für Angst beziehungsweise Depression typisch sind. Ihre Aufmerksamkeit ist auf die Aspekte ihrer Situation gerichtet, die ihren emotionalen Zustand verstärken, während sie andere Aspekte ignorieren. Ihre Vermeidungsmanöver sind Versuche, Angst oder Depression zu lindern, verschlimmern ihren Zustand aber in Wirklichkeit noch mehr.

Andy vermeidet es, sich mit seinen Bewerbungsunterlagen zu beschäftigen, weil ihn das mit seiner Angst, keine Stelle zu finden, konfrontieren würde. Abby verhält sich genauso, doch bei ihr liegt es daran, dass ihr die Stellensuche sinnlos erscheint, weil sie glaubt, niemand werde eine unfähige Versagerin wie sie einstellen. Bei beiden mündet ihr emotionaler Zustand in Verhalten, das sie nicht weiterbringen wird.

Das Vermeidungsverhalten, das sich bei Andy aus seiner Angst und bei Abby aus ihrer Depression ergibt, hat *Konsequenzen*: Je länger Andy die Aufgabe vor sich herschiebt, seine Bewerbungsunterlagen auf den neuesten Stand zu bringen und Kontakt zu Kollegen aufzunehmen, desto länger wird es dauern, bis er eine neue Stelle findet. Und je länger Abby ihre Freundschaften nicht pflegt, desto wahrscheinlicher wird es, dass sie in die Brüche gehen werden.

3.4 Die Emotions-ABCs von Rosario, Mateo und Janine

Bevor Sie nun beginnen, Ihr eigenes Emotions-ABC zu erfassen, möchte ich an weiteren Beispielen veranschaulichen, wie Sie am besten vorgehen. Schauen wir uns also an, wie Rosario, Mateo und Janine (die ich Ihnen in Kapitel 2 vorgestellt habe) das Arbeitsblatt ausgefüllt haben.

Die Lehrerin Rosario leidet unter einer sogenannten sozialen Angststörung. Wenn sie vor der Klasse sprechen muss, gerät sie unter Druck und fürchtet, dass sie gleich rot werden könnte.

Rosario nimmt als Vertreterin der Lehrerinnen und Lehrer an einer Sitzung des Lehrer-Eltern-Ausschusses ihrer Schule teil. Im Gespräch mit Eltern beginnt sie sich besorgt zu fragen, ob sie gerade wieder rot wird. Gesicht und Hals fühlen sich warm an. Sie ist völlig darauf fixiert, dass sie womöglich schon rot wie eine Tomate ist. Bestimmt fragen der Schulleiter und die Eltern sich schon, was mit ihr los ist! Ihr ist übel und sie spürt, wie ihr Puls hochgeht. Sie ist sich sicher, dass alle sie für seltsam halten.

Sie steht die Sitzung durch, geht aber kurz vor dem Ende und meldet sich am nächsten Tag krank. Tagelang hadert sie mit sich selbst und ist überzeugt, dass sie sich blamiert hat. Sie sagt dem Schulleiter, dass sie sich aus dem Lehrer-Eltern-Ausschuss zurückziehen will, und überlegt, ob sie ihren Beruf nach diesem Schuljahr aufgeben soll (vgl. Tabelle 3.3).

Datum: 24. Mai					
Auslöser	**Basiselemente der emotionalen Reaktion**				**C-Konsequenzen *(consequences)***
	Gedanken	**Aufmerksamkeitsfokus**	**Körperempfindungen**	**Verhaltens- und kognitive Manöver**	
Nehme an einer Sitzung des Lehrer-Eltern-Ausschusses teil.	*Was ist, wenn ich vor den Augen des Schulleiters rot werde? Er wird denken, mit mir stimmt etwas nicht.*	*Fixiert auf Wärme im Gesicht und am Hals.*	*Gesicht und Hals fühlen sich warm an. Mir ist übel. Hoher Puls.*	*Gehe vorzeitig. Melde mich am nächsten Tag krank.*	*Ärgere mich über mich selbst, weil ich die Sitzung vorzeitig verlassen habe. Verbaue mir die Chance, mich beruflich weiterzuentwickeln. Habe dem Schulleiter gesagt, dass ich mit dem Unterrichten vielleicht aufhören werde. Das hat ihn verärgert.*

Tabelle 3.3: Rosarios Emotions-ABC

Kommen wir zu Mateo, dem Anwalt, bei dem sich eine Panikstörung entwickelt hat. Wenn er sich benommen oder schwindelig fühlt, packt ihn die Angst.

Mateo nimmt an einem Netzwerktreffen der Ortsgruppe seines Anwaltsverbands teil. Im Konferenzsaal eines Hotels unterhält er sich mit dem Seniorchef seiner Kanzlei und einigen anderen Anwälten. Er schaut sich um und merkt, dass sich ihm der Kopf dreht. Er macht einen Schritt nach hinten, um sich an einem Tisch abzustützen, und ist sich sicher, dass er jeden Moment ohnmächtig werden könnte. Er spürt sein Herz heftig pochen, bricht in Schweiß aus und bekommt schlecht Luft. Mateo sagt der Gruppe, er gehe kurz auf die Toilette, und verlässt rasch den Raum.

Er ruft seine Frau an und bittet sie, ihn mit dem Auto abzuholen. Die ganze Nacht grübelt er darüber, was die Kollegen wohl von ihm dachten, nachdem er sich so hastig davongemacht hatte. Er macht sich Vorwürfe und glaubt, seine Kanzlei enttäuscht zu haben. Er geht davon aus, dass seine Tage dort gezählt sind, und meldet sich für drei Tage krank. Er weigert sich, den Seniorchef zurückzurufen, der sich einfach nur nach Mateos Befinden erkundigen will (vgl. Tabelle 3.4).

Datum: *13. März*

Auslöser	Basiselemente der emotionalen Reaktion				C-Konsequenzen *(consequences)*
	Gedanken	Aufmerksamkeitsfokus	Körperempfindungen	Verhaltens- und kognitive Manöver	
Besuch einer Veranstaltung zusammen mit dem Seniorchef.	*Was ist, wenn mir jetzt schwindlig wird und ich in Panik gerate?*	*Auf Schwindelgefühl.*	*Starker Schwindel. Herzklopfen. Schweißausbruch.*	*Lehne mich gegen einen Tisch. Verlasse die Veranstaltung. Rufe den Seniorchef nicht zurück.*	*Quäle mich die ganze Nacht mit dem Gedanken, dass meine Karriere vorbei ist. Schlechtes Gewissen, weil ich die Kanzlei enttäuscht habe. Weitere Fehltage, grüble weiter.*

Tabelle 3.4: Mateos Emotions-ABC

Schauen wir uns schließlich noch Janines Arbeitsblatt an. Nach ihrer Scheidung ist sie depressiv und hat das Haus seit Wochen nur verlassen, um zur Arbeit zu gehen.

Janine begleitet ihre jüngste Tochter zur Geburtstagsparty einer Freundin. Sie steht beim Büfett und kann nicht aufhören, Chips und anderes Junkfood zu futtern. Sie vergleicht sich mit den anderen Eltern, fühlt sich schlecht, weil sie nicht mit ihnen plaudert, und blickt zu Boden, um Blickkontakt zu vermeiden. Sie kann die Vorstellung nicht ertragen, dass die anderen ihr von einem Leben erzählen würden, das be-

stimmt viel glücklicher als ihr eigenes ist. Ich bin eine schreckliche Mutter, denkt sie, und mein Mann hat mich aus gutem Grund verlassen. Ihr ist immer elender zumute.

Als die Gastgeberin auf sie zukommt, um sie zu begrüßen, sagt Janine ihr, sie fühle sich nicht gut und müsse leider gehen. Die Gastgeberin reagiert liebenswürdig und bietet ihr an, sie könne ihre Tochter dalassen. Sie werde sie dann nach der Party nach Hause bringen. Janine nimmt dankend an, doch als sie zum Auto geht, macht sie sich Vorwürfe, sie sei eine furchtbare Mutter und denke nur an sich. Zu Hause verkriecht sie sich sogleich ins Bett und isst, während sie wartet, bis ihre Tochter vorbeigebracht wird, noch mehr Junkfood (vgl. Tabelle 3.5).

Datum: *7. Juli*

Auslöser	**Basiselemente der emotionalen Reaktion**				**C-Konsequenzen** *(consequences)*
	Gedanken	**Aufmerksamkeitsfokus**	**Körperempfindungen**	**Verhaltens- und kognitive Manöver**	
Bin mit meiner Tochter bei einer Geburtstagsparty.	*Ich bin eine schreckliche Mutter. Mein Mann hatte allen Grund, mich zu verlassen. Ich bin eine völlige Versagerin.*	*Wenn ich andere Eltern anschaue, ist mir klar, dass ich nicht wie sie bin.*	*Erschöpft, lethargisch, kann mich nicht konzentrieren.*	*Stopfe Junkfood in mich rein. Stehe abseits, schaue die anderen Eltern nicht an.*	*Gewissensbisse, weil ich nicht mit meinen Kindern spiele. Noch deprimierter, als ich wieder zu Hause bin.*

Tabelle 3.5: Janines Emotions-ABC

Interessanterweise sind die auslösenden Ereignisse bei Rosario, Mateo und Janine ähnlich. Es handelt sich bei allen dreien um ein Gruppenereignis. Die *Basiselemente der emotionalen Reaktion* sehen aber unterschiedlich aus. Bei Rosario ist der wesentliche Aspekt der Gedanke, die anderen könnten sehen, wie sie rot wird, und sie deshalb für seltsam halten. Deshalb ist ihre Aufmerksamkeit auf mögliche Körperempfindungen fixiert, die mit einem Erröten einhergehen. Bei Mateo besteht das zentrale Element darin, dass ihm schwindlig wird und er deshalb befürchtet, er könnte ohnmächtig werden oder noch einmal einen Panikanfall bekommen. Deshalb konzentriert er sich auf Körperempfindungen von Schwindel und Benommenheit. Der springende Punkt bei Janine ist, dass sie die lebendige Interaktion der anderen Eltern untereinander und mit ihren Kindern erlebt, sich mit den Eltern vergleicht und zu dem Schluss kommt, sie sei eine schreckliche Mutter und eine Versagerin und die Scheidung sei allein ihre Schuld.

3.5 Erfassen Sie Ihr Emotions-ABC

Nun wissen Sie, was mit dem ABC der Angst und Depression gemeint ist, und können Ihr eigenes ABC erforschen. Sich darüber klar zu werden, wie Ihre emotionalen Reaktionen ablaufen, ist ein wesentlicher Schritt zu einem hilfreicheren Umgang mit Angst oder Depression. Das wird Ihnen zunächst vielleicht nicht leichtfallen, denn Sie müssen sich selbst genau beobachten, um Ihr Emotions-ABC aufschreiben zu können.

Vermutlich sind Sie es nicht gewohnt, Ihre emotionalen Reaktionen derart aufmerksam zu betrachten – oder sie überhaupt zu registrieren. Vielleicht werden Sie feststellen, dass Sie zunächst sogar etwas ängstlicher oder deprimierter werden, wenn Sie Ihr Innenleben nicht auszublenden versuchen, sondern es gezielt in den Blick nehmen und schriftlich festhalten. Das ist in Ordnung so. Mit der Zeit wird Ihnen das Beobachten und Aufzeichnen leichter fallen, weil Sie lernen, Ihre Emotionen auszuhalten, anstatt ihnen immer wieder auszuweichen.

Beginnen Sie damit, dass Sie eine Situation auswählen, die Ihnen noch in frischer Erinnerung ist. Das ist der *Auslöser* oder die *aktivierende Situation.* Die Situation kann sich vor Kurzem ereignet haben oder auch weiter zurückliegen. Sie kann auch Folge einer vorhergehenden ängstlichen oder depressiven Episode sein, etwa wenn Sie die ganze Nacht über die Ängste nachgegrübelt haben, die Sie tags zuvor plagten, und dann zermürbt und missgelaunt aufwachen. Die Erschöpfung kann dann zum Auslöser für die nächste Angstepisode werden: Sie fragen sich voller Sorge, wie Sie gute Arbeit leisten sollen, wenn Sie derart ausgelaugt sind. Oder Sie denken daran, wie Sie sich aus der letzten Besprechung zurückgezogen haben, weil es Ihnen so schlecht ging. Somit besteht die jetzige auslösende Situation nicht nur aus der heutigen Besprechung, sondern auch aus der Erinnerung daran, wie Sie aus der Besprechung letzte Woche geflüchtet sind. Wesentlich ist nicht, um welche auslösende Situation es sich im Einzelnen handelt, sondern dass die Situation eine emotionale Reaktion mit den für Sie typischen *Basiselementen* in Gang setzt und konkrete *Konsequenzen* nach sich zieht.

Notieren Sie auf den folgenden Zeilen die Einzelheiten der Situation, in der Sie ängstlich oder niedergeschlagen waren. Beschreiben Sie die Situation so konkret wie möglich. Je klarer das Bild ist, das Sie von der Situation zeichnen, desto genauer werden

Sie die Basiselemente (Gedanken, Körperempfindungen, Aufmerksamkeitsfokus, Manöver) Ihrer emotionalen Reaktion auf die Situation erfassen können.

Schildern Sie als Nächstes die Gedanken und Vorstellungsbilder, die Ihnen durch den Kopf gingen, bevor Angst oder Niedergeschlagenheit einsetzten.

Bis Sie den Dreh heraushaben, fällt es Ihnen möglicherweise schwer, die Gedanken zu fassen zu bekommen, um die es geht. Schließen Sie in diesem Fall die Augen und versuchen Sie, sich in Erinnerung zu rufen, wie die Situation aussah und sich anfühlte, und dann die Gedanken und Vorstellungsbilder einzukreisen, die sich einstellen.

Erfassen Sie im nächsten Schritt die Körperempfindungen, die Sie vor dem und in dem ängstlichen oder depressiven Zustand spürten. Beschreiben Sie sie so konkret wie möglich. Die Körperempfindungen sind Teil Ihrer emotionalen Reaktion. Bei Angst fühlt der Körper sich meistens unruhig und angespannt an, bei Depression schwer und träge.

Beschreiben Sie im nächsten Schritt, worauf Ihre Aufmerksamkeit gerichtet war. Bei Angst oder Depression kann sie auf eine Körperempfindung fokussiert sein, auf einen bestimmten Aspekt des Ereignisses oder der Situation, auf einen bestimmten Gedanken oder ein Vorstellungsbild oder auch auf einen Wunsch oder Handlungsimpuls. Die Schilderung sollte so konkret wie möglich sein.

Beschreiben Sie schließlich die Verhaltensmanöver und kognitiven Manöver, mit denen Sie Angst oder Depression auszuweichen oder sie unter Kontrolle zu bekommen versuchen. Haben Sie sich vorzeitig aus einer Besprechung zurückgezogen, damit Sie nicht womöglich etwas Ungeschicktes sagen, oder sind Sie gar nicht erst hingegangen? Haben Sie eine Situation, die Angst oder Depression ausgelöst hat, danach unzählige Male in Gedanken durchgespielt, um im Nachhinein besser mit ihr zurechtzukommen?

____

____

____

Füllen Sie jetzt das Arbeitsblatt „Emotions-ABC“ aus und tragen Sie Ihre Beobachtungen ein.

Emotions-ABC

Datum:

Auslöser	Basiselemente der emotionalen Reaktion				C-Konsequenzen *(consequences)*
	Gedanken	Aufmerksamkeitsfokus	Körperempfindungen	Verhaltens- und kognitive Manöver	

Geschafft! Nun wissen Sie, wie Sie Ihre emotionalen Reaktionen mithilfe des Arbeitsblatts „Emotions-ABC" erfassen und besser verstehen können. Drucken Sie sich das Arbeitsblatt mehrmals aus und halten Sie darauf in den nächsten Tagen ein oder zwei weitere Situationen fest, in denen Sie ängstlich oder deprimiert reagiert haben. Jede derartige Situation ist geeignet. Es muss keine Situation sein, in der Ihre Angst oder Niedergeschlagenheit besonders stark ausgeprägt war. Oft sind Situationen, in denen Sie nur leicht reagieren, ebenso aufschlussreich wie Situationen, auf die Sie wesentlich stärker ansprechen.

Außerdem dürften Situationen, die nur leichte Angst oder Niedergeschlagenheit auslösen, häufiger auftreten als Situationen, in denen Sie stark reagieren, und bieten Ihnen also mehr Gelegenheiten, Ihre Reaktionsmuster zu analysieren.

Kurz gefasst

Das ABC Ihrer ängstlichen und depressiven Reaktionen zu erfassen ist aus folgenden Gründen hilfreich:

- Wenn Sie Ihre Reaktionen beobachten und schriftlich festhalten, können Sie sie besser einordnen. Dies kann die Angst oder Depression etwas abmildern.
- Das Emotions-ABC hilft Ihnen verstehen, dass Sie Situationen oft in einer ähnlichen Weise erleben und bestimmten Denk- und Handlungsmustern folgen. Dieser Mangel an Flexibilität Ihrer Reaktionen trägt dazu bei, dass Sie Ihren Gefühlen ausweichen, wodurch dann Ihre emotionale Flexibilität weiter abnimmt.
- Mit den Manövern, die Sie einsetzen, um Ihre Angst oder Depression in Schach zu halten, zementieren Sie Ihr Vermeidungsverhalten, das dann kurz- und langfristige Konsequenzen zur Folge hat.

4. Motivation aufbauen, Ziele definieren

Wenn wir mit starker Angst oder Depression zu kämpfen haben, tun wir uns oft schwer mit dem Umsetzen hilfreicher Maßnahmen, obwohl wir wissen, dass wir uns danach besser fühlen würden. Veränderung ist also ganz besonders schwierig, wenn wir ängstlich oder niedergeschlagen sind. Einer der Hauptgründe dafür ist der Mangel an emotionaler Flexibilität.

In diesem Kapitel will ich deutlich machen, warum Motivation für die Überwindung Ihrer Angst oder Depression von wesentlicher Bedeutung ist. Zuerst soll es um die Auswirkungen gehen, die emotionale Inflexibilität auf Ihre Motivation haben kann.

4.1 Anspannung, Angst und Motivation

Ängste bremsen Sie aus. Wenn Sie das weiterhin zulassen, werden Sie nicht vorankommen. Vielleicht befürchten Sie ja, dass es Ihnen noch schlechter ergehen könnte, wenn Sie etwas zu verändern versuchen: dass Sie dann weitere Panikattacken haben, dass Sie sich mehr Sorgen machen, dass Sie bei Partys noch verkrampfter sind.

In der folgenden Tabelle 4.1 sind typische Gedanken aufgelistet, die sich einstellen, wenn unsere Veränderungsmotivation von Ängsten untergraben wird. In der rechten Spalte sind alternative Gedanken aufgeführt, die von Gelassenheit und Zuversicht getragen sind und die Veränderungsmotivation stärken.

Schreiben Sie in die leeren Felder der ersten Spalte eigene Angstgedanken und tragen Sie dann in die zweite Spalte alternative Gedanken ein, die Ihnen helfen können, vor Veränderung nicht zurückzuscheuen und mehr Wagemut zu entwickeln.

Angstbestimmte Gedanken	Gelassene, zuversichtliche Gedanken
Werden meine Ängste und Sorgen, wenn ich mich mit ihnen auseinandersetze, sogar noch zunehmen, anstatt nachzulassen?	*Wahrscheinlich werde ich zunächst einmal etwas angespannter sein, aber ich habe mich schon anderen Situationen gestellt, die mir Angst gemacht haben, und mit der Zeit ging es mir dann jedes Mal besser. Ängste kann ich nur überwinden, wenn ich mich ihnen stelle. Tief drinnen weiß ich das.*
Was ist, wenn mir noch mehr schlimme Dinge zustoßen, weil ich nicht ständig auf der Hut und ein wenig offener bin?	*Wenn das so wäre, würden den Menschen, die weniger ängstlich als ich sind, mehr schlimme Dinge zustoßen. Ich weiß, dass das nicht so ist. Schlimme Dinge können allen passieren, ob sie nun die ganze Zeit auf der Hut sind oder nicht.*
Was ist, wenn ich mich anstrenge und es mir trotzdem nicht besser geht?	*Wenn ich mich wirklich anstrenge, werde ich auch eine Besserung erleben. Die Forschung ist sich einig, dass Ängste im Allgemeinen nachlassen, wenn wir uns ihnen stellen. Und wenn ich es nicht versuche, weiß ich auch nicht, ob es funktioniert. Ich bin schon mit schwierigen Situationen fertiggeworden, und ich kann das auch diesmal schaffen.*

Tabelle 4.1: Angstbestimmte Gedanken vs. gelassene, zuversichtliche Gedanken

4.2 Hoffnungslosigkeit, Depression und Motivation

Wenn Sie deprimiert sind, fällt Ihnen alles schwerer als sonst. Die Zukunft sieht unerfreulich und trübe aus, und vielleicht glauben Sie sogar, dass es keine Hoffnung mehr für Sie gibt. Vielleicht sind Sie vor der Depression gern zur Arbeit gegangen, kommen nun aber morgens kaum noch aus dem Bett und zweifeln bei den kleinsten Aufgaben daran, dass Sie sie erledigt bekommen. Während es Ihnen zuvor Freude gemacht hat, Zeit mit anderen zu verbringen oder einem Hobby nachzugehen, fragen Sie sich jetzt, was das eigentlich für einen Sinn haben soll und ob den anderen überhaupt etwas an der Freundschaft mit Ihnen liegt.

Wenn Sie in einer Depression stecken, fragen Sie sich vielleicht, wie Sie überhaupt die nächsten Minuten durchstehen, geschweige denn Ihr Leben bewältigen sollen. Ihre Hoffnungslosigkeit macht es Ihnen schwer, über den Moment hinauszublicken und darauf zu vertrauen, dass geduldiges Üben Ihnen weiterhelfen wird. Der erste Schritt zur Bewältigung einer Depression besteht aber darin, sich klarzumachen, dass diese Verzagtheit und dieser Trübsinn zu einer Depression dazugehören und dass es deshalb hilfreich sein kann, die Aufmerksamkeit auf Zeiten zu fokussieren, in denen Sie nicht depressiv waren. Denn solche Zeiten *gab es*, selbst wenn Sie jetzt Mühe haben, sich auf sie zu besinnen.

Die folgende Tabelle 4.2 enthält typische hoffnungslose und bedrückte Gedanken, die Ihre Änderungsmotivation untergraben, und alternative hoffnungsvolle und optimistische Gedanken, die Ihre Änderungsmotivation stärken.

Halten Sie in den leeren Kästchen Ihre typischen depressiven Gedanken fest und stellen Sie ihnen alternative Gedanken gegenüber, die Ihnen helfen können, mögliche Veränderungsschritte mit mehr Zuversicht und Einsatzbereitschaft zu betrachten.

Mutlose deprimierte Gedanken	Hoffnungsvolle optimistische Gedanken
Das brauche ich ja erst gar nicht zu versuchen. Ich scheitere ja sowieso wieder. Mit geht alles daneben, was ich anpacke. Warum sollte es diesmal anders sein?	*Erst wenn ich einen Versuch mache, kann ich sehen, ob mir etwas gelingt oder nicht. Ich kann nicht wissen, ob es diesmal anders läuft. Und es stimmt nicht, dass mir alles danebengeht, auch wenn es sich oft so anfühlt. Manchmal bekomme ich auch etwas hin, aber das vergesse ich dann. Vielleicht schaffe ich es diesmal, wenn ich mir Mühe gebe.*
Ich bin völlig überfordert. Das wächst mir alles über den Kopf. Ich kann das nicht schaffen.	*Ja, ich fühle mich überfordert, aber das kommt eben von der Depression. Es ist wichtig, da anzufangen, wo ich gerade stehe, und nicht auf die Vergangenheit zu starren. Wenn ich kleine Schritte mache, werde ich vorwärtskommen.*
Ich kann mir nicht vorstellen, dass es mir jemals wieder besser gehen wird. Ich probiere ja verschiedene Dinge aus, aber nie geht es mir danach besser.	*Es liegt an der Depression, dass ich mir kaum vorstellen kann, dass es mir jemals wieder besser gehen wird. Es stimmt nicht, dass ich mich* **nie** *besser fühle, wenn ich etwas Neues ausprobiere – ein bisschen besser fühle ich mich schon jetzt! Wenn ich am Ball bleibe, wird es mir allmählich immer besser gehen. So werde ich die Depression hinter mir lassen.*

Tabelle 4.2: Mutlose deprimierte Gedanken vs. hoffnungsvolle optimistische Gedanken

4.3 Ein zweiter Blick auf die Konsequenzen emotionaler Reaktionen

Sich von einer Angststörung oder einer depressiven Störung zu erholen ist nicht einfach. Lassen Sie uns einen zweiten Blick auf die *Konsequenzen* werfen, die es hat, wenn Sie auf Ihre Ängste oder depressiven Zustände immer wieder in der gleichen Weise reagieren. Er kann Ihre Motivation stärken, die nötigen Schritte zu gehen.

Rosario nahm sich ein paar Minuten Zeit dafür, die Konsequenzen ihrer Reaktionen auf ihre ängstlichen Zustände zu betrachten. Dabei stellte sie fest, dass sie sich über bestimmte Konsequenzen bereits im Klaren war, während andere wie etwa die Scham angesichts des eigenen Vermeidungsverhaltens ihr nicht bewusst gewesen waren (vgl. Tabelle 4.3).

Reaktionen auf emotionale Zustände	Emotionale Konsequenzen	Konsequenzen für zwischenmenschliche Beziehungen	Konsequenzen für Arbeit und Beruf	Gesundheitliche Konsequenzen	Andere
auf Situationen bezogen (Vermeiden von sozialen Kontakten, Orten, Aktivitäten oder Objekten)	*Wenn ich etwas aus Angst vermeide, schäme ich mich dafür.* *Ich habe ein schlechtes Gewissen, weil ich meinen Mann zu sehr in Anspruch nehme.*	*Wenn ich meine Stelle als Lehrerin aufgebe, können wir uns als Familie manche Dinge nicht mehr leisten, die uns guttun und uns Freude machen.* *Meinem Mann macht es zu schaffen, wenn er mich entschuldigen muss.*	*Ich kann keine Vorträge halten und nichts Neues ausprobieren.* *Ich kann mich nur in einem kleinen Kreis mit anderen austauschen.*		
auf den Körper bezogen (Vermeiden von Körperempfindungen wie: Erröten, Kurzatmigkeit, erhöhter Puls, sexuelle Erregung)	*Wenn ich das Gefühl habe, dass ich rot werde, schäme ich mich und mache mir Sorgen.*	*Ich gehe Aktivitäten mit meinem Mann, bei denen ich erröten könnte, aus dem Weg.*	*Aus Angst vorm Erröten kann ich keine Vorträge halten und keine neuen Dinge ausprobieren.* *Ich meide private Kontakte mit den anderen Lehrerinnen und Lehrern, weil ich befürchte, dass sie mich für seltsam halten.*	*Aus Angst vorm Rotwerden treibe ich weniger Sport.*	*Ich trage keine hellen Farben, weil mein Gesicht im Kontrast dazu rot wirken könnte.*

Reaktionen auf emotionale Zustände	Emotionale Konsequenzen	Konsequenzen für zwischenmenschliche Beziehungen	Konsequenzen für Arbeit und Beruf	Gesundheitliche Konsequenzen	Andere
auf Kognitionen bezogen (Vermeiden von bestimmten Gedanken, Vorstellungen oder Erinnerungen)	*Wenn ich denke, ich werde rot, ärgere ich mich wirklich über mich selbst. Wenn ich an Situationen denke, in denen ich rot geworden bin, schäme ich mich.*				*Sobald jemand das Thema Erröten oder Peinlichkeit anspricht, gehe ich weg. Das wirkt unfreundlich und befremdlich.*
Neutralisierungsbemühungen (Versuche, Angst oder Stress einzudämmen: z. B. sich von anderen beruhigen lassen, Drogen oder Alkohol einsetzen, immer wieder überprüfen, ob alles in Ordnung ist, sich selbst gut zureden, die Angst mit einer stärkeren Emotion überdecken)	*Wenn ich an einem Spiegel vorbeikomme, prüfe ich immer, ob ich möglicherweise rot im Gesicht bin. Das ärgert mich.*	*Ich frage ständig meinen Mann, ob ich rot im Gesicht bin, und strapaziere damit seine Geduld. Oft bitte ich meinen Mann oder meine Mutter, an meiner Stelle mit Leuten zu reden oder Dinge für mich zu erledigen. Das setzt ihnen zu und ist eine Last für sie.*	*Ich stelle den anderen Lehrerinnen und Lehrern Fragen, um herauszufinden, was sie wirklich von mir denken. Das muss auf sie wirken, als wüsste ich nicht, was ich tue.*	*Ich esse zu viel.*	

Tabelle 4.3: Rosarios zweiter Blick auf die Konsequenzen ihrer Reaktionen auf emotionale Zustände

Jetzt sind Sie dran. Nehmen Sie sich ein paar Minuten Zeit, um die Emotions-ABCs durchzugehen, die Sie ausgefüllt haben. Übertragen Sie die dort beschriebenen Konsequenzen Ihrer Reaktionen auf Ihre ängstlichen oder depressiven Zustände in die entsprechenden Felder im Arbeitsblatt „Ein zweiter Blick auf die Konsequenzen von Reaktionen auf emotionale Zustände". Beziehen Sie sämtliche Konsequenzen Ihrer emotionsgesteuerten Handlungsmuster ein, sowohl die kurzfristigen als auch die langfristigen. Viele kurzfristige Konsequenzen, etwa dass Sie zu spät zur Arbeit kommen, können langfristige Konsequenzen nach sich ziehen, zum Beispiel, dass Ihnen irgendwann gekündigt wird.

Ein zweiter Blick auf die Konsequenzen von Reaktionen auf emotionale Zustände

Reaktionen auf emotionale Zustände	Emotionale Konsequenzen	Konsequenzen für zwischenmensch-liche Beziehungen	Konsequenzen für Arbeit und Beruf	Gesundheitliche Konsequenzen	Andere
auf Situationen bezogen (Vermeiden von sozialen Kontakten, Orten, Aktivitäten oder Objekten)					
auf den Körper bezogen (Vermeiden von Körperempfindungen wie: Erröten, Kurzatmigkeit, erhöhter Puls, sexuelle Erregung)					

Reaktionen auf emotionale Zustände	Emotionale Konsequenzen	Konsequenzen für zwischenmenschliche Beziehungen	Konsequenzen für Arbeit und Beruf	Gesundheitliche Konsequenzen	Andere
auf Kognitionen bezogen (Vermeiden von bestimmten Gedanken, Vorstellungen oder Erinnerungen)					
Neutralisierungsbemühungen (Versuche, Angst oder Stress einzudämmen: z. B. sich von anderen beruhigen lassen, Drogen oder Alkohol einsetzen, immer wieder überprüfen, ob alles in Ordnung ist, sich selbst gut zureden, die Angst mit einer stärkeren Emotion überdecken)					

4.4 Ihr Leitstern

Jahrtausendelang diente der Polarstern Menschen als Fixpunkt, an dem sie sich auf ihren Reisen durch unbekanntes Land und auf hoher See orientieren konnten. Der Stern, an dem Sie sich auf der Reise durch Ihr Leben orientieren können, sind Ihre *Werte,* die für Sie Ansporn sind, auch angesichts von Schwierigkeiten und Gefahren auf Ihrem Weg voranzugehen. Ihre Wertvorstellungen gründen in Erkenntnissen, Einsichten und Überzeugungen. Bei Werten wie Barmherzigkeit und Großzügigkeit stehen die Mitmenschen im Vordergrund. Andere Werte wie Kreativität und Spiritualität drehen sich vor allem um unsere eigene persönliche Entwicklung und unser Wohlbefinden. Werte sind nicht zu verwechseln mit Sehnsüchten und Wünschen etwa nach Sex oder Reichtum oder gar mit bestimmten Vorlieben, etwa für indisches Essen.

Werte sind auch etwas anderes als Ziele. Werte geben einen Kurs vor (ähnlich wie der Kurs, dem Sie folgen, wenn Sie an der kalifornischen Küste entlangsegeln), wohingegen Ziele bestimmte Punkte oder Bestimmungsorte sind, an die Sie unterwegs gelangen, während Sie sich in der von einem Wert vorgegebenen Richtung bewegen (auf der Segeltour können Sie beispielsweise San Francisco, Santa Barbara, Los Angeles und San Diego anlaufen). Ziele sind demnach (Zwischen-)Stopps, während Werte den Prozess, die Reise, darstellen. „Ehrlich und einfühlsam mit Kollegen kommunizieren" ist ein Ziel. Die Wertvorstellung, aus der sich dieses Ziel ableitet, ist die der Integrität. „Regelmäßige ärztliche Untersuchungen in Anspruch nehmen" ist ein Ziel, das sich aus der Wertvorstellung des Erhalts der eigenen Gesundheit ergibt.

ÜBUNG: Dahintreiben oder auf Kurs bleiben

Diese Übung soll Ihnen veranschaulichen, wie es sich anfühlt, wenn Ihr Leben dem von Ihren Werten vorgegebenen Kurs folgt bzw. nicht folgt. Nehmen Sie sich zehn Minuten Zeit, in denen Sie nicht unterbrochen werden können. Lesen Sie den Übungstext und schließen Sie dann die Augen, um sich das Szenario vorzustellen. Alternativ können Sie sich auch die Audiodatei zur Übung anhören. Danach wenden Sie sich dem schriftlichen Teil der Übung zu.

Stellen Sie sich vor, Sie sind in einem Boot auf hoher See unterwegs, und der Motor fällt aus. Sie versuchen, den Motor wieder zu starten, aber er springt nicht mehr an. Sie nehmen ihn auseinander, doch es gelingt ihnen nicht, ihn zu reparieren. Sie wollen per Funk einen Hilferuf senden, müssen aber feststellen, dass das Funkgerät nicht funktioniert. Sie treiben auf dem Ozean und sehen bis zum Horizont nichts als Wasser. Sie hoffen auf Rettung durch ein vorbeifahrendes Schiff, wissen aber nicht, wann und ob überhaupt eines auftauchen wird.

Im Auf und Ab der Wellen beginnen Sie, an zu Hause zu denken, an Ihre Familie, Ihren Freundeskreis, die Leute bei der Arbeit – an Menschen, in deren Leben Sie eine Rolle spielen. Diese Menschen werden erfahren, dass Sie vermisst werden, und irgendwann davon ausgehen, dass Sie nicht mehr leben. Sie werden zusammenkommen, um Ihrer zu gedenken und um Sie zu trauern. Sie werden Erinnerungen an Sie miteinander teilen und darüber sprechen, was für ein Mensch Sie waren und was Sie ihnen bedeutet haben.

Stellen Sie sich vor, wie Sie die Gespräche dieser Menschen mitverfolgen, ohne dass sie es mitbekommen. Was da über Sie gesagt wird, kommt aus tiefstem Herzen. Was sagt Ihr Partner oder Ihre Partnerin über Sie? Falls Sie Kinder haben: Wie denken sie an Sie zurück? Welche wichtigen Dinge über das Leben haben Sie ihnen beigebracht? Wie haben sie sich von Ihnen unterstützt und gefördert gefühlt? Was sagen Freunde und Freundinnen, Kollegen und Kolleginnen über Sie? Falls Sie einer religiösen oder spirituellen Gemeinschaft angehören: Was sagen deren Mitglieder über Sie? Welches Bild von Ihnen als Mitbürgerin oder Nachbar entsteht von Ihnen? Inwieweit werden Sie als Mensch geschildert, der sich gut entspannen und mit anderen eine gute Zeit erleben konnte?

Stellen Sie nun einen Wecker, der nach fünf Minuten klingeln wird, und malen Sie sich in Gedanken aus, was die anderen über Sie sagen. Wenn dann der Wecker ertönt, beantworten Sie die folgenden Fragen.

Was sagen folgende Menschen über Sie, die wissen, *wie Sie Ihr Leben heute führen?*

Ihre Partnerin / Ihr Partner:

____

____

____

Ihre Kinder:

____

____

____

Ihre engsten Freundinnen und Freunde:

____

____

____

Ihre Kolleginnen und Kollegen:

Ihre Nachbarinnen und Nachbarn:

Mitglieder Ihrer religiösen oder spirituellen Gemeinschaft:

Stellen Sie den Wecker noch einmal auf fünf Minuten und stellen Sie sich vor, *dass Sie Ihr Leben so gelebt haben, wie Sie es leben wollen.* Was möchten Sie, dass die anderen über Sie sagen?

Ihre Partnerin / Ihr Partner:

Ihre Kinder:

Ihre engsten Freundinnen und Freunde:

____

____

____

Ihre Kolleginnen und Kollegen:

____

____

____

Ihre Nachbarinnen und Nachbarn:

____

____

____

Mitglieder Ihrer religiösen oder spirituellen Gemeinschaft:

____

____

____

4.5 Verorten Sie Ihren Leitstern

Ihre Wertvorstellungen sind der Leitstern, an dem Sie sich orientieren können. Sich klarzumachen, was Ihre zentralen Wertvorstellungen sind, ist ein Reflexionsprozess, in dem Sie möglicherweise auch Neues über sich herausfinden werden. Nur wenige Menschen nehmen sich die Zeit, sich bewusst zu machen, was wirklich wichtig für sie ist. Doch das lohnt sich wirklich. Unsere Werte inspirieren und motivieren uns, sie geben uns Kraft und unserem Leben einen Sinn. In ihnen drückt sich aus, was Sie auf einer ganz tiefen und persönlichen Ebene im und vom Leben wollen.

Ihre Werte können Sie motivieren, tiefgreifende Veränderungen in Angriff zu nehmen, durch die Sie zum Beispiel die Macht brechen, die Ängste oder Depressionen über Sie haben. Sie helfen Ihnen auch, über die ängstlichen oder deprimierten Momente, denen Sie auszuweichen versuchen, hinauszublicken und sich nicht länger davon abhalten zu lassen, das zu tun, was Sie eigentlich tun möchten.

Wertebereiche

Wir können zehn Gruppen von Wertvorstellungen unterscheiden, die uns dazu motivieren, uns anzustrengen, Veränderungen anzugehen und nicht lockerzulassen. Diese Kategorien beziehen sich auf Lebensbereiche, die für die meisten Menschen von Bedeutung sind. Sie werden feststellen, dass einige der Kategorien für Sie besonders wichtig sind und andere weniger. Das ist nicht anders zu erwarten. Nehmen Sie sich Zeit dafür, die Erläuterungen zu jeder Kategorie durchzugehen und über die Fragen nachzudenken. Bei jeder Kategorie werden Sie aufgefordert, Ihr Handeln unter dem Aspekt der jeweiligen Wertvorstellung zu betrachten. Haken Sie die Fragen nicht zu schnell ab, denn je mehr Sorgfalt Sie auf die Antworten verwenden, desto genauer wird das Bild, das dann bei der nächsten Übung entsteht, in der Sie ein Diagramm zu Ihren Wertvorstellungen entwerfen.

Gesundheit und Selbstfürsorge

Dieser Wertebereich bezieht sich darauf, wie gut Sie auf Ihre körperliche Gesundheit achten. Es geht darum, in Verbindung zu der Lebenskraft zu bleiben, die uns befähigt, jeden Tag und jede Aufgabe so gut zu bewältigen, wie uns das möglich ist. Wesentliche Begriffe sind hier „Wohlbefinden“, „Stärke“ und „Vitalität“. Führt Ihre Angst oder Depression dazu, dass Sie vor regelmäßigen ärztlichen und zahnärztlichen Untersuchungen zurückscheuen? Hält Ihre Angst oder Depression Sie davon ab, ins Fitnessstudio zu gehen oder sich auf andere Weise regelmäßig Bewegung zu verschaffen? Essen Sie aufgrund Ihrer Angst oder Depression zu viel? Oder zu wenig?

Blicken Sie, um sich ein Bild davon zu machen, wo Sie jetzt stehen und wo Sie in Zukunft hinwollen, auf die letzten Wochen zurück und schreiben Sie Beispiele dafür auf, wie Sie sich in Bezug auf den Wertebereich Gesundheit und Selbstfürsorge verhalten haben.

Verhaltensweisen, die mit dem Wertebereich vereinbar sind:

___

___

___

Verhaltensweisen, die mit dem Wertebereich nicht vereinbar sind:

Markieren Sie auf der Leitstern-Karte, die Sie auf Seite 87 finden, mit einem X, wie nahe Ihr Handeln dem Wertebereich Gesundheit und Selbstfürsorge kommt.

Familie

Dieser Wertebereich dreht sich darum, wie wichtig Ihnen die Beziehungen zu Ihrer Herkunftsfamilie sind, das heißt zu Ihren Eltern und Geschwistern. Durch die Unterstützung und Zuwendung, die Sie von anderen erfahren, bauen Sie eine innere Stabilität auf, die Ihnen ein Fundament dafür bietet, andere lieben zu können. Zentrale Begriffe für diese Wertekategorie sind „Liebe“, „Wohlwollen“ und „Respekt“.

Führt Ihre Angst oder Depression zu Unmut oder Spannungen in den Beziehungen zu Ihren Angehörigen? Sind Sie zu sehr auf Ihre Eltern angewiesen? Trauen Sie sich nicht zu sagen, was Sie denken, und verhindern so, dass die Beziehungen in der Familie so offen und wahrhaftig sind, wie Sie das gerne hätten?

Blicken Sie, um sich ein Bild davon zu machen, wo Sie jetzt stehen und wo Sie in Zukunft hinwollen, auf die letzten Wochen zurück und notieren Sie Beispiele dafür, wie Sie sich in Bezug auf den Wertebereich Familie verhalten haben.

Verhaltensweisen, die mit dem Wertebereich vereinbar sind:

Verhaltensweisen, die mit dem Wertebereich nicht vereinbar sind:

Markieren Sie auf der Leitstern-Karte mit einem X, wie nahe Ihr Handeln dem Wertebereich Familie kommt.

Lernen und Bildung

Dieser Wertebereich betrifft die Faszination und Begeisterung für Entdeckungen und neue Erfahrungen. Zentrale Begriffe sind hier „Wahrheit", „Erkenntnis" und „Können". Haben Sie eine andere Ausbildung als die durchlaufen, die Sie eigentlich bevorzugt hätten, weil Ihre Angst oder Depression Sie davon abgehalten hat, von Ihrem Wohnort wegzugehen? Sind Sie, obwohl Ihnen lebenslanges Lernen ein Anliegen ist, zu ängstlich oder zu depressiv, um Weiterbildungsangebote zu nutzen? Falls Sie noch in der Ausbildung oder im Studium sind: Hält Ihre Angst oder Depression Sie davon ab, das Gespräch mit Ihren Lehrern und Lehrerinnen zu suchen oder sich aktiv am Unterricht zu beteiligen?

Verhaltensweisen, die mit dem Wertebereich vereinbar sind:

____

____

____

Verhaltensweisen, die mit dem Wertebereich nicht vereinbar sind:

____

____

____

Markieren Sie auf der Leitstern-Karte mit einem X, wie nahe Ihr Handeln dem Wertebereich Lernen und Bildung kommt.

Engagement für das Gemeinwesen

Dieser Wertebereich dreht sich darum, wie wichtig es Ihnen ist, etwas für andere zu tun und dazu beizutragen, dass die Welt ein wenig besser wird. Zentrale Begriffe sind hier „Gerechtigkeit", „Verantwortungsbewusstsein" und „Mitmenschlichkeit". Hält Ihre Angst oder Depression Sie davon ab, sich in Ihrem sozialen Umfeld zu engagieren und Nachbarschaftskontakte zu pflegen?

Verhaltensweisen, die mit dem Wertebereich vereinbar sind:

Verhaltensweisen, die mit dem Wertebereich nicht vereinbar sind:

Markieren Sie auf der Leitstern-Karte mit einem X, wie nahe Ihr Handeln dem Wertebereich Engagement für das Gemeinwesen kommt.

Paarbeziehung

Dieser Wertebereich betrifft die Beziehung zu Ihrer zentralen Bezugsperson: Ihrer Ehefrau oder Ihrem Ehemann, Ihrem Partner oder Ihrer Partnerin, Ihrer Freundin oder Ihrem Freund. Wenn Sie sich an diesem Wert ausrichten, stärken Sie damit Ihre Fähigkeit, zu lieben und geliebt zu werden und dem geliebten Menschen zu vertrauen. Wenn Sie derzeit nicht in einer Paarbeziehung leben, können Sie sich an diesem Wertebereich orientieren, um sich auf eine künftige Partnerschaft vorzubereiten. Zentrale Begriffe sind hier „Treue", „Offenheit" und „Liebe".

Führt Ihre Angst oder Depression dazu, dass Sie in Ihrer Paarbeziehung körperliche Intimität meiden? Quälen Sie sich mit dem Gedanken, dass Ihre Partnerin oder Ihr Partner Sie jeden Augenblick verlassen könnte? Steht Ihre Angst oder Depression Ihnen bei der Partnersuche im Weg?

Verhaltensweisen, die mit dem Wertebereich vereinbar sind:

Verhaltensweisen, die mit dem Wertebereich nicht vereinbar sind:

Markieren Sie auf der Leitstern-Karte mit einem X, wie nahe Ihr Handeln dem Wertebereich Paarbeziehung kommt.

Elternschaft

Hier geht es um Ihre Rolle als Mutter oder Vater und darum, einen Menschen zu lieben, ohne zu erwarten, dass Ihre Liebe in gleichem Maße erwidert wird. Falls Sie (noch) keine Kinder haben, können Sie sich an diesem Wertebereich ausrichten, um sich auf eine künftige Elternschaft vorzubereiten oder um sich Gedanken darüber zu machen, wie Sie mit den Kindern und Jugendlichen umgehen möchten, denen Sie in Ihrem Leben begegnen. Es geht darum, andere auf ihrem Weg der Reifung zu begleiten, sie zu beschützen und ihnen weiterzugeben, was Sie selbst im Bemühen, ein sinnerfülltes und anständiges Leben zu führen, gelernt haben. Zentrale Begriffe sind hier „Liebe", „Fürsorge" und „Vorbild sein".

Hindert Ihre Angst oder Depression Sie daran, Ihren Kindern Grenzen zu setzen, damit aus ihnen verantwortungsbewusste und fürsorgliche Erwachsene werden können? Neigen Sie infolge Ihrer Angst und Depression zur Überbehütung, sodass Ihren Kindern Erfahrungen vorenthalten bleiben, durch die sie wichtige Fähigkeiten und innere Stärke entwickeln können? Wollen Sie eigentlich Kinder haben, scheuen wegen Ihrer Angst oder Depression aber vor Elternschaft zurück?

Verhaltensweisen, die mit dem Wertebereich vereinbar sind:

Verhaltensweisen, die mit dem Wertebereich nicht vereinbar sind:

Markieren Sie auf der Leitstern-Karte mit einem X, wie nahe Ihr Handeln dem Wertebereich Elternschaft kommt.

Muße und Entspannung

Dieser Wertebereich zielt auf ein Gleichgewicht zwischen Arbeit und Spiel. Er hält Sie dazu an, den Kontakt zu dem Kind in Ihnen nicht abreißen zu lassen und im Miteinander mit Familie und Freundeskreis Kraft zu tanken. Sie lernen, die ruhigen Augenblicke zu schätzen, die dem Leben Struktur, Rhythmus und Sinn geben. Zentrale Begriffe sind hier „Kreativität“, „Lebensfreude“ und „Begeisterung“.

Sind Sie zu ängstlich oder deprimiert, um sich gegen einen Vorgesetzten zur Wehr zu setzen, der Ihnen immer wieder zu viel Arbeit aufbürdet? Sind Sie von Ihrer Angst oder Depression so zermürbt, dass Ihnen die Energie fehlt, um Freude an Sport oder anderen Aktivitäten zu haben? Hält die Angst oder Depression Sie von Freizeitaktivitäten ab, die Ihr Leben bereichern würden?

Verhaltensweisen, die mit dem Wertebereich vereinbar sind:

Verhaltensweisen, die mit dem Wertebereich nicht vereinbar sind:

Markieren Sie auf der Leitstern-Karte mit einem X, wie nahe Ihr Handeln dem Wertebereich Muße und Entspannung kommt.

Kontakte und Freundschaften

Dieser Wertebereich steht für die Wichtigkeit von Freundschaften und lebendigen Sozialkontakten. Er motiviert uns, ein unterstützendes Netzwerk von zugewandten und treuen Freundinnen und Freunden, in dem wir als soziale Wesen in unserem Element sind, aufzubauen und zu pflegen. Zentrale Begriffe sind „Liebe“, „Loyalität“ und „Vertrauen“.

Hat Ihre Angst oder Depression zur Folge, dass Sie zu viel allein sind und Einladungen zu gemeinsamen Aktivitäten ausschlagen? Sind Sie, obwohl Ihre Freundinnen und Freunde Sie schlecht behandeln, zu ängstlich und depressiv, um nach neuen Ausschau zu halten?

Verhaltensweisen, die mit dem Wertebereich vereinbar sind:

____

____

____

Verhaltensweisen, die mit dem Wertebereich nicht vereinbar sind:

____

____

____

Markieren Sie auf der Leitstern-Karte mit einem X, wie nahe Ihr Handeln dem Wertebereich Kontakte und Freundschaften kommt.

Glaube und Spiritualität

Dieser Wertebereich beschreibt ein Verbundensein mit etwas, das größer ist als wir und das wir weder sehen noch berühren können, und mit dem Werden und Vergehen des Lebens. Es gibt viele Formen der Spiritualität. Für viele besteht sie in der Teilnahme an den Ritualen und Feiern einer Glaubensgemeinschaft. Andere meditieren oder machen lange Spaziergänge in der Natur, um sich zu sammeln. Zentrale Begriffe sind „Gott“, „Glaube“, „Universum“ und „eine höhere Macht“.

Macht Ihre Angst oder Depression es Ihnen schwer, den inneren Frieden zu finden, den Sie in Glaube und Spiritualität suchen? Hält Ihre Angst oder Depression Sie davon ab, Zusammenkünfte in Ihrer Kirche, Moschee oder Synagoge zu besuchen?

Machen Sie sich Sorgen, was Ihr Priester, Rabbi oder geistlicher Führer von Ihnen denken könnte, und suchen deshalb nicht seinen Rat?

Verhaltensweisen, die mit dem Wertebereich vereinbar sind:

Verhaltensweisen, die mit dem Wertebereich nicht vereinbar sind:

Markieren Sie auf der Leitstern-Karte mit einem X, wie nahe Ihr Handeln dem Wertebereich Glaube und Spiritualität kommt.

Arbeit und berufliche Entwicklung

Dieser Wertebereich zielt darauf, dass Sie Ihrer Arbeit mit Engagement und Freude nachgehen und dabei Ihr Bestes geben. Er motiviert Sie, neue Herausforderungen anzunehmen, die Sie in Ihrer beruflichen Entwicklung weiterbringen, sich um die Anerkennung durch Vorgesetzte und Kolleginnen und Kollegen zu bemühen und sich beharrlich für Dinge einzusetzen, die nach Ihrer Überzeugung positive Veränderungen für Sie selbst und andere bewirken werden. Zentrale Begriffe sind hier „Leistungsbereitschaft", „Führungsverantwortung" und „Professionalität".

Sind Sie zu ängstlich oder zu depressiv, um sich neuen beruflichen Herausforderungen zu stellen? Befürchten Sie, dass Ihr Chef Sie entlassen wird oder dass Ihre Kollegen und Kolleginnen sich gegen Sie stellen werden, und behalten Ihre Meinung deshalb lieber für sich? Hindert Ihre Angst oder Depression Sie daran, Chancen für sich zu nutzen, die für Sie ursprünglich der Grund waren, sich für diese Arbeitsstelle zu entscheiden?

Verhaltensweisen, die mit dem Wertebereich vereinbar sind:

Verhaltensweisen, die mit dem Wertebereich nicht vereinbar sind:

____

____

____

Markieren Sie auf der Leitstern-Karte mit einem X, wie nahe Ihr Handeln dem Wertebereich Arbeit und berufliche Entwicklung kommt.

Leitstern-Karte

Geben Sie für jeden Sektor der Karte mit einem X an, wie nahe Ihr Handeln dem jeweiligen Wertebereich kommt. Falls Ihr Handeln dem Wertebereich zu 100 Prozent entspricht, setzen Sie das X direkt neben den „Leitstern". Je weiter entfernt ein X vom Zentrum der Karte ist, desto weniger entspricht Ihr Handeln dem betreffenden Wertebereich.

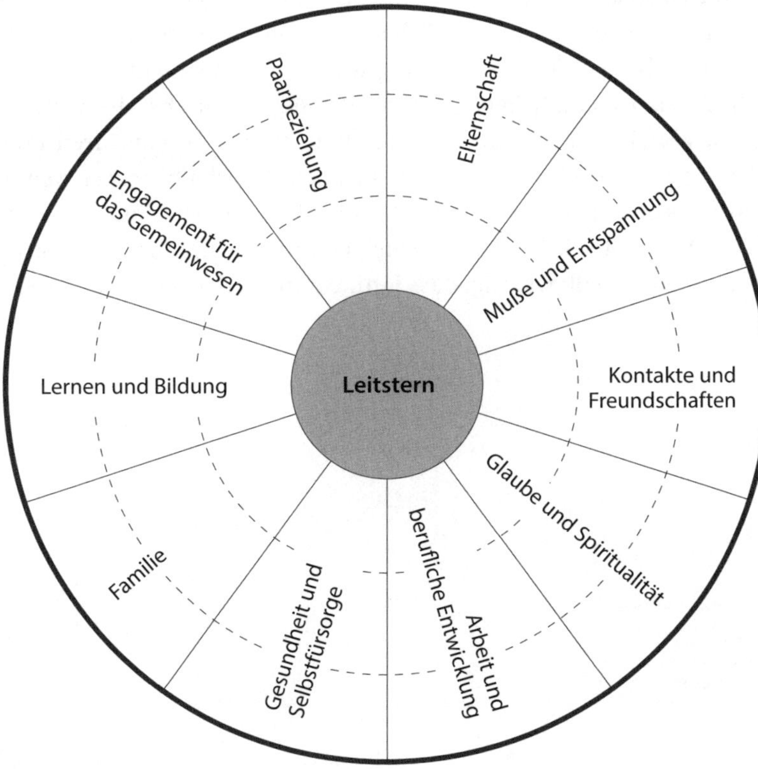

Was können Sie der Leitstern-Karte entnehmen? Je weiter Ihr Handeln in einem Sektor vom Leitstern im Zentrum der Karte entfernt ist, desto weniger richten Sie Ihr Leben an den entsprechenden Werten aus. Wenn Ihnen beispielsweise Kontakte und Freundschaften besonders wichtig sind, Sie sich aber immer wieder von Ihrer Angst oder Depression davon abhalten lassen, Zeit mit Freundinnen und Freunden zu verbringen, stimmt Ihr Handeln nicht mit Ihren Wertvorstellungen überein. Und je unvereinbarer Ihr Handeln mit den Werten ist, die Ihnen eigentlich am Herzen liegen, desto geringer ist die Wahrscheinlichkeit, dass es Ihnen gelingt, ein sinnerfülltes, zufriedenes Leben zu führen.

4.6 Ein zweiter Blick auf Ihre Werte

Nachdem Sie überprüft haben, inwieweit Ihr Handeln mit Ihren Wertvorstellungen übereinstimmt, soll es nun einige Minuten darum gehen, Klarheit darüber zu gewinnen, welche Werte für Sie wirklich wichtig sind und Ihnen in Ihrem Leben immer wieder Orientierung geben können. Das Arbeitsblatt „Klärung von Wertvorstellungen“ (vgl. auch Tabelle 4.4) wird Ihnen dabei helfen. Schauen Sie sich zunächst an, wie Janine das Arbeitsblatt ausgefüllt hat. Nach ihrer kürzlichen Scheidung ist sie sehr deprimiert. Ihre Wunschvorstellung war immer, als nicht berufstätige Mutter für ihre Kinder da zu sein. Infolge der Depression kann sie aber die Mutterrolle nicht so ausfüllen, wie sie das möchte. Außerdem zieht sie sich von ihren Freundinnen zurück, isst zu viel Junkfood und kann sich selbst deshalb immer weniger leiden. Außerdem hat sie in dem Restaurant, das ihre Familie betreibt, viele Fehlstunden, sodass ihre Eltern unter finanziellen Druck kommen. Um in ihrer Genesung voranzukommen, ist es deshalb wichtig, dass Janine sich wieder stärker an ihren Wertvorstellungen ausrichtet.

Wertebereich	Werte	Sehr wichtig	Einigermaßen wichtig	Überhaupt nicht wichtig
Engagement für das Gemeinwesen				X
Lernen und Bildung				X
Familie	*Liebe, gegenseitige Unterstützung*	X		
Kontakte und Freundschaften	*Spaß haben, gegenseitige Unterstützung*	X		
Gesundheit und Selbstfürsorge	*Energie, Stärke*		X	
Paarbeziehung	*Liebe, gegenseitige Unterstützung*	X		
Elternschaft		X		
Muße und Entspannung	*Ausgeglichenheit, Spaß haben*		X	
Glaube und Spiritualität				X
Arbeit und berufliche Entwicklung				X

Tabelle 4.4: Janines Arbeitsblatt „Klärung von Wertvorstellungen"

Jetzt sind Sie an der Reihe, das Arbeitsblatt „Klärung von Wertvorstellungen" auszufüllen. Prüfen Sie bei jedem Wertebereich, wie wichtig oder unwichtig er Ihnen ist. Setzen Sie ein X in die entsprechende Spalte (Sehr wichtig, Einigermaßen wichtig, Überhaupt nicht wichtig).

Klärung von Wertvorstellungen

Wertebereich	Werte	Sehr wichtig	Einigermaßen wichtig	Überhaupt nicht wichtig
Engagement für das Gemeinwesen				
Lernen und Bildung				
Familie				
Kontakte und Freundschaften				
Gesundheit und Selbstfürsorge				
Paarbeziehung				
Elternschaft				
Muße und Entspannung				
Glaube und Spiritualität				
Arbeit und berufliche Entwicklung				

Was haben Sie herausgefunden? Hat sich gezeigt, dass bestimmte Werte Ihnen wichtiger sind, als Sie dachten? Haben Sie festgestellt, dass ein Wertebereich einen großen Teil Ihrer Aufmerksamkeit und Energie bindet, obwohl er Ihnen gar nicht besonders wichtig ist?

____

____

____

4.7 Folgen Sie Ihrem Leitstern

Ihrem Leitstern zu folgen bedeutet, dass Sie sich selbst das Versprechen geben, Angst und Depression auszuhalten, um Ihre Wertvorstellungen verwirklichen zu können. Diese Selbstverpflichtung, den eigenen Wertvorstellungen zu folgen, erhöht die Bereitschaft zu entsprechendem Handeln, und diese Bereitschaft führt dann dazu, dass Sie tatsächlich aktiv werden und Ihre Wertvorstellungen umzusetzen beginnen. Durch die erhöhte Bereitschaft gewinnen Sie einen gewissen Einfluss darauf, wie Sie sich fühlen und wie Sie sich verhalten, und dadurch ist das, was zunächst unerträglich erscheint, ein wenig leichter zu ertragen. Durch Ihre Selbstverpflichtung und Ihre Bereitschaft, Ihr Handeln an Ihren Wertvorstellungen auszurichten, nehmen Sie Ihre Genesung selbst in die Hand.

Sind Sie auf Kurs?

Halten Sie in einem Protokoll fest, inwieweit Ihr Handeln den Wertvorstellungen entspricht, die Ihnen wichtig sind. Dies ist eine simple Methode, um Ihr Bewusstsein dafür zu schärfen, wo Ihre Angst oder Depression Sie von dem Kurs abbringen, dem Sie eigentlich folgen wollen. Verwenden Sie dafür das „Protokoll meiner wertegeleiteten Handlungen".

Tragen Sie in die erste Spalte zwei oder drei Wertebereiche ein, die im Arbeitsblatt „Klärung von Wertvorstellungen" für Sie die wichtigsten waren. Formulieren Sie in der zweiten Spalte, welche Dinge Sie – einmal angenommen, Sie litten *nicht* unter Angst oder Depression – tun würden, die zu 100 Prozent auf der Linie Ihrer Wertvorstellungen liegen. In der dritten und vierten Spalte notieren Sie dann die Gefühle (Angst, Niedergeschlagenheit, Wut, Gewissensbisse) und Gedanken („Das hat doch keinen Sinn", „Ich kann das nicht", „Das überfordert mich"), die Sie davon abhalten, im Sinne Ihrer Wertvorstellungen zu handeln. In der Spalte „Verhalten" tragen Sie die Verhaltensweisen ein, die Ihren Wertvorstellungen nicht entsprochen haben. In den letzten sieben Spalten geben Sie für jeden Tag der Woche an, inwieweit Ihr Handeln Ihren Wertvorstellungen nahe kam: 100 Prozent bedeutet, dass Ihr Handeln vollständig auf der Linie Ihrer Wertvorstellungen liegt. Schauen Sie sich zunächst an, wie Janine das „Protokoll meiner wertegeleiteten Handlungen" ausgefüllt hat (Tabelle 4.5).

					Grad der Entsprechung (0-100 %)						
Die für mich wichtigsten Wertebereiche	**Angestrebte Verhaltensweisen (möglichst konkret: wer, was, wann, wo)**	**Gedanken**	**Gefühle**	**Verhalten**	**So**	**Mo**	**Die**	**Mi**	**Do**	**Fr**	**Sa**
Elternschaft	*Mit den Kindern ein Gesellschaftsspiel spielen.*	*Mir wird das keinen Spaß machen.*	*Deprimiert, erschöpft.*	*Rede mich heraus, döse auf dem Sofa.*	*50 %*	*100 %*	*90 %*	*70 %*	*90 %*	*70 %*	*90 %*
	Zu Fußballtraining und Fußballspielen der Kinder mitgehen.	*Was mache ich, wenn mich jemand nach meinem Ex fragt?*	*Angespannt, Schuldgefühle.*	*Bitte meine Schwester, mit den Kindern hinzufahren.*	*60 %*	*80 %*	*50 %*	*100 %*	*100 %*	*50 %*	*50 %*
Kontakte und Freundschaften	*Jeden Monat zum Collagenbuch-Bastelabend gehen.*	*Die anderen sind enttäuscht von mir.*	*Angespannt, Schuldgefühle.*	*Gehe nicht hin oder früh nach Hause.*	*0 %*	*100 %*	*0 %*	*0 %*	*100 %*	*0 %*	*0 %*
	Cheryl und Bonnie einen Mädelsabend vorschlagen.	*Ich hätte den Kontakt nicht einschlafen lassen dürfen. Ich bin wirklich eine Versagerin.*	*Schuldgefühle, deprimiert.*	*Rufe sie nicht an, gehe auch nicht auf eine Einladung ein.*	*0 %*	*100 %*	*0 %*	*100 %*	*0 %*	*0 %*	*0 %*

					Grad der Entsprechung (0-100 %)						
Die für mich wichtigsten Wertebereiche	**Angestrebte Verhaltensweisen (möglichst konkret: wer, was, wann, wo)**	**Gedanken**	**Gefühle**	**Verhalten**	**So**	**Mo**	**Die**	**Mi**	**Do**	**Fr**	**Sa**
Gesundheit und Selbstfürsorge	*Mittags einen Spaziergang machen.*	*Das bringt nichts. Ich bin einfach übergewichtig.*	*Erschöpft, deprimiert.*	*Lasse den Spaziergang sausen.*	80 %	80 %	90 %	100 %	100 %	80 %	90 %
	Abends Karotten knabbern.	*Ob ich gesund bin, interessiert doch keinen.*	*Deprimiert, wütend.*	*Hole mir Chips und esse die Packung leer.*	50 %	70 %	70 %	90 %	70 %	70 %	80 %

Tabelle 4.5: Janine: Protokoll meiner wertegeleiteten Handlungen

Protokoll meiner wertegeleiteten Handlungen

					Grad der Entsprechung (0-100 %)						
Die für mich wichtigsten Wertebereiche	Angestrebte Verhaltensweisen (möglichst konkret: wer, was, wann, wo)	Gedanken	Gefühle	Handlungen	So	Mo	Die	Mi	Do	Fr	Sa

Notieren Sie, nachdem Sie das „Protokoll meiner wertegeleiteten Handlungen" ausgefüllt haben, die Gedanken und Vorstellungsbilder, die es Ihnen schwer gemacht haben, konsequent im Sinne Ihrer Wertvorstellungen zu handeln:

Beschreiben Sie die Emotionen (wie Angst, Niedergeschlagenheit, Gewissenbisse, Scham) und Körperempfindungen (wie Herzklopfen, Schwitzen, Benommenheit), die es Ihnen schwer gemacht haben, konsequent im Sinne Ihrer Wertvorstellungen zu handeln:

Beschreiben Sie die Verhaltensweisen, mit denen Sie versucht haben, Ihrer Angst oder Depression auszuweichen oder sie abzumildern, und die es Ihnen schwer gemacht haben, konsequent im Sinne Ihrer Wertvorstellungen zu handeln:

4.8 Stecken Sie Ihren neuen wertegeleiteten Kurs ab

Ihnen ist nun klar, wie Sie es sich durch emotionsgesteuerte Handlungsmuster selbst schwer machen, Ihr Leben an den Wertvorstellungen auszurichten, die Ihnen eigentlich sehr wichtig sind. Es ist an der Zeit, diese Wertvorstellungen dafür zu nutzen, den Kurs abzustecken, dem Sie in den nächsten Wochen und Monaten folgen wollen. Der nächste Schritt ist, mit anderen Worten, dass Sie Ihre Wertvorstellungen in konkretes Handeln umsetzen und dabei Ihre Bereitschaft stärken, sich den Gefühlen auszusetzen, die dieses Handeln in Ihnen auslösen wird.

Ihre Genesung hängt letztlich davon ab, dass Sie sich zum einen sinnvolle Ziele setzen, die Ihren Wertvorstellungen entsprechen, und zum anderen einen Plan entwerfen, wie Sie diese Ziele erreichen können. Ein Ziel ist nicht dasselbe wie ein Plan. Ein Ziel ist ein Punkt, den Sie anstreben und zu erreichen hoffen. Ein Plan ist eine Abfolge einzelner Schritte, die Sie gehen wollen, um ans Ziel zu gelangen. Vor allem aber hängt Ihre Genesung von der Bereitschaft ab, Ihr Verhalten zu ändern. Dabei hilft Ihnen die Ausrichtung an Ihren Wertvorstellungen.

Um Ihren wertegeleiteten Kurs abzustecken, gehen Sie wie folgt vor:

1. **Wählen Sie den Wertebereich aus, der für Sie am wichtigsten ist.** Rosario wählte „Lernen und Bildung“ (vgl. S. 97) sowie „Kontakte und Freundschaften“. Sie hat wenige Freundinnen und würde gern weitere enge Kontakte knüpfen. Ihre soziale Angststörung erschwert es ihr, neue Freundschaften zu schließen und die bestehenden zu pflegen. Janine nannte „Elternschaft“ als den für sie wichtigsten Wertebereich. Durch ihre Depression fällt es ihr schwer, ihren Kindern die Mutter zu sein, die sie sein möchte.

2. **Formulieren Sie Werteaussagen, die Ihre Wertvorstellungen in diesem Bereich zum Ausdruck bringen.** Werteaussagen sind kurze Sätze, die eine Wertvorstellung in prägnanter Weise zum Ausdruck bringen. Sie sind eine Art Motto, nach dem Sie gern leben möchten. Fragen Sie sich also zum Beispiel: „Welche Wertvorstellungen sind mir wichtig, wenn es um die Familie geht? Angenommen, ich höre, wie andere darüber reden, was sie an mir schätzen. Was würde ich dann gerne hören wollen?“ Rosario wählt als Motto: „Ich will anderen eine einfühlsame und hilfsbereite Freundin sein.“ Janines Motto ist: „Ich will meinen Kindern eine zugewandte, liebevolle und verantwortungsvolle Mutter sein.“ Hier sind weitere Beispielsätze für die verschiedenen Wertebereiche:
   - Engagement für das Gemeinwesen: „Ich will Menschen zur Seite stehen, die im Leben weniger Glück hatten als ich.“
   - Lernen und Bildung: „Ich will mich in meinem Tätigkeitsfeld gut auskennen und mein Wissen an andere weitergeben.“
   - Familie: „Ich wünsche mir eine Familie, in der wir uns gegenseitig unterstützen und in schwierigen Zeiten füreinander da sind.“
   - Gesundheit und Selbstfürsorge: „Ich will mein ganzes Leben lang etwas dafür tun, dass ich körperlich und geistig gesund bleibe.“
   - Paarbeziehung: „Ich will meinem Partner / meiner Partnerin ein einfühlsames, liebevolles und unterstützendes Gegenüber sein.“
   - Elternschaft: „Ich will in großzügiger, liebevoller und verantwortungsbewusster Weise für meine Kinder da sein.“
   - Muße und Entspannung: „Ich will mich an der Schönheit der Natur erfreuen.“

- Kontakte und Freundschaften: „Ich will für die Menschen, die mir lieb sind, da sein, wenn sie meine Hilfe brauchen."
- Glaube und Spiritualität: „Ich will ein spirituell verwurzeltes Leben führen und die Spiritualität anderer Menschen achten."
- Arbeit und berufliche Entwicklung: „Ich will mich stets neuen Herausforderungen stellen und mich weiterentwickeln."

3. **Beschreiben Sie eine Reihe konkreter Handlungen, die Sie Ihrem Ziel oder der Verwirklichung Ihrer Wertvorstellung näher bringen.** Wählen Sie Schritte, die klein und realistisch sind. Fragen Sie sich: „Was würde ich tun, was würde ich unterlassen?" Überlegen Sie, wann, wo und mit wem Sie den Schritt umsetzen würden. Formulieren Sie so genau und konkret wie möglich. Ein Beispiel: „Marsha einladen, am Samstag mit mir zusammen einen Film anzuschauen."

Verwenden Sie das Arbeitsblatt „Mein wertegeleiteter Handlungsplan", um alle Schritte aufzulisten. Um eine Vorstellung davon zu bekommen, wie Sie dabei am besten vorgehen, schauen Sie sich die Arbeitsblätter von Rosario und Janine an:

Rosario: Mein wertegeleiteter Handlungsplan

1. Nennen Sie den für Sie wichtigsten Wertebereich: *Lernen und Bildung*

2. Formulieren Sie eine oder zwei Werteaussagen: *Ich will Kinder so unterrichten, dass sie später aktive Mitglieder und Führungsfiguren des Gemeinwesens sein können. Ich will so viel lernen wie möglich, um eine so gute Lehrerin zu werden, wie mir das möglich ist.*

3. Erstellen Sie eine Liste von Handlungszielen, zu denen Sie sich verpflichten:

   Handlungsziel 1: *Kontakte zu Eltern aufbauen und pflegen.*

   Handlungsziel 2: *Die Verbindung zu Lehrerinnen und Lehrern stärken, die ich gut kenne.*

   Handlungsziel 3: *Eine tragfähige Beziehung zum Schulleiter aufbauen.*

   Handlungsziel 4: *Verbindungen zu anderen Lehrerinnen und Lehrern in meinem Umfeld knüpfen.*

   Ich will im Sinne dieses Wertebereichs handeln: *Lernen und Bildung*

   Ich entscheide mich dafür, folgende emotionale Zustände in mir zuzulassen: *Angst und Unbehagen*

   Damit ich: *die beste Lehrerin werde, die ich sein kann*

Konkrete Schritte:

1. *Beim nächsten Lehrer-Eltern-Ausschuss mit zwei Elternvertretern sprechen.*
2. *Die Klassenlehrerin der Fünften anrufen und ihr vorschlagen, eine Schulstunde gemeinsam zu gestalten.*
3. *Mindestens einmal in der Woche zehn Minuten lang mit dem Schulleiter plaudern.*
4. *Mit Lehrerinnen und Lehrern, die ich nicht so gut kenne, Smalltalk machen.*

Janine: Mein wertegeleiteter Handlungsplan

1. Nennen Sie den für Sie wichtigsten Wertebereich: *Elternschaft*

2. Formulieren Sie eine oder zwei Werteaussagen: *Ich will meinen Kindern eine fürsorgliche und liebevolle Mutter sein. Ich will meinen Kindern zeigen, was sich mit Durchhaltewillen ausrichten lässt.*

3. Erstellen Sie eine Liste von Handlungszielen, zu denen Sie sich verpflichten:

   Handlungsziel 1: *Die Zeit mit meinen Kindern intensiv nutzen.*

   Handlungsziel 2: *Mit meinen Kindern Dinge unternehmen, die ihnen Spaß machen und ihr Interesse wecken.*

   Handlungsziel 3: *Kontakte zu anderen Eltern aufbauen und stärken.*

   Handlungsziel 4: *Am Leben meiner Kinder in der und außerhalb der Schule teilhaben.*

   Ich will im Sinne dieses Wertebereichs handeln: *Elternschaft*

   Ich entscheide mich dafür, folgende emotionale Zustände in mir zuzulassen: *energiegeladen und fröhlich*

   Damit ich: *für meine Kinder so gut sorgen kann, wie mir das möglich ist*

   Konkrete Schritte:

   1. *Jeden Tag nach dem Abendessen ein Brettspiel mit den Kindern spielen.*
   2. *Samstags mit den Kindern in den Zoo gehen.*
   3. *Frau Kirk anrufen und fragen, ob ich dienstags im Unterricht als ehrenamtliche Assistentin mitwirken kann.*
   4. *Die Mutter von Jessicas bester Freundin nächste Woche zum Mittagessen einladen.*

Mein wertegeleiteter Handlungsplan

1. Nennen Sie den für Sie wichtigsten Wertebereich:

____

2. Formulieren Sie eine oder zwei Werteaussagen:

____

____

3. Erstellen Sie eine Liste von Handlungszielen, zu denen Sie sich verpflichten:

Handlungsziel 1: ______________________________

____

Handlungsziel 2: ______________________________

____

Handlungsziel 3: ______________________________

____

Handlungsziel 4: ______________________________

____

Ich will im Sinne dieses Wertebereichs handeln:

____

Ich entscheide mich dafür, folgende emotionale Zustände in mir zuzulassen:

____

Damit ich: ______________________________

Konkrete Schritte:

1. ______________________________

____

2. ______________________________

____

3. ______________________________

____

4. ______________________________

____

Kurz gefasst

Die Wirksamkeit des in diesem Arbeitsbuch vorgestellten Konzepts ist durch Forschungsarbeiten der letzten vierzig Jahre belegt. Das Wort „Arbeitsbuch" beginnt freilich mit „Arbeit", und oft ist diese Arbeit schwierig und fordernd. Emotionale Flexibilität aufzubauen ist nicht einfach, vor allem, wo es darum geht, Ihren ängstlichen oder depressiven Zuständen nicht länger auszuweichen, sondern sich ihnen auszusetzen. Um durchhalten zu können, müssen Sie wieder und wieder Kraft aus der Quelle der Motivation schöpfen. Behalten Sie folgende Punkte im Blick:

- Wenn Sie zulassen, dass Sie in Sorgen und Hoffnungslosigkeit versinken, wird es schwer sein, über Ihre Angst oder Depression hinwegzukommen.
- Angst und Depression haben Sie vom Kurs abgebracht. Um wieder auf Kurs zu kommen, ist es von entscheidender Bedeutung, dass Sie dem Leitstern Ihrer Wertvorstellungen folgen.
- Wenn Sie sich selbst das Versprechen geben, sich Ihren ängstlichen oder depressiven Zuständen aktiv zu stellen, werden sich Ihnen neue Möglichkeiten eröffnen und Sie werden Zugang zu den ganz persönlichen Gründen finden, die das Leben für Sie lebenswert machen.

Teil II

Strategien erlernen, die Ihre emotionale Flexibilität stärken

5. Die Flexibilität der Aufmerksamkeitsfokussierung steigern

Wenn Sie Ihren unangenehmen emotionalen Zuständen nicht ausweichen, sondern sich ihnen bewusst aussetzen, steigern Sie damit Ihre emotionale Flexibilität. Wie kann Ihnen das gelingen? Was müssen Sie tun, um Ihre unangenehmen emotionalen Zustände aushalten zu können? In den folgenden Kapiteln erfahren Sie, wie Sie emotionale Resilienz aufbauen können. Zunächst einmal geht es darum, eine *flexible Aufmerksamkeitsfokussierung* zu entwickeln, damit Sie in der Lage sind, Ihre Aufmerksamkeit nicht länger auf die wiederkehrenden Gedanken, Körperempfindungen und Verhaltensmuster zu fixieren, die dazu beitragen, dass Ihre Angst oder Depression bestehen bleibt.

Um die Flexibilität Ihrer Aufmerksamkeitsfokussierung zu erhöhen, werden Sie das wirkmächtige Instrument der *Achtsamkeit* einsetzen. Achtsamkeit lässt sich als ein Bewusstseinszustand definieren, in dem Sie ganz auf den gegenwärtigen Augenblick konzentriert sind, ohne das, was Sie wahrnehmen, zu werten. Ich werde Ihnen in diesem Kapitel einige Achtsamkeitsübungen nahebringen. Sie dienen unter anderem dazu, Achtsamkeit in Ihren Alltag zu integrieren und Sie in die Lage zu versetzen, die Aufmerksamkeit von der Zukunft (auf die Sie starren, wenn Sie von Ängsten bestimmt sind) und von der Vergangenheit (auf die Sie bei einer Depression fixiert sind) weg zu verlagern, damit Sie ganz im gegenwärtigen Augenblick leben können.

5.1 Achtsamkeit

Achtsamkeit bedeutet, Gedanken, Gefühle, Verhaltensweisen und alles andere, was in Ihnen und um Sie herum vor sich geht, zu registrieren und bewusst die Aufmerksamkeit darauf zu fokussieren. Zentral sind dabei zwei Merkmale:

- **Achtsamkeit ist nicht mit Wertungen verbunden:** Sie beobachten, ohne zu interpretieren, zu urteilen oder zu kritisieren.
- **Achtsamkeit ist ganz auf den gegenwärtigen Augenblick zentriert:** Sie wollen sehen, hören und fühlen, was jetzt geschieht, und sich nicht damit beschäftigen, was in der Zukunft geschehen könnte oder in der Vergangenheit geschehen ist.

Achtsamkeit stärkt die emotionale Flexibilität auf zweierlei Weise:

1. **Achtsamkeit wirkt der Tendenz unseres Denkens entgegen, um die Zukunft oder die Vergangenheit zu kreisen.** Sie ist ganz im gegenwärtigen Augenblick verwurzelt und nicht auf das gerichtet, was in der Zukunft geschehen könnte oder was in der Vergangenheit möglicherweise geschehen ist. Nun ist Ihr Blick vermutlich oft auf den ängstlichen oder depressiven Zustand fixiert, in dem Sie sich in dem Moment befinden, und es fällt Ihnen sogar schwer, sich mit anderen Dingen zu beschäftigen. Dabei ist Ihre Aufmerksamkeit aber wahrscheinlich nicht auf das gerichtet, *was da wirklich geschieht,* sondern auf das, *was nach Ihrem Empfinden geschieht.* Wenn Sie im Blick haben, was nach Ihrem Empfinden geschieht, konzentriert sich Ihre Aufmerksamkeit vermutlich zu einem allzu großen Teil darauf, wie schlecht oder wie überfordert Sie sich fühlen. Ihr Empfinden sagt Ihnen also zum Beispiel, dass es für Sie keine Hoffnung gibt, dass Ihre Ängste oder Panikattacken niemals verschwinden werden oder dass Ihre emotionalen Zustände unerträglich sind. Das ist vermutlich das Bild, das Sie von Ihren emotionalen Reaktionen seit vielen Jahren haben.
   Wenn sich aber etwas als zutreffend anfühlt, heißt das noch nicht, dass es auch wirklich zutrifft. Ihre emotionalen Reaktionen verstärken sich nur noch weiter, wenn Sie sie in dieser Weise einfach für bare Münze nehmen. Beobachten, was wirklich geschieht, bedeutet im Grunde, dass Sie auf Abstand zu Ihren eigenen emotionalen Reaktionen gehen, um einen realistischen Blick auf Gegenwart, Vergangenheit und sich selbst werfen zu können. Dies eröffnet Ihnen Möglichkeiten, anders zu denken und anders zu handeln, und über kurz oder lang wird Ihre Angst oder Depression dann an Intensität nachlassen.

2. **Achtsamkeit bestärkt Sie darin, sich Ihren ängstlichen oder depressiven Zuständen auszusetzen, anstatt ihnen auszuweichen.** Sie hilft Ihnen, dem Impuls zu widerstehen, emotionale Zustände zu meiden oder zu unterdrücken, also in die automatischen Reaktionen auf die Zustände zu verfallen, aus denen sich für Sie so viele Probleme ergeben. Das achtsame Beobachten kann für Sie eine Alternative dazu sein, die eigenen emotionalen Reaktionsmuster, die Ihr Vermeidungsverhalten und damit Ihre Angst oder Depression verfestigen, auszublenden oder sich von ihnen abzulenken. In Kapitel 8 werde ich Ihnen zeigen, welche Schritte notwendig sind, um auf diese andere Weise mit Emotionen umzugehen. Schauen wir uns aber zunächst an, wie Sie sich mithilfe von Achtsamkeit aus der Falle befreien können, in die Sie durch unflexible Aufmerksamkeitsfokussierung geraten sind.

Willkommen im gegenwärtigen Augenblick

Wir lernen es nicht von selbst, achtsam im gegenwärtigen Augenblick zu sein. So funktioniert unser Geist nun einmal nicht. Wenn er sich selbst überlassen bleibt, führt er uns in die Zukunft oder in die Vergangenheit. Im Allgemeinen ist diese naturgegebene Tendenz von Nutzen für uns. Indem der Geist mögliche Probleme oder Bedrohungen vorwegnimmt, schützt er uns vor realen Schwierigkeiten und Gefahren. Er registriert zudem, was funktioniert hat und was nicht, damit wir besser auf die Zukunft vorbereitet sind und effizienter vorgehen können.

Wenn unser Geist aber unflexibel ist, fällt es uns schwer, nicht auf die Zukunft oder Vergangenheit fixiert zu bleiben. Er strebt, wie das seine Gewohnheit ist, immer wieder vom gegenwärtigen Augenblick weg und verweilt nicht auf dem, was gerade wirklich geschieht, sondern auf dem, was nach unserem Empfinden geschieht. Folge ist, dass er von Leid erfüllt ist. Achtsamkeit wirkt der naturgegebenen Tendenz des Geistes entgegen, von der Gegenwart weg zu streben. Seien Sie also geduldig mit sich. Mit etwas Übung gelingt es Ihnen, Ihren Geist in die Gegenwart zurückzuholen.

ÜBUNG: Innen und Außen

Diese Übung ist eine ausgezeichnete Einführung in das Thema Achtsamkeit, weil Sie dabei lernen, *innere* Erfahrungen, die in Ihrem Geist und Körper entstehen, von *äußeren* Erfahrungen, die Reaktionen auf die Welt um Sie herum sind, zu unterscheiden.

1. Schließen Sie die Augen, atmen Sie tief ein und langsam aus. Lenken Sie Ihre Aufmerksamkeit behutsam auf Ihren Körper. Registrieren Sie alle angenehmen Empfindungen, die es in ihm gibt. Wenn da Schmerzen oder Anspannung sind, registrieren Sie auch die, ohne aber auf ihnen zu verweilen. Vielleicht nehmen Sie weitere Empfindungen wahr: Wärme, Kälte oder ein Druckgefühl. Spüren Sie, falls Sie sitzen, den Boden unter den Füßen oder, im Liegen, das Bett oder den Boden unter dem Körper. Lassen Sie den Atem einfach geschehen, während Sie beobachten, wie die Bauchdecke sich sanft hebt und senkt und wie Luft in die Nase einströmt und wieder aus ihr ausströmt.
2. Nachdem Sie so den Blick ein oder zwei Minuten nach innen gerichtet haben, öffnen Sie die Augen und wenden die Aufmerksamkeit Ihrer Umgebung zu. Was sehen, hören, riechen, spüren Sie? Die Oberfläche und das Gewicht Ihrer Kleidung, die Temperatur der Luft an Ihrer Haut? Gehen Sie die fünf Sinne einen nach dem anderen durch – Sehen, Hören, Riechen, Schmecken und Berühren. Lassen Sie die Aufmerksamkeit zu Geräuschen wandern – zum leisen Ticken einer Uhr oder zum Brummen eines Kühlschranks. Fokussieren Sie die Aufmerksamkeit auf Farben und Formen um Sie herum – auf das Muster im Teppich oder die Form einer Türklinke. Registrieren Sie bewusst Geräusche, die von außerhalb des Raums oder des Gebäudes kommen – ein Hupen von der Straße oder eine Tür, die auf- und zugeht.

3. Nachdem Sie die Aufmerksamkeit eine Minute oder zwei nach außen gerichtet haben, schließen Sie die Augen wieder und verlagern die Aufmerksamkeit nach innen. Suchen Sie nach anderen Empfindungen in Ihrem Körper, die Ihnen bislang entgangen sind, und registrieren Sie sie. Wenn es unbehagliche oder unangenehme Empfindungen gibt, lassen Sie die Aufmerksamkeit nur einen Moment lang darauf ruhen und gehen weiter zu dem, was Ihnen sonst noch auffällt. Nach ein oder zwei Minuten öffnen Sie die Augen und verlagern den Fokus wieder nach außen.

Nehmen Sie sich nun ein paar Minuten Zeit, um mithilfe des Arbeitsblatts „Innen und Außen" über die Übung zu reflektieren und festzuhalten, was Sie dabei beobachtet haben. Was ist Ihnen in der Innenwelt und der Außenwelt aufgefallen? In welcher der Welten haben Sie sich wohler gefühlt? In welcher waren Sie ruhiger und gelassener? In welcher war Ihr Geist aktiver?

Innen und Außen

Wochentag	**Innenwelt**			**Außenwelt** Was haben Sie um sich herum wahrgenommen – gesehen, gehört, gerochen?	**Haben Sie Ihre Erfahrung bewertet?** 0 (gar nicht) bis 10 (in sehr starkem Maße)
	Geist Was ist Ihnen an Ihren Gedanken und inneren Bildern aufgefallen?	**Körper** Was ist Ihnen an Ihren Körperempfindungen aufgefallen?	**Verhalten** Was ist Ihnen an Ihren Verhaltensweisen aufgefallen?		
Sonntag					
Montag					
Dienstag					
Mittwoch					
Donnerstag					
Freitag					
Samstag					

Als Nia diese Übung einige Tage lang ausprobierte (vgl. Tabelle 5.1), stellte sie fest, dass sie dabei manchmal entspannt und locker war und manchmal unruhig und ungeduldig. Aufschlussreich für sie war, dass sie am entspanntesten war, wenn sie ihre Sinneswahrnehmungen beobachtete, und am unruhigsten und ungeduldigsten, wenn sie ihre Gedanken beobachtete.

Wochentag	Innenwelt			Außenwelt	Haben Sie Ihre Erfahrung bewertet?
	Geist Was ist Ihnen an Ihren Gedanken und inneren Bildern aufgefallen?	Körper Was ist Ihnen an Ihren Körperempfindungen aufgefallen?	Verhalten Was ist Ihnen an Ihren Verhaltensweisen aufgefallen?	Was haben Sie um sich herum wahrgenommen – gesehen, gehört, gerochen?	0 (gar nicht) bis 10 (in sehr starkem Maße)
Sonntag	*Kann mich nicht konzentrieren. Was wird aus mir, wenn ich nie mehr Arbeit finde?*	*Bin angespannt, habe Kopfschmerzen, konnte kaum etwas essen.*	*Sah immer wieder auf die Uhr, habe die Schultern gelockert.*	*Habe draußen Vögel zwitschern hören.*	*5*
Montag	*Gemerkt, dass ich mich mit Was-wäre-wenn-Fragen beschäftige. Was wird aus mir, wenn er mich verlässt? Was ist, wenn er mich nicht liebt?*	*Mehr Anspannung, vor allem um die Augen herum.*	*Habe Körperhaltung verändert.*	*Habe meinem Freund zugehört, wie er ein Lied summte.*	*3*
Dienstag	*Habe die Gedanken registriert, mit denen ich mich selbst heruntermache.*	*Angespannt, ruhelos.*	*Habe mich auf den Atem konzentriert.*	*Habe die Blumen gerochen, die auf dem Tisch standen.*	*6*

Wochentag	Innenwelt			Außenwelt	Haben Sie Ihre Erfahrung bewertet?
	Geist Was ist Ihnen an Ihren Gedanken und inneren Bildern aufgefallen?	**Körper** Was ist Ihnen an Ihren Körperempfindungen aufgefallen?	**Verhalten** Was ist Ihnen an Ihren Verhaltensweisen aufgefallen?	Was haben Sie um sich herum wahrgenommen – gesehen, gehört, gerochen?	0 (gar nicht) bis 10 (in sehr starkem Maße)
Mittwoch	*Ich mache das nicht richtig. Ich bin eine Versagerin.*	*Frustriert, angespannt.*	*Habe mich darauf konzentriert, wie beim Atmen kühle Luft in die Nase einströmt.*	*Habe mich auf das Geräusch des Ventilators im Raum nebenan konzentriert.*	*8*

Tabelle 5.1: Nias Arbeitsblatt Innen und Außen

5.2 Sich nicht im Dort, sondern im Hier verankern

Sie haben geübt, die Aufmerksamkeit ganz auf den gegenwärtigen Augenblick zu fokussieren, ohne zu bewerten, was Sie dabei wahrnehmen. Dabei haben Sie vielleicht festgestellt, dass es nicht einfach ist, im gegenwärtigen Augenblick zu bleiben. Der Geist hat die Tendenz, von der Gegenwart abzuschweifen, und manchmal ist es schwer, ihn wieder zu ihr zurückzulenken. Ein Gegenwartsanker kann Ihnen dabei helfen.

Als Gegenwartsanker kann alles dienen: der Atem, eine Aktivität oder ein bestimmtes Wort. Achten Sie aber darauf, wofür Sie Ihren Gegenwartsanker einsetzen. Nutzen Sie ihn nicht, um Ihrer Angst oder Depression auszuweichen oder sich von ihr abzulenken. Das verstärkt das Problem nur. Zweck eines Ankers ist vielmehr, die Aufmerksamkeit auf den gegenwärtigen Augenblick auszurichten, in dem Sie ängstlich oder deprimiert sind. Überprüfen Sie, wenn Sie die Aufmerksamkeit auf den Anker verlagern, die verschiedenen Aspekte Ihres emotionalen Zustands: Gedanken, Körperempfindungen, Verhaltensweisen. Wenn Sie sich Ihren emotionalen Zustand in dieser Weise bewusst machen, ist für Sie leichter zu unterscheiden, inwieweit sich in ihm wirklich widerspiegelt, was zu diesem Zeitpunkt in Ihnen und um Sie herum vor sich geht.

Falls Sie mit dem Meditieren vertraut sind, wissen Sie, wie gut der Atem sich als Gegenwartsanker eignet. Vielleicht gibt es keinen besseren Anker als den Atem. Wohin Sie auch gehen, er ist da und begleitet Sie. Achtsames Atmen hilft, inneren Frieden zu finden und die Dinge so zu akzeptieren, wie sie sind. Sobald Sie Ihre Emotionen akzeptieren, kämpfen Sie nicht mehr gegen sie an. Das mag Ihrer Intuition widersprechen, aber es funktioniert. All das zu akzeptieren, was geschieht, also auch Ihren momentanen emotionalen Zustand, ist ein wirkungsvolles Mittel, um innerlich ruhiger zu werden.

Beim achtsamen Atmen nehmen Sie Ihren Atem wahr, ohne in irgendeiner Weise zu werten, was dabei vor sich geht. Um die Aufmerksamkeit in dieser Weise auf den Atem zu richten, können Sie sie an einem Teil Ihres Körpers verankern, der vom Atem berührt wird. Beobachten Sie beispielsweise, wie die Luft durch Nase oder Mund strömt, wie die Bauchdecke sich hebt und senkt oder wie der Brustkorb sich mit jedem Atemzug weitet und wieder zusammenzieht.

Sobald Sie Ihre Aufmerksamkeit in dieser Weise im gegenwärtigen Augenblick verankert haben, lassen Sie alle Gedanken, Gefühle und Sinneseindrücke, die in Ihr Bewusstsein treten, einfach vorüberziehen. Dies erreichen Sie dadurch, dass Sie die Gedanken, Gefühle oder Sinneswahrnehmungen bewusst registrieren (etwa indem Sie sie kurz als „Gedanke", „Gefühl" oder „Sinneswahrnehmung" benennen) und dann die Aufmerksamkeit zum Atem zurücklenken.

Beim Üben des achtsamen Atmens werden Sie merken, dass die Aufmerksamkeit immer wieder vom Atem abschweift, um sich Gedanken zuzuwenden und vielleicht auch eine Weile lang darin zu verlieren. Lassen Sie sich davon nicht entmutigen, es ist ganz normal. Unser Geist neigt von Natur aus dazu, uns von dem abzulenken, was wir gerade tun. Auch bei Menschen, die seit vielen Jahren meditieren, schweifen die Gedanken ab. Nach einigem Üben werden Sie möglicherweise in der Lage sein, die Aufmerksamkeit insgesamt etwas mehr auf Ihrem Atem als auf Ihren Gedanken verweilen zu lassen. Doch Sie werden es nie schaffen, einen Gedanken, den Sie loswerden wollen, für immer zu verbannen oder mit der Aufmerksamkeit die ganze Zeit beim Atem zu bleiben. Das ist auch gar nicht das Ziel von Achtsamkeitsübungen.

Das Ziel ist vielmehr, die Art und Weise zu verändern, in der Sie mit Ihren Gedanken umgehen. Anstatt gegen die Gedanken anzukämpfen, lernen Sie, es zu registrieren, wenn Sie sich in ihnen verstrickt haben, sie loszulassen und in den gegenwärtigen Augenblick zurückzukehren. Sie können also lernen, bestimmte Aspekte eines ängstlichen oder depressiven Zustands – der sich früher oder später unweigerlich wieder einstellen wird – loszulassen und sich wieder ganz dem gegenwärtigen Augenblick zuzuwenden.

ÜBUNG: Der Atem als Anker

Üben Sie das achtsame Atmen dreimal jeden Tag. Beginnen Sie mit nur jeweils zwei Minuten, und wenn Sie sich wohlfühlen und es sich zutrauen, hängen Sie eine Minute dran, bis Sie bei fünf Minuten sind. Dann können Sie versuchen, diese fünfminütigen Übungen zu bündeln und eine 15-minütige Übung daraus zu machen. Die positiven Wirkungen dieser längeren Phasen mit achtsamem Atmen halten unter Umständen viele Stunden an. Das heißt, die Zeit, die Sie dafür aufwenden, lohnt sich wirklich. Damit Sie das Üben nicht vergessen, können Sie es mit etwas verknüpfen, das Sie jeden Tag tun, und zum Beispiel vor dem Duschen, vor einer Mahlzeit oder nach dem Zähneputzen üben.

Es folgt eine einfache Anleitung dafür, wie Sie sich durch achtsames Atmen im gegenwärtigen Augenblick verankern können. Sie können den Text selbst einlesen und aufnehmen oder die Audiodatei herunterladen, die Sie in der Mediathek zum Buch finden unter ↗ https://www.junfermann.de/titel/das-arbeitsbuch-gegen-angst-und-depression/1611.

Bitte beantworten Sie nach dem Üben die Fragen, die Sie im Buch dazu finden.

> *Schließen Sie die Augen oder fixieren Sie den Blick auf einen Punkt vor Ihnen, und richten Sie die Aufmerksamkeit auf Ihren Atem. Beobachten Sie Ihren Atem, als sei Atmen etwas vollkommen Neues für Sie, als würden Sie eine wissenschaftliche Studie durchführen und voller Neugier und ohne vorgefasste Meinung verfolgen, was da vor sich geht.*
>
> *Registrieren Sie, wie die Luft in die Nasenlöcher und bis ganz unten in die Lunge fließt und wie sie wieder nach außen strömt. Nehmen Sie wahr, dass die Luft etwas kühler ist, wenn sie hereinkommt, und etwas wärmer, wenn sie den Körper verlässt.* [Pause von 5 Sekunden] *Nehmen Sie wahr, wie sich die Schultern bei jedem Atemzug sanft heben und senken* [Pause von 5 Sekunden], *wie der Brustkorb sich langsam hebt und senkt* [Pause von 5 Sekunden] *und wie die Bauchdecke sich ruhig hebt und senkt* [Pause von 5 Sekunden].
>
> *Bleiben Sie nun mit der Aufmerksamkeit bei einem dieser Punkte: Wählen Sie entweder die Luft, die in die Nase und wieder herausströmt, die Schultern, die sich sanft heben und senken, den Brustkorb, der sich langsam hebt und senkt, oder die Bauchdecke, die sich ruhig hebt und senkt. Lassen Sie die Aufmerksamkeit auf diesem Punkt ruhen und beobachten Sie das Ein- und Ausatmen.* [Pause von 10 Sekunden]
>
> *Nehmen Sie alle Gefühle, Impulse oder Körperempfindungen, die sich einstellen, seien es angenehme oder unangenehme, ruhig zur Kenntnis, ohne etwas an ihnen ändern zu wollen. Würdigen Sie sie gelassen, als würden Sie jemandem zunicken, der auf der Straße vorbeigeht, und kehren Sie dann mit der Aufmerksamkeit zum Atem zurück.* [Pause von 10 Sekunden] *Auch alle Gedanken, Bilder oder Erinnerungen, die sich einstellen, seien es angenehme oder unangenehme, nehmen Sie ruhig zur Kenntnis, ohne etwas an ihnen ändern zu wollen. Sie lassen sie kommen und gehen, wie es ihnen beliebt. Dann kehren Sie mit der Aufmerksamkeit zum Atem zurück.* [Pause von 10 Sekunden]

Hin und wieder wird Ihre Aufmerksamkeit vom Atmen abschweifen. Registrieren Sie jedes Mal, wenn das geschieht, was Sie abgelenkt hat, und kehren Sie dann mit der Aufmerksamkeit zum Atem zurück. Ganz gleich, wie oft Ihre Gedanken davonwandern, ob nun hundertmal oder tausendmal: Nehmen Sie einfach wahr, was Sie abgelenkt hat, und kehren Sie mit der Aufmerksamkeit zum Atem zurück. [Pause von 10 Sekunden]

Immer wieder wird Ihre Aufmerksamkeit vom Atem weggehen. Das ist ganz normal, so geht es bei dieser Übung allen. Es ist ein natürlicher Prozess, dass der Geist nicht bei dem verharrt, was wir gerade tun. Nehmen Sie das jedes Mal, wenn es geschieht, ruhig zur Kenntnis, registrieren Sie, was Sie abgelenkt hat, und kehren Sie dann mit der Aufmerksamkeit zum Atem zurück. [Pause von 10 Sekunden] *Falls sich Ungeduld, Langeweile, Anspannung oder andere Empfindungen einstellen, würdigen Sie sie einfach und kehren mit der Aufmerksamkeit zum Atem zurück.* [Pause von 10 Sekunden] *Ganz gleich, wie oft Ihre Gedanken davonwandern: Registrieren Sie einfach, dass es geschieht, nehmen Sie wahr, was Sie abgelenkt hat, und kehren Sie mit der Aufmerksamkeit zum Atem zurück.*

Nennen Sie die Gedanken oder Bilder, die Ihnen wiederholt in den Sinn kamen. Bei welchen Gedanken oder Bildern fiel es Ihnen am schwersten, die Aufmerksamkeit von ihnen wegzulenken?

____

____

____

Nennen Sie die Körperempfindungen, die Ihre Aufmerksamkeit vom Atem abgezogen haben. Bei welchen Körperempfindungen fiel es Ihnen am schwersten, die Aufmerksamkeit von ihnen wegzulenken?

____

____

____

Nachdem Sie nun auf verschiedene Arten Achtsamkeit geübt haben, ist es an der Zeit, Achtsamkeit auf Ihre ängstlichen oder depressiven Zustände anzuwenden. Sie hilft Ihnen, die Zustände im gegenwärtigen Augenblick zu beobachten, damit sie Sie nicht überrollen und mit sich forttragen.

ÜBUNG: Achtsames Beobachten Ihrer emotionalen Zustände

Versuchen Sie, um das achtsame Beobachten eines emotionalen Zustands zu erlernen, ihn so wahrzunehmen, als sei er für Sie etwas völlig Neues. Achten Sie auf die Abstufungen des Zustands, auf sein Stärker- und Schwächerwerden und seine besonderen Eigenschaften. Entwickeln Sie eine große Neugier auf diesen emotionalen Zustand, dem Sie sich so verzweifelt zu entziehen versucht haben. Versuchen Sie, ihn so vollständig wie möglich zu beschreiben, als würden Sie in einer wissenschaftlichen Studie dieses ganz normale und natürliche Phänomen beobachten und dokumentieren. Versuchen Sie, den emotionalen Zustand nicht zu unterdrücken und sich nicht von ihm abzulenken. Lassen Sie ihn so, wie er ist, und so intensiv, wie er ist. Werten Sie ihn nicht, und verurteilen Sie sich nicht dafür, dass Sie sich in ihm befinden.

Während Sie Ihren emotionalen Zustand beobachten, werden Sie merken, dass sich *Handlungsimpulse* in Ihnen regen. Diese Impulse sind ein normaler Bestandteil Ihrer Angst oder Depression: Wenn Sie depressiv sind, verspüren Sie den Drang, sich von anderen zurückzuziehen; wenn Sie ängstlich sind, würden Sie am liebsten aus der Situation flüchten. Beobachten Sie diese Impulse einfach nur, ohne ihnen zu folgen.

So reagieren Sie achtsam auf Ihren emotionalen Zustand:

1. **Registrieren und benennen Sie den emotionalen Zustand.** Beobachten Sie ihn für kurze Zeit, um zu sehen, wie intensiv er ist und ob er mit anderen Regungen (wie Anspannung, Wut, Schuldgefühle, Scham, Traurigkeit) vermischt ist.
2. **Beobachten Sie Ihren Atem.** Richten Sie die Aufmerksamkeit darauf, wie die Bauchdecke sich beim Atmen hebt und senkt.
3. **Benennen Sie Ihre Gedanken.** Wenn Gedanken auftauchen, benennen Sie sie als solche und kehren mit der Aufmerksamkeit zum Atem zurück, während Sie weitere Aspekte des emotionalen Zustands beobachten.
4. **Öffnen Sie Ihr Bewusstsein.** Öffnen Sie Ihr Bewusstsein wie das Objektiv einer Kamera, um den Raum um Sie herum vollständiger zu erfassen. Achten Sie auf weitere Emotionen, auf Körperempfindungen sowie auf das, was Sie sehen, hören und riechen. Weiten Sie dann den inneren Blick von dem Raum, in dem Sie sich befinden, auf das Gebäude aus, in dem Sie sind, auf das Wohnviertel und auf die ganze Gemeinde, in der Sie leben.
5. **Nehmen Sie Ihren Ort im Raum wahr.** Beobachten Sie, wenn Sie Ihr Bewusstsein öffnen, wie der emotionale Zustand sich anfühlt, wenn Sie Ihren Körper als Teil der ihn umgebenden Welt betrachten.
6. **Führen Sie das Beobachten weiter.** Beobachten Sie den emotionalen Zustand weiter, bis er wie eine Welle abebbt, bis er in einen anderen Zustand übergeht oder bis Sie lange genug geübt haben.

Nennen Sie die Gedanken, Körperempfindungen und Handlungsimpulse, die Sie beim Üben bemerkt haben:

____

____

____

____

____

____

Durch das reine Beobachten eines emotionalen Zustands lernen wir, ihn so sein zu lassen, wie er ist. Wenn Sie seit vielen Jahren depressiv oder von Ängsten geplagt sind, haben Sie sich wahrscheinlich angewöhnt, emotionale Zustände von sich wegzuschieben. Das Wegschieben ist ein Zeichen dafür, dass Ihre Aufmerksamkeit zu unflexibel ist. Wenn Sie lernen, Emotionen zu beobachten, hilft Ihnen das, eine neue Haltung zu Ihrer Angst oder Depression zu entwickeln. Sie lernen, vor einem emotionalen Zustand nicht wegzurennen, sondern auf ihn zuzugehen und mitzuverfolgen, wie er, wie eine Welle, anschwillt und abebbt. Durch Achtsamkeit wird Ihnen klar, welche Wirkung es haben kann, wenn Sie sich Ihrer Angst oder Depression im gegenwärtigen Augenblick in einer offenen und akzeptierenden Haltung zuwenden. Üben Sie in den nächsten Tagen, Achtsamkeit in Momenten einzusetzen, in denen Sie ängstlich oder niedergeschlagen sind.

5.3 Machen Sie Achtsamkeit zu einem Teil Ihres Alltags

Zum einen können Sie eine bestimmte Zeit dafür reservieren, um jeden Tag Achtsamkeit zu üben. Zum anderen können Sie Achtsamkeit auch immer wieder zwischendurch üben, indem Sie an typische Alltagstätigkeiten in einer beobachtenden, neugierigen, nicht wertenden Haltung herangehen. Geschirr spülen, duschen, Treppen steigen, zur Bushaltestelle gehen, zu Mittag essen oder einen geliebten Menschen umarmen sind Beispiele für kleine Dinge, die Sie vielleicht jeden Tag tun, ohne dabei aber achtsam zu sein. Sie eignen sich bestens als Gegenwartsanker. Lassen Sie uns also versuchen, mit ihnen zu arbeiten.

ÜBUNG: Alltagsaktivitäten als Anker nutzen

Oft eignen sich nicht geistige, sondern körperliche Tätigkeiten am besten als Gegenwartsanker, weil Sie dabei jedes Detail Ihrer Erfahrung gut beobachten können. Es ist nicht wichtig, welche Aktivität Sie auswählen, solange sie nur wenig Zeit in Anspruch nimmt, täglich durchführbar ist und die Sinne einbezieht (Riechen, Schmecken, Berühren, Hören, Sehen). Fokussieren Sie beispielsweise, wenn Sie von der Wohnungstür in die Küche gehen, Ihre Aufmerksamkeit auf die Gerüche in der Wohnung. Beachten Sie die Muster im Teppich oder in den Vorhängen. Spüren Sie, wenn Sie zum Beispiel über einen Teppich oder einen Holzboden gehen, das Gewicht, das auf Ihren Füßen lastet, und die Geräusche Ihrer Schritte. Nehmen Sie bewusst die Stelle wahr, an der Sie Ihre Schlüssel oder Ihre Trinkflasche ablegen, und die Geräusche, die dabei zu hören sind.

Üben Sie bei diesen Aktivitäten Achtsamkeit, indem Sie alle Gedanken registrieren, die sich einstellen. Benennen Sie die Gedanken als solche, um dann mit der Aufmerksamkeit zu den mit der Aktivität verbundenen Sinneswahrnehmungen zurückzukehren. Wenn die Aufmerksamkeit abschweift, lenken Sie sie sanft zu den konkreten Details dessen zurück, was Sie im Moment gerade tun. Sie können Signale und Zeichen verwenden, um sich selbst zu erinnern, dass Sie die Dinge achtsam tun wollen. Wenn Sie sich beispielsweise vornehmen, beim Frühstück Achtsamkeit zu üben, können Sie auf ein Tischset das Wort „achtsam“ schreiben. Wenn Sie sich vornehmen, Treppen achtsam hochzugehen, können Sie auf eine der unteren Stufen ein Symbol platzieren, das Sie darauf hinweist. Um auf dem Fußweg nach Hause Achtsamkeit zu üben, können Sie ein bestimmtes Haus oder eine Ladenfront als Achtsamkeitssignal wählen, das Ihnen Ihren Vorsatz in Erinnerung ruft.

Versuchen Sie in den nächsten Tagen, alltägliche Aktivitäten als Anker zu nutzen. Sie können zunächst eine einzelne Aktivität auswählen, um damit eine Woche lang zu üben, und dann nach und nach weitere hinzufügen. Versuchen Sie es so einzurichten, dass die betreffenden Aktivitäten über den Tag – morgens, mittags, abends – verteilt sind, damit Sie regelmäßig üben.

Tragen Sie in die folgenden Zeilen Aktivitäten ein, mit denen Sie Achtsamkeit geübt haben. Bei welchen Aktivitäten fiel es Ihnen am leichtesten und am schwersten, sie als Anker zu nutzen? Woran lag das?

____

____

____

____

____

Zum Ende dieses Kapitels möchte ich Ihnen zwei weitere Achtsamkeitsübungen für zwischendurch vorstellen, mit denen Sie die Flexibilität Ihrer Aufmerksamkeit erhöhen können.

ÜBUNG: Das Wort „und" als Anker nutzen

Auch Worte können als Gegenwartsanker dienen. Wenn Sie zum Beispiel auf der Fahrt zur Arbeit einen Song oder einen Podcast hören, können Sie darin auf das Wort „und" achten. Wenn Sie in einer Warteschlange stehen oder mit dem Bus zur Arbeit fahren, können Sie in den Gesprächen um Sie herum auf das Wort „und" hinhören. Wenn Sie zu Fuß unterwegs sind, können Sie auf Verkehrszeichen und Werbetafeln das Wort „und" registrieren. Diese einfache Strategie verankert Sie im gegenwärtigen Augenblick.

Versuchen Sie in den nächsten Tagen, „und" als Anker zu nutzen. Halten Sie dann auf den folgenden Zeilen einige Beispiele dafür fest, wie Sie das gemacht haben. In welchen Situationen fiel es Ihnen am leichtesten und am schwersten, „und" als Anker zu nutzen? Woran lag das?

____

____

____

____

____

ÜBUNG: Nur jeweils eine Sache tun und als Anker nutzen

Eine weitere Möglichkeit zum Üben von Achtsamkeit besteht darin, das als Anker zu nehmen, was Sie gerade tun. Stellen Sie aber sicher, dass Sie jeweils nur eine Sache tun. Die meisten Menschen widmen sich selten nur einer einzigen Sache. Sie scrollen durch ihre Nachrichten, während sie frühstücken. Sie spülen ab und hören dabei Radio. Sie putzen sich die Zähne und denken dabei an gestern oder morgen.

Jeden Tag bieten sich Ihnen viele Gelegenheiten, die Flexibilität Ihrer Aufmerksamkeit zu steigern, indem Sie das Tempo drosseln und nur eine Sache zur selben Zeit tun – und zwar achtsam. Machen Sie langsam, wenn Sie sich überfordert und angespannt fühlen oder erschöpft und niedergeschlagen sind, und konzentrieren Sie sich auf das, was Sie gerade tun. Nehmen Sie nur diese Aktivität wahr und sonst nichts. Beobachten Sie die Aktivität voller Neugier und gehen Sie ihr auf den Grund. Was geschieht da im Einzelnen beim Geschirrspülen? Registrieren Sie, wie sich das Wasser an den Händen anfühlt, wie im Wasser Bläschen aufsteigen, wie sich das Fließen des Wassers aus dem Wasserhahn anhört, welche einzelnen Bewegungen Hände, Arme und Rücken beim Abspülen ausführen.

Die Aufmerksamkeit an den Details einer einzigen Sache anzudocken hilft Ihnen, sich von beunruhigenden Gedanken an Zukunft oder Vergangenheit zu lösen, und lässt den Geist ruhiger werden.

Versuchen Sie in den nächsten Tagen, die Aufmerksamkeit jeweils an einer einzelnen Aktivität festzumachen. Notieren Sie dann in den folgenden Zeilen einige der Aktivitäten, bei denen Sie Achtsamkeit geübt haben. Bei welchen Aktivitäten fiel es Ihnen am leichtesten und am schwersten, sie als Anker zu nutzen? Woran lag das?

___

___

___

___

___

Kurz gefasst

Achtsamkeit ist eine wichtige Strategie, um einer Inflexibilität der Aufmerksamkeit entgegenzuwirken, durch die Ihre Angst und Depression sich verfestigt. Wenn Sie lernen, im Beobachten einen Schritt von Ihren emotionalen Zuständen zurückzutreten, beruhigt dies Geist und Körper und hilft Ihnen, die Welt und sich selbst klarer und genauer wahrzunehmen. Behalten Sie beim Üben mit Gegenwartsankern folgende Punkte im Blick:

- Wenn Sie die Flexibilität Ihrer Aufmerksamkeit steigern, wirken Sie damit beunruhigenden und deprimierenden Denkmustern entgegen. Denn Was-wäre-wenn-Fragen an die Zukunft und reuevolle Grübeleien über die Vergangenheit haben dann weniger Macht über Sie.
- Wenn Sie die Flexibilität Ihrer Aufmerksamkeit steigern, stärkt das Ihre Zuversicht, dass Sie durchaus in der Lage sind, Ihre ängstlichen und depressiven Zustände auszuhalten.
- Wenn Sie die Flexibilität Ihrer Aufmerksamkeit steigern, wird Ihnen klarer bewusst, wie Emotionen kommen und gehen. Anstatt sich darauf zu fixieren, wie sich die Situation anfühlt, können Sie die Perspektive wechseln und beobachten, was in der Situation und in Ihnen selbst wirklich geschieht.

6. Die Flexibilität des Denkens steigern

Unflexibles Denken trägt dazu bei, dass Angst und Depression weiter zunehmen. Wie wir in Kapitel 2 gesehen haben, macht unflexibles Denken es Ihnen schwer, Abstand zu Ihren emotionalen Zuständen zu gewinnen, um die Dinge so zu sehen, wie sie wirklich sind. Ihre Angst oder Depression wird weniger durch die Gedanken selbst, sondern durch deren Inflexibilität angeheizt. Mit ein wenig Übung wird es Ihnen gelingen, den Blick zu weiten und zu einer ausgewogeneren und hilfreicheren Perspektive auf sich selbst und das Leben zu finden. Dies ist ein wichtiger Schritt, durch den sich für Sie neue Möglichkeiten eröffnen.

6.1 Automatische Gedanken

Unser Geist ordnet Ereignisse automatisch ein, damit wir in unserer komplexen und schnelllebigen Welt zurechtkommen können. Wenn Sie zum Beispiel die Straße entlanggehen und hören, dass sich Ihnen ein Skateboarder nähert, ist wesentlich, dass Ihr Aufmerksamkeitsfokus nicht darauf liegt, welche Farbe das Skateboard wohl hat und ob die Person groß oder klein ist, sondern auf ihrer Geschwindigkeit und Bewegungsrichtung. Diese Fokussierung hilft Ihnen, schnell zu erkennen, ob die Situation gefährlich ist oder nicht, damit Sie gegebenenfalls ausweichen oder einfach weitergehen können.

Verarbeitungsmuster, Interpretationen, Bedeutungszuschreibungen

In jeder Situation fokussiert unser Geist automatisch stärker auf bestimmte Aspekte als auf andere. Die Informationsverarbeitung folgt also einem *Verarbeitungsmuster.* Ein Beispiel: Auf der Geburtstagsparty, zu der Janine mit ihren Kindern geht, lächelt eine der Mütter sie an und sagt: „Das ist aber ein schöner Pullover, die Farbe steht Ihnen sehr gut. Haben Sie bemerkt, dass Sie einen kleinen Spritzer vom Käsedip am Ärmel haben?" Sie geht dann ein Küchentuch holen, damit Janine den Fleck abwischen kann. Als die Frau in die Küche geht, drehen sich Janines Gedanken aber einzig und allein darum, dass sie auf den Fleck am Ärmel hingewiesen wurde. Weil sie depressiv ist, richtet ihre Aufmerksamkeit sich meist auf negative und nicht auf positive Aspekte. Sie ist also mehr mit der Bemerkung zu dem Käsedip-Spritzer beschäftigt als mit dem Kompliment, das sie für ihren Pullover bekommen hat.

Unser Geist fokussiert nicht nur blitzschnell auf bestimmte Aspekte einer Situation, sondern *interpretiert* sie auch ganz automatisch. Für Janine ist der Hinweis auf den Fleck eine neuerliche Bestätigung der eigenen Unfähigkeit („Was stimmt denn nicht mit mir? Ich kann ja nicht mal essen, ohne mich vollzukleckern!"). Sie hätte die Bemerkung der Frau aber auch so auffassen können, dass sie Janine sympathisch findet („Die Farbe meines Pullovers gefällt ihr, und sie findet anscheinend, dass ich Geschmack habe. Ich bin ja froh, dass sie mich auf den Fleck hingewiesen und mir geholfen hat, ihn abzuwischen"). Oder sie könnte die Bemerkung registrieren, ohne ihr allzu große Beachtung zu schenken („Oh, das war jetzt ein bisschen peinlich. Aber so was passiert uns ja allen manchmal. Keine große Sache").

Und schließlich neigen wir dazu, Ereignissen oft mehr *Bedeutung* zuzumessen, als ihnen wirklich zukommt. Janine fasst die Bemerkung über den Käsedip-Fleck an ihrem Pullover als weitere Bestätigung dafür auf, dass sie ihr Leben nicht im Griff hat und eine schreckliche Mutter ist („Ich bin eine nichtsnutzige Chaotin und schaffe es nicht, gut für mich selbst oder für meine Kinder zu sorgen"). Die gesündere Alternative wäre, die Sache mit dem Fleck nicht als Beleg für eine Charakterschwäche, sondern einfach nur als ein Einzelereignis zu betrachten („Huch! Auf einem Kindergeburtstag geht's hoch her, da ist es schwer, alles im Blick zu behalten. Nächstes Mal, wenn ich mir etwas vom Büfett hole, werde ich besser aufpassen").

Wenn Sie mit Ängsten oder einer Depression zu kämpfen haben, neigen Sie dazu, Ereignisse automatisch so zu deuten, dass Ihre ängstliche oder pessimistische Sicht bestätigt wird. Durch dieses unflexible Denkmuster fällt es Ihnen schwer, etwas Abstand zu Ihrem ängstlichen oder depressiven Zustand zu gewinnen und die Welt und sich selbst in einer realitätsnäheren und hilfreicheren Weise wahrzunehmen.

Automatische „heiße" Gedanken

Ihre unflexiblen Denkmuster umfassen wahrscheinlich viele verschiedene automatische Gedanken. Manche dieser Gedanken oder Einschätzungen lösen mehr Angst oder Niedergeschlagenheit aus als andere, weil sie besonders stark mit negativen Bedeutungen aufgeladen sind. Diese Einschätzungen, die ängstliche oder depressive Zustände verstärken, werden als *heiße Gedanken* bezeichnet. Wichtig ist, dass Sie zunächst einmal lernen, einen solchen automatischen heißen Gedanken zu registrieren. Erst dann sind Sie in der Lage, zu überprüfen, inwieweit dieser Gedanke in der jeweiligen Situation Sinn ergibt.

Eine einfache Strategie, mit der Sie einem heißen Gedanken auf die Spur kommen können, ist die *Pfeil-Abwärts-Technik* (Burns 1980): Sie nehmen einen Ihrer depressiven oder ängstlichen Gedanken und erkunden, welche Vorstellungen hinter ihm stecken, bis Sie zu dem Fundament vorgedrungen sind, auf dem der Gedanke letztlich ruht. Es ist, als würden Sie eine Zwiebel schälen: Unter dem Gedanken treten Schicht um Schicht andere Gedanken hervor, die auf den ersten Blick nicht zu erkennen waren.

Mithilfe des Arbeitsblatts „Meinen automatischen heißen Gedanken ermitteln“ kam Rosario in wenigen Schritten ihrem heißen Gedanken auf die Spur (vgl. Tabelle 6.1). Sie schrieb zunächst einen automatischen Gedanken nieder: „Was ist, wenn der Schulleiter sieht, wie ich bei meinem Vortrag rot werde?“ Dann beantwortete sie von vier vorgegebenen Fragen diejenige, die für sie am engsten mit dem automatischen Gedanken verknüpft war: „Was würde geschehen, wenn es wirklich so wäre?“ Als Antwort hielt sie fest: „Er denkt, dass mit mir etwas nicht stimmt.“ Zu diesem dahinterstehenden Gedanken wählte sie wiederum die Frage aus, die für sie am besten zu dem Gedanken passte: „Was würde dann als Nächstes geschehen?“ Ihre Antwort war: „Wenn er glaubt, dass mit mir etwas nicht stimmt, wird er das allen anderen im Kollegium sagen.“ Rosario setzte dieses Verfahren fort, bis sie bei dem Gedanken angelangt war, der all dem zugrunde lag. Dieser Gedanke wirkt wie eine Extremreaktion auf ihre Angst, bei ihrem Vortrag rot zu werden, und deshalb ist es auch angebracht, von einem heißen Gedanken zu sprechen!

Automatischer Gedanke:	*Was ist, wenn der Schulleiter sieht, wie ich bei meinem Vortrag rot werde?*
↓	■ Wenn das zutrifft, was sagt es dann über mich (oder andere) aus? ■ Was würde geschehen, wenn es wirklich so wäre? ■ Was würde dann als Nächstes geschehen? ■ Warum ist das so wichtig für mich?
Dahinterstehender Gedanke:	*Er denkt, dass mit mir etwas nicht stimmt.*
↓	■ Wenn das zutrifft, was sagt es dann über mich (oder andere) aus? ■ Was würde geschehen, wenn es wirklich so wäre? ■ Was würde dann als Nächstes geschehen? ■ Warum ist das so wichtig für mich?
Dahinterstehender Gedanke:	*Wenn er glaubt, dass mit mir etwas nicht stimmt, wird er das allen anderen im Kollegium sagen.*
↓	■ Wenn das zutrifft, was sagt es dann über mich (oder andere) aus? ■ Was würde geschehen, wenn es wirklich so wäre? ■ Was würde dann als Nächstes geschehen? ■ Warum ist das so wichtig für mich?
Dahinterstehender Gedanke:	*Ich werde kündigen müssen.*
↓	■ Wenn das zutrifft, was sagt es dann über mich (oder andere) aus? ■ Was würde geschehen, wenn es wirklich so wäre? ■ Was würde dann als Nächstes geschehen? ■ Warum ist das so wichtig für mich?
Dahinterstehender Gedanke:	*Ich werde nie eine Arbeit finden, die mir Freude macht. Ich werde bis an mein Lebensende verzweifelt und unglücklich sein.*

Tabelle 6.1: Rosarios Arbeitsblatt „Meinen automatischen heißen Gedanken ermitteln"

Nehmen Sie nun zwei oder drei Ihrer ausgefüllten Arbeitsblätter „Emotions-ABC" (siehe Kapitel 3) und nutzen Sie Ausdrucke des Arbeitsblatts „Meinen automatischen heißen Gedanken ermitteln", um einige Ihrer heißen Gedanken aufzudecken. Wie Sie sehen werden, erzählt der automatische Gedanke, den Sie am Anfang eintragen, meistens nur einen Teil der Geschichte. Wenn Sie Schicht um Schicht unter diesem anfänglichen automatischen Gedanken freilegen, wird Ihnen immer klarer, warum er so viel Angst und Niedergeschlagenheit in Ihnen auslöst.

Meinen automatischen heißen Gedanken ermitteln

Automatischer Gedanke: ____________________

- Wenn das zutrifft, was sagt es dann über mich (oder andere) aus?
- Was würde geschehen, wenn es wirklich so wäre?
- Was würde dann als Nächstes geschehen?
- Warum ist das so wichtig für mich?

Dahinterstehender Gedanke: ____________________

- Wenn das zutrifft, was sagt es dann über mich (oder andere) aus?
- Was würde geschehen, wenn es wirklich so wäre?
- Was würde dann als Nächstes geschehen?
- Warum ist das so wichtig für mich?

Dahinterstehender Gedanke: ____________________

- Wenn das zutrifft, was sagt es dann über mich (oder andere) aus?
- Was würde geschehen, wenn es wirklich so wäre?
- Was würde dann als Nächstes geschehen?
- Warum ist das so wichtig für mich?

Dahinterstehender Gedanke: ____________________

- Wenn das zutrifft, was sagt es dann über mich (oder andere) aus?
- Was würde geschehen, wenn es wirklich so wäre?
- Was würde dann als Nächstes geschehen?
- Warum ist das so wichtig für mich?

Dahinterstehender Gedanke: ____________________

6.2 Denkfallen

Eine *Denkfalle* ist die Tendenz, Ereignisse automatisch immer wieder auf dieselbe Weise zu interpretieren. Sie ist wie eine Spurrille, die sich über die Jahre hinweg in die Fahrbahn eingegraben hat. Aus solchen eingefahrenen Gleisen herauszukommen ist nicht immer leicht. Denkfallen sind das Hauptmerkmal unflexiblen Denkens – und wie Sie mittlerweile wissen, trägt unflexibles Denken dazu bei, dass Ihre Angst oder Depression bestehen bleibt und sich weiter verstärkt.

Gehen wir noch einmal zu Janines kleinem Missgeschick mit dem Käsedip, um zu sehen, wie eine Denkfalle funktioniert. Vermutlich ist es uns allen schon einmal passiert, dass uns bei Tisch ein Bissen in den Schoss gefallen ist oder wir mit dem Ärmel in eine Sauce geraten sind. Wenn uns jemand auf das kleine Missgeschick aufmerksam macht, hilft uns das, am Büfett ein wenig umsichtiger vorzugehen. Janine aber reagierte deprimiert, weil sie nur auf das Missgeschick fokussiert war und das Kompliment der anderen Mutter nicht weiter beachtete.

Sie blendete also wichtige Informationen aus, die zu registrieren ihr gutgetan hätte. Und ihr kamen nun weitere negative Gedanken in den Sinn: „Was stimmt denn nicht mit mir? Ich kann ja nicht mal essen, ohne mich vollzukleckern!“ Sie verstrickte sich vollends in einem unflexiblen Denkmuster, das ihre Depression weiter verstärkte.

Der vielleicht wichtigste Schritt, um Ihr Denken flexibler zu machen, besteht darin, dass Sie sich darüber klar werden, dass Sie wieder in die Fallen des alten, unflexiblen Denkens getappt sind, die Ihre Angst oder Depression weiter anheizen. Es gibt viele Arten von Denkfallen. Lassen Sie uns die betrachten, die am häufigsten zuschnappen: *voreilige Schlüsse ziehen, Schwarzmalerei, vom Schlimmstmöglichen ausgehen.*

Voreilige Schlüsse

Voreilige Schlüsse zu ziehen bedeutet hier, die Wahrscheinlichkeit zu überschätzen, dass etwas Schlimmes passieren wird – dass Ihre Ehe in die Brüche geht, dass Sie eine schreckliche Krankheit bekommen, dass Sie bei einer Panikattacke sterben oder dass Sie in Ihrem Leben nie mehr etwas Schönes erleben werden. Solche pessimistischen Einschätzungen sind nur hilfreich, wenn eine *hohe Wahrscheinlichkeit* besteht, dass etwas Schlimmes geschieht, und Sie durch Ihre Einschätzungen besser darauf vorbereitet sind, mit der Krise umzugehen, oder sie vielleicht sogar noch abwenden können. Dann hat Ihr Verstand Ihnen gute Dienste geleistet.

Im ungünstigen Fall sieht Ihr Verstand aber immer wieder Unheil voraus, das dann *gar nicht eintritt.* Sie sind dann ohne triftigen Grund in höchstem Maße angespannt oder verzweifelt. Rosario zieht immer wieder den voreiligen Schluss, wenn sie errötet, würden die anderen darauf aufmerksam, ohne dass sie aber irgendwelche Anhaltspunkte dafür hat, dass nach außen hin überhaupt etwas zu sehen ist. Janine zieht den voreiligen Schluss, dass sie, nachdem ihre Ehe gescheitert ist, für immer allein bleiben wird. Sie lässt alles außer Acht, das dafürspricht, dass sie eines Tages wieder in einer Partnerschaft leben wird.

Notieren Sie einige Beispiele für voreilige Schlüsse, die Ihnen in einem ängstlichen oder depressiven Zustand durch den Kopf gehen.

Schwarzmalerei

Noch schlimmer wird das Ganze, wenn Sie nicht nur einen voreiligen Schluss ziehen, sondern die Aufmerksamkeit ganz auf ihn fokussieren und alles ausblenden, was gegen ihn sprechen könnte.

Wenn Rosario den voreiligen Schluss zieht, die anderen könnten es sehen, wenn sie errötet, ist sie ganz darauf fixiert und lässt keine anderen Deutungen der Situation mehr zu (etwa, dass die anderen anscheinend gar nichts bemerken). Dieses Muster des *Schwarzmalens* führt dazu, dass sie immer wieder Kummer und Ungemach auf sich zukommen sieht. Da sie stets auf dieses drohende Unheil fokussiert ist, fällt es ihr schwer, all die Gründe wahrzunehmen, die gegen ihre beunruhigenden Erwartungen sprechen: Die anderen sprechen mit Rosario, sie lächeln sie an, und vor allem fragen sie fast nie nach, wie es ihr denn geht – was ja eine naheliegende Frage wäre, wenn sie sehen, dass Rosario rot wird.

Janine ist in einem Denkmuster gefangen, das alles düster und hoffnungslos erscheinen lässt. Wenn sie an ihren Ex-Mann denkt, liegt ihr Fokus auf den Eigenschaften, die sie an ihm schätzt, und nicht auf den vielen negativen Eigenschaften, die das Zusammenleben schwierig gemacht hatten. Wenn sie an die Kinder denkt, fallen ihr nur Tage ein, an denen sie reizbar war oder zu müde, um mit ihnen zu spielen, und nicht die vielen anderen Tage, an denen sie Karten mit ihnen spielte, ihnen etwas vorlas oder mit ihnen in den Zoo ging.

Je mehr Rosario und Janine ganz auf ihre voreiligen Schlüsse fokussiert sind, desto länger wird ihr ängstlicher beziehungsweise depressiver Zustand anhalten.

Notieren Sie einige Beispiele für Schwarzmalerei, zu der Sie in einem ängstlichen oder depressiven Zustand neigen.

___

___

___

___

___

Vom Schlimmstmöglichen ausgehen

Diese Denkfalle besteht darin, dass Sie in der Regel davon ausgehen, dass das Schlimmstmögliche geschehen wird. Nennen wir es Katastrophendenken: Sie sind nicht nur überzeugt, dass etwas schiefgehen wird, sondern dass eine absolute Katastrophe bevorsteht. Rosario glaubt, dass der Schulleiter sie, wenn sie rot wird – und sie geht davon aus, dass das unabwendbar ist –, entlassen wird, denn das Erröten sei ein Zeichen für ihre Unfähigkeit. Sie nimmt also an, dass die Sache die schlimmstmögliche Wendung nehmen wird, auch wenn ein weniger verheerender Verlauf viel wahrscheinlicher ist.

Janine sieht als schlimmstmögliche Entwicklung auf sich zukommen, dass sie bis an ihr Lebensende allein und einsam sein wird.

Wenn Sie davon ausgehen, dass es so schlimm kommen muss, wie Sie sich das ausmalen, nehmen Sie vermutlich auch an, dass Sie der Situation nicht gewachsen sein werden. Sie glauben beispielsweise, dass Sie sich, wenn Sie bei einer Prüfung durchfallen, von dieser Niederlage nie erholen werden; Sie werden sich einigeln, Ihre Ausbildung und Ihre Zukunftspläne sausen lassen und außerstande sein, die eigene Enttäuschung oder die Kommentare Ihrer Lehrer, Ihrer Eltern oder Ihrer Freundinnen zu verkraften. Mit Niederlagen und Misserfolgen müssen aber alle Menschen klarkommen. Wir alle machen Fehler und müssen Rückschläge hinnehmen, und meistens sind wir dazu auch in der Lage. Wenn wir aber die eigene Fähigkeit, Schwierigkeiten zu meistern, zu gering einschätzen, dann kann sich schon eine kleine Sache zur Katastrophe auswachsen – zumindest auf der emotionalen Ebene.

Weil Nia glaubt, dass sie nicht damit zurechtkommen würde, wenn ihr Freund Pete sie verließe, fällt es ihr schwer, die gemeinsame Zeit zu genießen. Sie verstehen sich gut, doch natürlich ist es auch wahr, dass viele Paarbeziehungen irgendwann scheitern. Wenn Nia überzeugt ist, dass sie einen solchen Verlust nicht verkraften könnte, wird in ihren Augen aus einer Situation, die durchaus schwer zu bewältigen wäre, eine totale Katastrophe.

Janine glaubt, sie könne nicht ohne einen Partner an ihrer Seite durchs Leben gehen, und so kommt ihr alles unerträglich und hoffnungslos vor.

Notieren Sie einige Beispiele dafür, wie Sie in einem ängstlichen oder depressiven Zustand vom Schlimmsten ausgehen.

____

____

____

____

____

Diese Denkmuster sind, um es noch einmal zu sagen, nicht per se falsch oder desaströs. Ihnen fehlt es nur an *Flexibilität*. Deshalb fällt es Ihnen, wenn Sie in eines dieser Muster verfallen, so schwer, sich wieder von ihm zu lösen. Sie stecken dann in einem Teufelskreis von ängstlichen oder depressiven Gedanken fest, die Sie ausbremsen und das Leben beschwerlich machen. Damit Ihr Denken flexibler werden kann, müssen Sie zunächst lernen, sich darüber klar zu werden, in welche Denkfalle Sie gerade wieder getappt sind, und diese Falle dann zu benennen.

Schauen Sie sich an, wie Janine das Arbeitsblatt „Meine Denkfallen ermitteln" ausgefüllt hat (Tabelle 6.2). Sie können sehen, welche Gedanken ihr in der Situation jeweils durch den Kopf gingen und dass sie dementsprechend ängstlich oder deprimiert war und auch Schuldgefühle hatte.

Nachdem Sie sich das Beispiel angeschaut haben, sind Sie selbst an der Reihe. Notieren Sie, wenn Sie ängstlich oder deprimiert sind, Ihren automatischen Gedanken (also was Ihnen gerade durch den Kopf geht), und beschreiben Sie die Situation, in der Sie sind. Setzen Sie dann bei dem Namen der Denkfalle, die am besten zu dem automatischen Gedanken passt, ein Häkchen. Manchmal lässt sich der Gedanke auch mehr als einer Denkfalle zuordnen. Setzen Sie dann dementsprechend mehrere Häkchen.

Datum und Uhrzeit	Situation	Automatische heiße Gedanken	Emotionale Reaktion	Denkfalle
2. April, 18 Uhr	*Bin bei meinen Eltern und sehe, wie liebevoll Jackson meine Schwester Susan anschaut.*	*Ich werde nie einen Mann finden, der mich so liebt, wie Jackson Susan liebt.*	*Traurig.*	☐ Voreilige Schlüsse ziehen ☒ Schwarzmalerei ☐ Vom Schlimmstmöglichen ausgehen
4. April, 13:30 Uhr	*Treffe Laura beim Einkaufen. Sie lädt mich für Freitag zu einer Party ein.*	*Ich ertrage es nicht, wenn Leute mitbekommen, dass Ben mich verlassen hat. Sie werden denken, dass ich eine Versagerin bin.*	*Angespannt.*	☒ Voreilige Schlüsse ziehen ☐ Schwarzmalerei ☐ Vom Schlimmstmöglichen ausgehen
4. April, 17 Uhr	*Spiele Dame mit Jake. Es macht ihm großen Spaß, er lacht viel.*	*Ich bin eine schreckliche Mutter. Meine Kinder brauchen mich, aber ich bin nur mit mir selbst beschäftigt.*	*Schuldgefühle.*	☐ Voreilige Schlüsse ziehen ☐ Schwarzmalerei ☒ Vom Schlimmstmöglichen ausgehen

Tabelle 6.2: Janines Arbeitsblatt „Meine Denkfallen ermitteln“

Meine Denkfallen ermitteln

Datum und Uhrzeit	Situation	Automatische heiße Gedanken	Emotionale Reaktion	Denkfalle
				☐ Voreilige Schlüsse ziehen ☐ Schwarzmalerei ☐ Vom Schlimmstmöglichen ausgehen
				☐ Voreilige Schlüsse ziehen ☐ Schwarzmalerei ☐ Vom Schlimmstmöglichen ausgehen
				☐ Voreilige Schlüsse ziehen ☐ Schwarzmalerei ☐ Vom Schlimmstmöglichen ausgehen

6.3 Machen Sie sich keine Vorwürfe, wenn Ihr Verstand so funktioniert, wie er nun einmal funktioniert

Wenn Ihnen bewusst wird, in welchen Denkfallen Sie gefangen sind, machen Sie sich womöglich Vorwürfe, weil Ihr Verstand so arbeitet, und sagen sich beispielsweise: „Es ist nicht zu fassen, dass ich schon wieder in diese Denkfalle getappt bin. Ich bin doch einfach bescheuert." Das macht die Situation nur noch schlimmer. Je mehr Sie sich dafür kritisieren, wie Ihr Verstand funktioniert, desto mehr werden Sie sich bemühen, Ihre Gedanken unter Kontrolle zu bekommen oder sie loszuwerden. Das führt dann dazu, dass Ihre Denkmuster sich weiter verfestigen.

Anstatt sich vorzuwerfen, wie Ihr Verstand arbeitet („Ich denke doch immer wieder nur dasselbe – ich bin zu nichts nutze"), versuchen Sie besser zu würdigen und zu akzeptieren, wie er solche Gedanken hervorzubringen vermag. Halten Sie sich dann vor Augen, dass dies nur eine mögliche Art zu denken ist und dass Ihr Verstand in der Lage ist, auch anderen Wegen zu folgen. Dabei können Ihnen die Achtsamkeitsstrategien, die Sie aus Kapitel 5 kennen, eine Hilfe sein. Danken Sie, wenn Sie meditieren, Ihrem Verstand dafür, dass er diese Gedanken hervorbringt, anstatt ihm vorzuwerfen, dass er seine Arbeit macht.

Schreiben Sie auf, was Ihnen durch den Kopf geht, wenn Sie sich dafür kritisieren, dass Sie in eine Denkfalle getappt sind.

____

____

____

Formulieren Sie nun das, was Sie gerade aufgeschrieben haben, aus einer anderen, positiveren Perspektive, in ein oder zwei Sätzen, mit denen Sie akzeptieren, dass Ihr Verstand nun einmal so arbeitet, und deutlich machen, dass Sie sich nichts vorzuwerfen haben – zum Beispiel: „Ich kann nichts dafür, dass mein Verstand manchmal so arbeitet. Ich tue mein Bestes, um meinem Denken eine andere Richtung zu geben, doch das wird eine Weile dauern."

____

____

____

ÜBUNG: Einen Gedanken umkreisen

Wir können einen problematischen automatischen Gedanken nicht nur achtsam zur Kenntnis nehmen, sondern auch auf Abstand zu ihm gehen, indem wir ihn „umkreisen". Umkreisen bedeutet, dass wir Gedanken, Körperempfindungen oder Handlungsimpulse recht lang und ausführlich beschreiben. Damit schwächen wir die Wirkung ab, die sie auf uns ausüben können.

Beispielsweise können Sie zu dem Angstgedanken „Und was ist, wenn ich meine Arbeitsstelle verliere?" Abstand herstellen, indem Sie ihn mit einem längeren Gedanken wie folgt umkreisen: „In meinem Kopf ist da also wieder dieser sehr vertraute Gedanke, der mich in Angst und Schrecken versetzt, der immer wieder hochkommt und der immer derselbe bleibt, ohne dass er mich irgendwie weiterbringen würde: Ich könnte meinen Job verlieren." In ähnlicher Weise können Sie auch mit einem Gedanken verfahren, der Sie bedrückt und runterzieht: „Da ist er also wieder, dieser sehr vertraute Gedanke, der mich deprimiert und quält, der immer wieder auftaucht, obwohl ich weiß, dass er nicht wahr ist: dass ich nie wieder Momente des Glücks und der Zufriedenheit erleben werde."

Durch das Umkreisen entsteht eine gewisse Distanz zwischen Ihnen und dem Gedanken, sodass Sie ihn und die Situation mit ungetrübtem Blick betrachten können.

Versuchen Sie das jetzt einmal. Schreiben Sie einen Gedanken auf, der Ihnen oft in den Sinn kommt, wenn Sie ängstlich oder niedergeschlagen sind.

____

____

Formulieren Sie jetzt Sätze, mit denen Sie den Gedanken umkreisen.

____

____

____

____

____

____

6.4 Flexible Denkstrategien

Es gibt Denkstrategien, die Ihnen helfen können, den drei Denkfallen zu entgehen, in die ängstliche und depressive Menschen am häufigsten geraten: voreilige Schlüsse ziehen, schwarzmalen, vom Schlimmstmöglichen ausgehen. Die drei Denkfallen haben eines gemeinsam: das schematische und unflexible Interpretieren von Ereignissen. Jede der flexiblen Denkstrategien, die ich Ihnen vorstellen möchte, wird Ihnen helfen, sich von der schematischen und starren Wahrnehmung von Ereignissen zu lösen. Das wird dazu führen, dass Ihre ängstlichen oder depressiven Reaktionen auf die Ereignisse schwächer ausfallen und nicht so lang anhalten.

ÜBUNG: Aufspüren, überprüfen, verändern

Diese flexible Denkstrategie ist leicht zu erlernen und verbindet zwei Fertigkeiten miteinander, die Sie bereits kennen: einen automatischen heißen Gedanken ermitteln und ihn auf den Prüfstand stellen. Nutzen Sie das Arbeitsblatt „Aufspüren, überprüfen, verändern", um diese kombinierte flexible Denkstrategie einzuüben.

Schritt 1: Aufspüren. Halten Sie nach dem automatischen heißen Gedanken Ausschau, der hinter Ihrer Angst oder Depression steht. Beobachten Sie aufmerksam, welche Gedanken Ihnen durch den Kopf gehen. Sind das die Gedanken, die Ihre Angst oder Depression anheizen? Welcher davon ist der automatische heiße Gedanke? Falls Sie sich nicht sicher sind, ob ein Gedanke heiß ist oder nicht, greifen Sie auf die Pfeil-abwärts-Technik zurück (Seite 117). Tragen Sie den automatischen heißen Gedanken, den Sie ermittelt haben, dann in das entsprechende Kästchen im Arbeitsblatt „Aufspüren, überprüfen, verändern" ein.

Falls Sie auf mehrere automatische Gedanken stoßen, schreiben Sie sie alle auf.

Schritt 2: Benennen und Einstufen der emotionalen Reaktion. Ordnen Sie die Intensität der emotionalen Reaktion auf einer Skala von 0 bis 100 ein. Dabei bedeutet 100, dass die Angst oder Niedergeschlagenheit so intensiv ist, wie Sie sich das überhaupt vorstellen können, und 0, dass Sie keinerlei Angst oder Niedergeschlagenheit verspüren.

Schritt 3: Schätzen Sie ein, wie überzeugend Ihnen der automatische Gedanke erscheint. Wie sicher sind Sie sich, dass der automatische heiße Gedanke zutrifft? 100 Prozent bedeutet, Sie sind vollkommen überzeugt davon, dass der automatische Gedanke der Wahrheit entspricht, und 0 Prozent bedeutet, Sie glauben das keineswegs. Wenn Sie mehr als einen Gedanken ermittelt haben, stufen Sie sie alle auf der Skala ein. Der heißeste von den automatischen Gedanken ist derjenige, von dem Sie am meisten überzeugt sind. Legen Sie den

Fokus dann auf diesen automatischen Gedanken, denn je mehr Sie von einem automatischen Gedanken überzeugt sind, desto intensiver ist die mit ihm verknüpfte emotionale Reaktion.

Schritt 4: Überprüfen. Steckt in dem automatischen Gedanken eine Denkfalle? Ist er also ein Beispiel für das Ziehen voreiliger Schlüsse, für Schwarzmalerei oder für die Annahme, dass das Schlimmstmögliche passieren wird? Weil zwischen den drei Denkfallen beträchtliche Überschneidungen bestehen, können Sie gegebenenfalls alle ankreuzen.

Schritt 5: Verändern. Jetzt machen Sie sich daran, den heißen Gedanken zu verändern, indem Sie die Wahrscheinlichkeit einschätzen, dass der Gedanke wirklich zutrifft oder dass das befürchtete Ereignis wirklich eintreten wird. Gibt es dafür klare Anhaltspunkte? Und was spricht dagegen, dass der Gedanke wahr ist? Würde Ihre beste Freundin oder Ihr bester Freund genauso über das Ereignis oder die Situation denken? Wird Ihr Leben durch den Gedanken einfacher oder schwieriger? Hilft er Ihnen, Ihre Ziele zu erreichen, oder behindert er Sie dabei?

Die eigenen Gedanken auf den Prüfstand zu stellen kann schwierig sein, weil sie Ihnen vermutlich sehr vertraut sind und sich wahr „anfühlen". Wenn sich aber etwas wahr *anfühlt*, heißt das nicht unbedingt, dass es auch wahr *ist*. Tragen Sie in der rechten Spalte des Arbeitsblatts neue, hilfreichere Gedanken ein.

Schritt 6: Benennen Sie noch einmal Ihre aktuelle emotionale Reaktion und stufen Sie sie ein. Nachdem Sie überlegt haben, wie zutreffend oder hilfreich der automatische Gedanke ist, betrachten Sie Ihren jetzigen emotionalen Zustand und stufen seine Intensität auf einer Skala von 0 bis 100 ein. Dabei bedeutet 100, dass die Angst oder Niedergeschlagenheit so intensiv ist, wie Sie sich das überhaupt nur vorstellen können, und 0, dass Sie keinerlei Angst oder Niedergeschlagenheit verspüren.

Schritt 7: Schätzen Sie noch einmal ein, wie überzeugend Ihnen der automatische Gedanke erscheint. Dabei bedeutet 100, dass die Angst oder Niedergeschlagenheit so schlimm ist, wie Sie sich das überhaupt vorstellen können, und 0, dass Sie keinerlei Angst oder Niedergeschlagenheit verspüren.

Das war's!

Schauen Sie sich zunächst die Arbeitsblätter von Mateo und Janine an. Bei Mateo, der mit Ängsten zu kämpfen hat, zeigte sich, dass bei ihm drei Denkfallen wirksam waren (voreilige Schlüsse ziehen, Schwarzmalerei, vom Schlimmstmöglichen ausgehen). Er stellte seinem ängstlichen automatischen Gedanken neue Gedanken und Bewältigungsstrategien gegenüber, die nicht nur näher an der Realität, sondern auch hilfreicher waren. Damit konnte er die Flexibilität seines Denkens erhöhen, und seine Ängste ließen nach.

Janine, die unter Depressionen leidet, fand bei sich einen automatischen heißen Gedanken, der ganz auf negative Aspekte fokussiert war und sich als Schwarzmalerei einordnen ließ. Sie war aber imstande, über die eigenen Gedanken zu reflektieren. Es gelang ihr, sich von dem Muster zu lösen, dass sie ausschließlich auf die eigene Verantwortung für das Scheitern ihrer Ehe fixiert war. Mit der Zeit ging es ihr viel besser, weil ihr Denken nun sowohl ausgewogener als auch situationsadäquater war.

Mateos Arbeitsblatt „Aufspüren, überprüfen, verändern“

Anleitung: Sie können lernen, Gedanken, die in Ihnen Wut, Traurigkeit oder Schuldgefühle auslösen, aufzuspüren, zu überprüfen und zu verändern. Tragen Sie in der Tabellenzeile „Aufspüren" den Gedanken ein, der Ihnen zu schaffen macht. In der Zeile „Überprüfen" kreuzen Sie an, welche Denkfallen in dem Gedanken stecken. Gehen Sie dann die Fragen unter „Verändern“ durch und suchen Sie nach Wegen, den Gedanken zu entkräften, damit Sie sich besser fühlen können.

Auslösende Situation	*Besuche zusammen mit Kollegen aus der Anwaltskanzlei ein Netzwerktreffen.*		
Aufspüren	Welche Wörter, Gedanken oder Bilder gingen mir durch den Kopf, kurz bevor oder während ich ängstlich oder deprimiert war? Welche Vorstellung von mir selbst, von meinem Leben oder von der Zukunft spricht aus diesem Gedanken?	*Ich werde vor den anderen ohnmächtig werden, und das wird das Ende meiner Karriere sein.*	
Emotionale Reaktion	*Angespannt, angsterfüllt.*	**Wie stark ist die emotionale Reaktion ausgeprägt? (0–100)**	80
		Wie sehr bin ich von dem Gedanken überzeugt? (0–100%)	90 %
Überprüfen	**Benennen Sie die Denkfallen.**	☒ Voreilige Schlüsse ziehen ☒ Schwarzmalen ☒ Vom Schlimmsten ausgehen	

Verändern	Bin ich mir zu 100 Prozent sicher, dass dieses Ereignis oder diese Folgewirkung eintreten wird? Gibt es andere mögliche Erklärungen? Was spricht dafür, dass dieser Gedanke zutrifft? Ist die Situation wirklich so bedeutsam? Was würde ich Freundinnen oder Freunden sagen, die in dieser Situation sind? Gibt es eine Perspektive auf die Situation, die hilfreicher ist? Gibt es eine Sichtweise, die besser zu den Tatsachen passt?	*Mir ist schon Hunderte Male schwindlig geworden, und ich bin dabei nie ohnmächtig geworden.* *Sollte ich tatsächlich kollabieren, würden die Partner in der Kanzlei mich nicht feuern. Sie würden mich wahrscheinlich fragen, ob alles in Ordnung ist, und ich würde ihnen sagen, dass ich wegen unseres Babys zu wenig Schlaf bekomme.* *In dem Schwindel zeigt sich meine Angst. Das bedeutet aber nicht, dass ich kollabieren werde.*	
Emotionale Reaktion	*Angespannt.*	**Wie stark ist die emotionale Reaktion jetzt ausgeprägt? (0–100)**	20
		Wie sehr bin ich jetzt von dem automatischen Gedanken überzeugt? (0–100%)	35 %

Janines Arbeitsblatt „Aufspüren, überprüfen, verändern“

Anleitung: Sie können lernen, Gedanken, die in Ihnen Wut, Traurigkeit oder Schuldgefühle auslösen, aufzuspüren, zu überprüfen und zu verändern. Tragen Sie in der Tabellenzeile „Aufspüren” den Gedanken ein, der Ihnen zu schaffen macht. In der Zeile „Überprüfen” kreuzen Sie an, welche Denkfallen in dem Gedanken stecken. Gehen Sie dann die Fragen unter „Verändern“ durch und suchen Sie nach Wegen, den Gedanken zu entkräften, damit Sie sich besser fühlen können.

Auslösende Situation	*Denke daran zurück, wie Jack seine Sachen geholt hat und ausgezogen ist.*		
Aufspüren	Welche Gedanken gingen mir durch den Kopf, kurz bevor oder während ich ängstlich oder deprimiert war? Welche Vorstellung von mir selbst, von meinem Leben oder von der Zukunft spricht aus diesem Gedanken?	*Dass Jack unzufrieden war, lag einzig und allein an mir. Ich bin eine Versagerin. Er hatte allen Grund, mich zu verlassen.*	
Emotionale Reaktion	*Traurig, verzweifelt.*	**Wie stark ist die emotionale Reaktion ausgeprägt? (0–100)**	90
		Wie sehr bin ich von dem Gedanken überzeugt? (0–100%)	80 %
Überprüfen	**Benennen Sie die Denkfallen.**	☐ Voreilige Schlüsse ziehen ☒ Schwarzmalen ☒ Vom Schlimmsten ausgehen	

Verändern	Bin ich mir zu 100 Prozent sicher, dass dieses Ereignis oder diese Folgewirkung eintreten wird? Gibt es andere mögliche Erklärungen? Was spricht dafür, dass dieser Gedanke zutrifft? Ist die Situation wirklich so bedeutsam? Was würde ich Freundinnen oder Freunden sagen, die in dieser Situation sind? Gibt es eine Perspektive auf die Situation, die hilfreicher ist? Gibt es eine Sichtweise, die besser zu den Tatsachen passt?	*Jack sagte zu mir, dass er in einer Midlife-Crisis steckt und dass es nicht an mir liegt.* *Auch ich war zuvor nicht glücklich und dachte an Trennung. Also lag es wohl nicht nur an mir.* *Zu einer Freundin würde ich sagen: An einer Trennung haben immer beide Partner ihren Anteil.* *Jack sagte, dass es bei der Arbeit für ihn nicht gut lief und dass er für die Vaterrolle nicht gemacht ist.*	
Emotionale Reaktion	*Traurig, Schuldgefühle.*	**Wie stark ist die emotionale Reaktion jetzt ausgeprägt? (0–100)**	35
		Wie sehr bin ich jetzt von dem automatischen Gedanken überzeugt? (0–100%)	30 %

Aufspüren, überprüfen, verändern

Anleitung: Sie können lernen, Gedanken, die in Ihnen Wut, Traurigkeit oder Schuldgefühle auslösen, aufzuspüren, zu überprüfen und zu verändern. Tragen Sie in der Tabellenzeile „Aufspüren" den Gedanken ein, der Ihnen zu schaffen macht. In der Zeile „Überprüfen" kreuzen Sie an, welche Denkfallen in dem Gedanken stecken. Gehen Sie dann die Fragen unter „Verändern" durch und suchen Sie nach Wegen, den Gedanken zu entkräften, damit Sie sich besser fühlen können.

Auslösende Situation			
Aufspüren	Welche Gedanken gingen mir durch den Kopf, kurz bevor oder während ich ängstlich oder deprimiert war? Welche Vorstellung von mir selbst, von meinem Leben oder von der Zukunft spricht aus diesem Gedanken?		
Emotionale Reaktion		**Wie stark ist die emotionale Reaktion ausgeprägt? (0–100)**	
		Wie sehr bin ich von dem Gedanken überzeugt? (0–100%)	
Überprüfen	**Benennen Sie die Denkfallen.**	☐ Voreilige Schlüsse ziehen ☐ Schwarzmalen ☐ Vom Schlimmsten ausgehen	

Verändern	Bin ich mir zu 100 Prozent sicher, dass dieses Ereignis oder diese Folgewirkung eintreten wird? Gibt es andere mögliche Erklärungen? Was spricht dafür, dass dieser Gedanke zutrifft? Ist die Situation wirklich so bedeutsam? Was würde ich Freundinnen oder Freunden sagen, die in dieser Situation sind? Gibt es eine Perspektive auf die Situation, die hilfreicher ist? Gibt es eine Sichtweise, die besser zu den Tatsachen passt?		
Emotionale Reaktion		**Wie stark ist die emotionale Reaktion jetzt ausgeprägt? (0–100)**	
		Wie sehr bin ich jetzt von dem automatischen Gedanken überzeugt? (0–100%)	

Flexible Strategien gegen die Denkfalle voreilige Schlüsse

Wenn wir einen voreiligen Schluss ziehen, wie ein Ereignis zu erklären ist, verbinden sich damit automatisch auch Erwartungen, wie die Dinge sich entwickeln werden. Wir alle haben einen „Erwartungsmanager" im Kopf. Problematisch wird es, wenn dieser Erwartungsmanager mit seinen Vorhersagen zu oft danebenliegt. Wenn Sie mit massiven Ängsten oder einer Depression zu kämpfen haben, reagiert der Erwartungsmanager unflexibel. Die folgenden zwei Übungen helfen Ihnen, seine Flexibilität zu erhöhen, damit Sie Ereignisse und Entwicklungen präziser vorhersagen können.

Weil Sie in bestimmten Denkmustern gefangen sind, halten Sie nur selten inne, um sich zwei wichtige Fragen zu stellen: „Was wird meiner Erwartung nach geschehen?" „Wie wahrscheinlich ist es, dass diese Vorhersage sich als zutreffend erweisen wird?" Manchmal wird Ihr Denken einfach dadurch flexibler, dass Ihnen klar wird, wie schlecht justiert Ihr Erwartungsmanager ist, und Ihre Fixierung auf mögliche negative Entwicklungen schwächt sich ab. Bevor Sie mit der nächsten Übung beginnen, können Sie sich zunächst anschauen, wie Nia und Janine die eigenen Vorhersagen beschreiben und wie sie prüfen, ob diese sich als zutreffend erwiesen haben.

Nia notierte sich über zwei Wochen hinweg ihre negativen Erwartungen, was die Stellensuche, ihre gesundheitliche Verfassung und das Wohlergehen von Familienmitgliedern anging (Tabelle 6.3). Von den sieben angstgesteuerten Vorhersagen, die Nia aufschrieb, bewahrheitete sich nur eine (dass sie mit ihrer Erkältung ihre Mutter anstecken würde). Sie setzte das Arbeitsblatt „Vorhersagen überprüfen" noch einige weitere Wochen ein. Als die Zahl der unzutreffenden Vorhersagen zunahm, wurde ihr klar, wie oft sie sich auf schlimme Ereignisse einstellte, die dann gar nicht eintraten. Dies half ihr, sich von den eigenen Befürchtungen weniger einschüchtern zu lassen, und ihr Denken wurde flexibler.

Welches schlimme Ereignis wird wann eintreten?	**Wie sehr sind Sie von der Vorhersage überzeugt? (0–100 %)**	**Was ist dann wirklich geschehen?**	**Haken setzen, falls die Vorhersage sich *nicht* erfüllt hat (✓)**
Der Arzt wird mir sagen, dass das Muttermal in meinem Gesicht eine bösartige Wucherung ist.	85 %	*Der Arzt sagte mir, dass der Pigmentfleck harmlos sei.*	✓
In der kommenden Nacht wird jemand mein Auto aufbrechen.	100 %	*Letzte Nacht ist mein Auto nicht aufgebrochen worden.*	✓
Ich werde Mutter mit meiner Erkältung anstecken, und sie wird schwer erkranken.	90 %	*Meine Mutter hat sich bei mir angesteckt und war ziemlich krank, hat sich aber schnell wieder erholt.*	
Meine Arbeitgeberin wird mir kündigen, weil ich zehn Minuten zu spät gekommen bin.	80 %	*Sie bat mich, von jetzt an pünktlich zu kommen, und lächelte mich an. Sie hat mir nicht gekündigt.*	✓
Meine Arbeitgeberin wird mir kündigen, weil die Kinder noch wach waren, als sie und ihr Mann vom Restaurant nach Hause kamen.	70 %	*Ich erklärte ihr, dass die Kinder, als ich sie zu Bett brachte und bei ihnen blieb, nicht einschlafen konnten. Sie zeigte Verständnis. Sie hat mir nicht gekündigt.*	✓
Mutter rief an, und ich wusste sogleich, sie würde mir sagen, dass meine Schwester einen Autounfall hatte oder dass ihr etwas anderes Schlimmes zugestoßen war.	70 %	*Wir plauderten, und sie berichtete, dass es allen in unserer Familie gut geht.*	✓
Ich bin so müde, dass ich meine Arbeit heute nicht gut machen kann.	80 %	*Ich war müde, aber die Kinder und meine Arbeitgeberin schienen das gar nicht zu bemerken.*	✓

Tabelle 6.3: Nias Arbeitsblatt „Vorhersagen überprüfen“

Übertrieben negative Erwartungen sind auch für eine Depression typisch. Janine neigte zu der Annahme, eine Aktivität werde ihr *überhaupt keinen Spaß machen* oder sie werde etwas bestimmt nicht gut hinbekommen. Beim Ausfüllen des Arbeitsblatts „Vorhersagen überprüfen“ notierte sie ihre Erwartung, Aktivitäten würden ihr *überhaupt keinen Spaß machen,* stellte dann aber fest, dass sie ihr in der Regel zumindest ein wenig Freude bereitet hatten (vgl. Tabelle 6.4). Bestimmte Dinge gaben ihr zweifellos nicht mehr so viel wie vor ihrer Depression, doch ein wenig Spaß hatte sie dabei durchaus. Dies machte ihr Mut, etwas aktiver zu werden als bisher, und mit der Zeit begann es ihr besser zu gehen.

Welches schlimme Ereignis wird wann eintreten?	**Wie sehr sind Sie von der Vorhersage überzeugt? (0–100 %)**	**Was ist dann wirklich geschehen?**	**Haken setzen, falls die Vorhersage sich *nicht* erfüllt hat (✓)**
Zusammen mit Gloria ein Collagenbuch zu gestalten wird mir überhaupt keine Freude machen.	95 %	*Es gab einige Momente, in denen mir das Basteln und das Plaudern mit Gloria wirklich Freude gemacht hat.*	✓
Mit den Kindern Quartett zu spielen wird mir überhaupt keinen Spaß machen.	90 %	*Die Kinder waren müde, deshalb war es manchmal anstrengend, aber ein wenig Spaß hat es mir trotzdem gemacht.*	✓
Bei unserem Weiberabend werde ich mich überhaupt nicht amüsieren können.	80 %	*Ich war nicht so gut drauf wie früher, aber in einigen Momenten fühlte ich mich gut.*	✓

Tabelle 6.4: Janines Arbeitsblatt „Vorhersagen überprüfen“

ÜBUNG: Prüfen Sie, wie zutreffend Ihre Vorhersagen sind

Halten Sie in den nächsten zwei Wochen jedes Mal, wenn Sie eine negative Erwartung haben, etwa dass Sie entlassen werden oder dass Ihnen etwas *überhaupt keine Freude machen* wird, diese Vorhersage in dem folgenden Arbeitsblatt fest. Geben Sie an, wie sehr Sie von Ihrer Prognose überzeugt sind (auf einer Skala von 0 bis 100 Prozent; 100 Prozent bedeutet, dass Sie sich absolut sicher sind), und notieren Sie dann, was wirklich geschehen ist. Falls die Vorhersage sich nicht erfüllt hat, setzen Sie in die letzte Spalte einen Haken.

Vorhersagen überprüfen

Welches schlimme Ereignis wird wann eintreten?	Wie sehr sind Sie von der Vorhersage überzeugt? (0–100 %)	Was ist dann wirklich geschehen?	Haken setzen, falls die Vorhersage sich *nicht* erfüllt hat (✓)

Nachdem Sie das Arbeitsblatt „Vorhersagen überprüfen“ einige Wochen lang eingesetzt haben, dürfte Ihnen Ihre Neigung, voreilige Schlüsse zu ziehen, etwas bewusster geworden sein. Wahrscheinlich denken Sie nicht erst seit Wochen oder Monaten so, sondern seit Jahren, sodass Ihnen das Ziehen voreiliger Schlüsse in Fleisch und Blut übergegangen ist. Ihr Denken hat damit an Flexibilität verloren. Um sich ein genaueres Bild davon zu machen, wie stark Ihre Neigung zu voreiligen Schlüssen ist, können Sie den *Gültigkeitsquotienten* berechnen (validity quotient; Moses & Barlow 2006), das heißt den Anteil Ihrer Vorhersagen, der sich tatsächlich bewahrheitet.

ÜBUNG: Berechnung des Gültigkeitsquotienten

Um den Gültigkeitsquotienten für Ihre Prognosen zu ermitteln, denken Sie an die letzten fünf Jahre (oder ein oder zwei Jahre) zurück und geben eine Schätzung ab, in wie vielen Situationen Sie eine bestimmte sehr negative Entwicklung vorhergesagt haben (zum Beispiel „Meine Chefin wird mich morgen feuern“ oder „Ich werde an dieser Aufgabe scheitern“). Tragen Sie die betreffende Zahl in das Arbeitsblatt „Mein Gültigkeitsquotient“ ein. Überlegen Sie nun, wie oft diese Vorhersage insgesamt eingetroffen ist, und halten Sie die Zahl fest. Teilen Sie nun die Zahl der eingetroffenen Vorhersagen durch die Gesamtzahl der negativen Vorhersagen, multiplizieren Sie den Wert mit 100 und tragen Sie das Ergebnis ins Arbeitsblatt ein. Dies ist Ihr Gültigkeitsquotient. Einen solchen Quotienten können Sie für all die negativen Prognosen berechnen, die Sie in der Vergangenheit zu verschiedenen Dingen getroffen haben.

Mein Gültigkeitsquotient

Meine Vorhersage:	
Frage 1: In wie vielen Situationen habe ich das in den letzten fünf Jahren vorhergesagt?	
Frage 2: Wie oft ist die Vorhersage in den letzten fünf Jahren eingetroffen?	
Gültigkeitsquotient: (2. Zahl / 1. Zahl) x 100 %	

Nia berechnete den Gültigkeitsquotienten für ihre Vorsage, dass sie ihre Stelle als Kinderfrau verlieren würde. Nach ihrer Einschätzung machte sie sich jeden Monat mindestens dreimal darauf gefasst, dass ihre Arbeitgeberin sie aus dem einen oder anderen Grund entlassen würde. In den vergangenen fünf Jahren hatte Nia für mehrere Familien gearbeitet, doch ihr war nie gekündigt worden, und sie hatte immer sehr gute Arbeitszeugnisse erhalten. Daraus ergab sich ein Gültigkeitsquotient von 0 Prozent.

Dies brachte Nia ins Nachdenken. Sie hatte sich nie bewusst gemacht, dass diese Vorhersage, die ihr immer höchst plausibel vorkam, sich nie erfüllte. Von da an rief sie sich, wenn sie ängstlich in die Zukunft blickte, den Gültigkeitskoeffizienten in Erinnerung, um so ihren Erwartungsmanager neu zu justieren. Auch für andere Befürchtungen, die zum Beispiel ihre Gesundheit, die Sicherheit ihrer Familie oder die Stabilität ihrer Paarbeziehung betrafen, berechnete sie den Gültigkeitskoeffizienten.

Janine ermittelte den Gültigkeitskoeffizienten für die Erwartung, dass sie bei allem, was sie anfing, scheitern würde. Für die zurückliegende Woche kam sie auf einen Gültigkeitskoeffizienten von 22 Prozent. Wenn sie aber auf das gesamte vergangene Jahr zurückblickte, kam sie auf einen Wert von nur 5 Prozent. Ihr wurde klar, wie selten ihre Vorhersage, die Tag für Tag wesentlichen Einfluss auf ihr Befinden hatte, sich letztlich erfüllte. Sie verstand auch, dass die höhere Prozentzahl für die zurückliegende Woche wahrscheinlich auf ihre Depression zurückzuführen war, die es ihr erschwerte, Aufgaben in Angriff zu nehmen und zu Ende zu führen.

Flexible Strategien gegen die Denkfalle Schwarzmalen

Schwarzmalen bedeutet, dass Sie auf der emotionalen Ebene dazu neigen, voreilige Schlüsse zu ziehen, die düstere und negative Aspekte eines Ereignisses in den Vordergrund rücken, und sich dann auf diese besorgniserregenden Interpretationen zu fixieren. Dies geschieht vor allem dann, wenn das Ereignis Spielraum für verschiedene Deutungen lässt. Falls Sie unter einer sozialen Angststörung leiden und in zwischenmenschlichen Situationen oft sehr angespannt sind, wissen Sie vermutlich sehr gut, was passieren kann, wenn Sie den Blick einer Person so interpretieren, dass sie unzufrieden mit Ihnen ist oder Sie für seltsam, langweilig oder anstrengend hält. Vielleicht denkt sie das tatsächlich, vielleicht aber auch nicht. In der Regel können Sie es nicht mit Sicherheit wissen. Wenn Ihr Emotionssystem sich aber einmal auf eine solche negative Deutung versteift hat, lässt es sich nur schwer wieder davon abbringen.

Sie können lernen, diese Fixierung auf negative Interpretationen zu lockern, indem Sie sich angewöhnen, einen Schritt zurückzutreten und die Situation mit etwas Abstand zu betrachten. Wenn Sie das versuchen, wird es Ihnen wahrscheinlich bei jeder Situation gelingen, eine andere Perspektive auf sie einzunehmen. Um es in einem Bild zu sagen: In einem Theater gibt es verschiedene Ränge, die beispielsweise als Parkett, Hochparkett, Loge und Balkon bezeichnet werden und einen bestimmten Blick auf die Bühne bieten. Die Seherfahrung ist also auf jedem Sitzplatz ein wenig anders als auf den anderen Rängen.

Rosario und Janine erkundeten ihre negativen Denkmuster mithilfe des Arbeitsblatts „Perspektivwechsel“. Schauen Sie sich an, wie die beiden das Arbeitsblatt ausgefüllt haben (Tabellen 6.5 und 6.6), bevor Sie sich selbst daranmachen.

Rosario verwendet das Arbeitsblatt „Perspektivwechsel“, um ihre Erwartung zu überprüfen, dass der Schulleiter sie für seltsam halten wird, wenn er sieht, wie sie rot wird. Janine stellt ihre Erwartung auf den Prüfstand, dass sie an allen Aufgaben scheitert, die sie anpackt.

<table>
<tr><td>Beschreibung des Ereignisses oder der Situation.</td><td colspan="2">Ich spreche mit dem Schulleiter und habe das Gefühl, ich werde rot im Gesicht.</td></tr>
<tr><td rowspan="4">Beschreibung meiner (ängstlichen oder depressiven) Sichtweise.</td><td rowspan="4">Weil ich rot werde, denkt er, dass mit mir etwas nicht stimmt.</td><td>Wie sehr bin ich von dieser Sichtweise überzeugt? (0–100 %)
Vorher</td></tr>
<tr><td>95 %</td></tr>
<tr><td>Wie sehr bin ich von dieser Sichtweise überzeugt? (0–100 %)
Nachher</td></tr>
<tr><td>35 %</td></tr>
<tr><td colspan="2">Andere Perspektiven auf das Ereignis oder die Situation.</td><td>Wahrscheinlichkeit, dass die Perspektive zutrifft (0–100 %)</td></tr>
<tr><td colspan="2">Er denkt, mein Gesicht ist gerötet, weil ich krank bin und Fieber habe.</td><td>85 %</td></tr>
<tr><td colspan="2">Er denkt, mein Gesicht ist gerötet, weil mir warm ist</td><td>85 %</td></tr>
<tr><td colspan="2">Er denkt, mein Gesicht ist gerötet, weil ich müde bin.</td><td>75 %</td></tr>
<tr><td colspan="2">Er denkt, es liegt an meinem Make-up.</td><td>65 %</td></tr>
<tr><td colspan="2">Er denkt, ich habe einen roten Kopf, weil ich mich gerade angestrengt habe.</td><td>75 %</td></tr>
</table>

Tabelle 6.5: Rosarios Arbeitsblatt „Perspektivwechsel“

<table>
<tr><td>Beschreibung des Ereignisses oder der Situation.</td><td colspan="2">Bei der Einrichtung eines Computer-Abrechnungssystems für den bezahlten Urlaub von Angestellten sind mir mehrere Fehler unterlaufen.</td></tr>
<tr><td rowspan="4">Beschreibung meiner (ängstlichen oder depressiven) Sichtweise.</td><td rowspan="4">Ich scheitere an allen Aufgaben, die ich angehe.</td><td>Wie sehr bin ich von dieser Sichtweise überzeugt? (0–100 %)
Vorher</td></tr>
<tr><td>90 %</td></tr>
<tr><td>Wie sehr bin ich von dieser Sichtweise überzeugt? (0–100 %)
Nachher</td></tr>
<tr><td>45 %</td></tr>
<tr><td colspan="2">Andere Perspektiven auf das Ereignis oder die Situation.</td><td>Wahrscheinlichkeit, dass die Perspektive zutrifft (0–100 %)</td></tr>
<tr><td colspan="2">Die Einrichtung eines neuen Abrechnungssystems ist nicht einfach. Da passiert es zwangsläufig, dass mir Fehler unterlaufen.</td><td>95 %</td></tr>
<tr><td colspan="2">Meine Eltern haben mir diese Aufgabe übertragen, weil sie mir zutrauen, dass ich sie hinbekomme. Sie erwarten von mir aber nicht, dass ich keine Fehler mache.</td><td>75 %</td></tr>
<tr><td colspan="2">Ich habe schon andere Abrechnungssysteme eingerichtet, und sie funktionieren recht gut.</td><td>85 %</td></tr>
<tr><td colspan="2">Das Programm hatte ein paar Schwachstellen, aber insgesamt funktioniert es jetzt gut.</td><td>85 %</td></tr>
</table>

Tabelle 6.6: Janines Arbeitsblatt „Perspektivwechsel“

ÜBUNG: Perspektivwechsel

Jetzt sind Sie an der Reihe. Stellen Sie sich vor, dass Sie in einem Theater von verschiedenen Sitzplätzen aus auf die Bühne blicken. Von jedem Rang aus ist die Perspektive ein wenig anders. Gehen Sie beim Ausfüllen des Arbeitsblatts „Perspektivwechsel" die folgenden Schritte durch, um Ihre Fixierung auf Ihre negative Sichtweise aufzulockern:

1. Beschreiben Sie kurz das Ereignis und Ihre negative Sicht darauf.
2. Geben Sie an, wie sehr Sie davon überzeugt sind, dass Ihre negative Sichtweise korrekt ist (100 Prozent bedeutet, dass Sie vollkommen überzeugt davon sind).
3. Überlegen Sie sich zu dem Ereignis fünf bis zehn andere mögliche Erklärungen oder Sichtweisen.
4. Geben Sie an, wie wahrscheinlich Ihnen jede der alternativen Perspektiven vorkommt (100 Prozent bedeutet, dass sie Ihnen vollkommen zutreffend oder präzise zu sein scheint).
5. Schätzen Sie erneut ein, wie zutreffend Ihnen die anfangs angegebene negative Sichtweise erscheint. Sind Sie weniger überzeugt von ihr, nachdem Sie andere Erklärungen für das Ereignis oder andere Perspektiven darauf betrachtet haben?

Perspektivwechsel

<table>
<tr><td>Beschreibung des Ereignisses oder der Situation.</td><td colspan="2"></td></tr>
<tr><td rowspan="4">Beschreibung meiner (ängstlichen oder depressiven) Sichtweise.</td><td rowspan="4"></td><td>Wie sehr bin ich von dieser Sichtweise überzeugt? (0–100 %)
Vorher</td></tr>
<tr><td></td></tr>
<tr><td>Wie sehr bin ich von dieser Sichtweise überzeugt? (0–100 %)
Nachher</td></tr>
<tr><td></td></tr>
<tr><td colspan="2">Andere Perspektiven auf das Ereignis oder die Situation.</td><td>Wahrscheinlichkeit, dass die Perspektive zutrifft (0–100 %)</td></tr>
<tr><td colspan="2"></td><td></td></tr>
<tr><td colspan="2"></td><td></td></tr>
<tr><td colspan="2"></td><td></td></tr>
<tr><td colspan="2"></td><td></td></tr>
</table>

Beim Üben der flexiblen Denkstrategie „Perspektivwechsel" werden Sie feststellen, dass es Ihnen mit der Zeit leichter fällt, alternative Sichtweisen in Betracht zu ziehen. Daran zeigt sich, dass Ihr Denken flexibler wird. Ihre Angst oder Depression wird dann ein wenig nachlassen, und Sie verfallen nicht mehr so schnell in Schwarzmalerei.

Flexible Strategien gegen die Denkfalle Vom Schlimmstmöglichen ausgehen

Wenn Sie automatisch davon ausgehen, dass der schlimmstmögliche Fall eintreten wird, *überschätzen* Sie nicht nur die Wahrscheinlichkeit einer negativen Entwicklung, sondern nehmen auch an, dass Sie ihr nicht gewachsen sein werden. Diese *Unterschätzung* der eigenen Bewältigungskompetenz schürt Angst, Verzweiflung und Hoffnungslosigkeit. Bei den folgenden zwei Übungen geht es darum, einen Plan zu entwerfen, wie Sie mit herausfordernden Ereignissen, denen wir alle in unserem Leben begegnen, am besten umgehen können.

Rückschau auf frühere Bewältigungserfahrungen

Eine der wirksamsten Strategien zum „Dekatastrophisieren", das heißt zum Entkräften Ihrer schlimmsten Befürchtungen, besteht darin, sich klarzumachen, dass Sie auch mit dem Worst-Case-Szenario, falls es denn tatsächlich eintreten sollte, durchaus zurechtkommen werden. Um diese Art von Selbstvertrauen aufzubauen, rufen Sie sich am besten in Erinnerung, wie Sie in der Vergangenheit schwierige Situationen gemeistert haben.

Das wird Ihnen nicht gelungen sein, ohne dass Sie dabei Anspannung, Traurigkeit, Frustration oder Kummer aushalten mussten. Das heißt, zur Bewältigung einer schwierigen Situation gehört es dazu, dass Sie solche emotionalen Zustände durchstehen.

Doch manche Menschen erwarten von sich selbst, sie müssten Schwierigkeiten meistern können, ohne sich dabei unwohl zu fühlen. Außerdem glauben sie, wenn sie dabei Angst oder Traurigkeit verspüren, läge das daran, dass sie sich ungeschickt anstellen. Nichts könnte der Wahrheit ferner sein. Das Leben zu meistern bedeutet oft ganz einfach, dass wir uns Tag für Tag durch Schwierigkeiten hindurchkämpfen, bis es irgendwann leichter geht. Genau so ist es Ihnen wahrscheinlich schon manchmal ergangen, und wenn Sie an jene Tage zurückdenken, kann das Ihre Zuversicht stärken, dass Sie auch in Zukunft, falls das Schlimmstmögliche denn eintreten sollte, mit der Situation klarkommen werden.

Beim Ausfüllen des Arbeitsblatts „Schwierige Situationen, die ich bewältigt habe" blickte Nia auf die Zeit zurück, als sie ihre Stelle in einem Büro für Veranstaltungsmanagement verloren hatte. Die Arbeit dort hatte ihr sehr gefallen, und sie fiel aus allen Wolken, als sie nach nur zehn Monaten entlassen wurde. Ihr war klar, dass der Grund vermutlich die finanziellen Schwierigkeiten waren, in denen das Unternehmen steckte. Dennoch setzte ihr die Kündigung sehr zu und sie suchte die Verantwortung bei sich selbst.

Nia sah im Rückblick, wie wichtig es für sie in jener Krise gewesen war, dass sie sich auf ihre Familie und ihren Freundeskreis stützen konnte. Es war ihr nicht leichtgefallen, den anderen zu sagen, dass sie ihre Stelle verloren hatte. Sie konnte aber sehen, wie sehr es ihr geholfen hatte, dass sie sich an die anderen wenden und sie um Rat fragen konnte, was sie als Nächstes tun sollte. Weil sie also starken Rückhalt erfahren hatte, machte ihr der Gedanke, sie könnte noch einmal ihre Stelle verlieren, etwas weniger Angst.

Nias Arbeitsblatt „Schwierige Situationen, die ich bewältigt habe"

Schwierige Situation in der Vergangenheit:

Ich habe eine Arbeitsstelle verloren, die mir sehr gefallen hat.

Wie bin ich mit der Situation umgegangen?

Ich rief meine Mutter und meine Schwester an. Sie schauten dann in den Tagen danach immer wieder bei mir vorbei, um mich auf andere Gedanken zu bringen.

Ich bat meine Chefin um ein Empfehlungsschreiben, und es fiel so positiv aus, dass ich mich gleich viel besser fühlte.

Ich rief meine beste Freundin an. Sie half mir, meine Bewerbungsunterlagen auf den neuesten Stand zu bringen und nach Jobangeboten zu suchen.

Ich belegte einen Yogakurs, der mir half, mit der belastenden Situation besser zurechtzukommen.

Ich rief einige meiner ehemaligen Kolleginnen in dem Büro für Veranstaltungsmanagement an. Sie machten deutlich, dass ich entlassen worden war, weil die Firma sich verkleinern musste und weil ich der letzte Neuzugang gewesen war.

Jetzt sind Sie an der Reihe. Nutzen Sie das Arbeitsblatt „Schwierige Situationen, die ich bewältigt habe", um sich fünf schwierige Situationen in Erinnerung zu rufen, mit denen Sie klarkommen mussten. Schreiben Sie für jede der Krisen auf, wie Sie konkret damit umgegangen sind. Notieren Sie die Namen der Freundinnen und Freunde, an die Sie sich gewandt haben, und benennen Sie die Strategien, mit denen Sie gegen Ihre Ängste oder gegen Ihre Traurigkeit angegangen sind, also beispielsweise Bewegung, Medikamente, Achtsamkeit oder die Beschäftigung mit einem Hobby.

Was hat Ihnen geholfen, den Tag zu überstehen – Ihre Fähigkeit, sich Informationen zu beschaffen, mit anderen Kompromisse auszuhandeln oder komplizierte finanzielle Zusammenhänge zu durchdringen? Welche Bewältigungsstrategie war in diesen Krisen insgesamt am hilfreichsten für Sie? Haben Sie eine der Strategien häufiger eingesetzt als andere, und hat sie Ihnen in der Regel weitergeholfen? Haben Sie eine Strategie ausprobiert, die Sie bis dahin noch nicht oder nur selten eingesetzt hatten? Wie gut hat sie funktioniert?

Schwierige Situationen, die ich bewältigt habe

1. Schwierige Situation in der Vergangenheit:

   ____

   ____

   Wie bin ich mit der Situation umgegangen?

   ____

   ____

   ____

   ____

   ____

2. Schwierige Situation in der Vergangenheit:

Wie bin ich mit der Situation umgegangen?

3. Schwierige Situation in der Vergangenheit:

Wie bin ich mit der Situation umgegangen?

4. Schwierige Situation in der Vergangenheit:

Wie bin ich mit der Situation umgegangen?

5. Schwierige Situation in der Vergangenheit:

____

____

Wie bin ich mit der Situation umgegangen?

____

____

____

____

____

Einen Notfallplan erstellen

Wenn Sie sich im Voraus zurechtlegen, was Sie im Ernstfall tun können, werden Sie weniger ängstlich und mit mehr Zuversicht reagieren. Denn Sie haben dann einen Plan, wie Sie mit der schwierigen Situation umgehen können. Stellen Sie sich vor, eine Katastrophe, die Sie befürchtet haben, tritt tatsächlich ein – sei es, dass Sie schwer krank werden, dass Sie Ihre Arbeitsstelle verlieren oder dass Ihre Paarbeziehung in die Brüche geht. Sie werden dann, so schlimm die Situation auch sein mag, bestimmt nicht auf Dauer untätig bleiben und resignieren – selbst wenn Sie momentan glauben, dass Sie so reagieren werden. Denn Sie werden irgendwie versuchen, mit der Situation zurechtzukommen – um Ihrer selbst willen und denen zuliebe, denen etwas an Ihnen liegt.

Beim Ausfüllen des Arbeitsblatts „Notfallplan“ wählte Nia (Tabelle 6.7) als Thema ihre ständige Angst, ihr Freund Pete könne Schluss mit ihr machen. Es gab keinerlei Anzeichen dafür, dass er mit Nia nicht glücklich war, doch das hielt sie nicht davon ab, sich jeden Tag in allen Einzelheiten auszumalen, wie Pete ihr sagen würde, dass er die Nase voll hatte. Nia wurde klar, dass das Einzige, was die Beziehung mit Pete für sie infrage stellte, ihr eigenes ständiges Nachgrübeln über eine mögliche Trennung war. Hinter dieser Sorge stand die Überzeugung, dass sie, falls die Beziehung eines Tages tatsächlich zu Ende gehen sollte, mit ihrer Einsamkeit und Traurigkeit nicht zurechtkäme.

Beschreibung der schlimmen Situation, die eintreten könnte.	*Mein Freund verlässt mich, weil ich eine Chaotin bin.*	**Einschätzung der Bewältigungskompetenz (0–100%)** *Vorher*
		20 %
Auf welche Stärken und Ressourcen kann ich zurückgreifen, um mit der Situation zurechtzukommen?	*Ich habe in meinem Leben schon Verlusterfahrungen verkraften müssen. Ich bin intelligent und kann entschlossen und schnell reagieren. Meine Familie und mein Freundeskreis geben mir Rückhalt. Ich bin kontaktfreudig. Viele Leute mögen mich und verbringen gern Zeit mit mir. Ich arbeite hart. Ich habe finanzielle Rücklagen, auf die ich zurückgreifen kann, wenn es nicht anders geht.*	
Was kann ich konkret tun, um mit der Situation zurechtzukommen?	*Ich könnte meine Ersparnisse für eine kleine Auszeit mit Freunden verwenden. Ich könnte einige der Strategien, die ich kennengelernt habe, dazu einsetzen, körperlich und geistig zur Ruhe zu kommen. Die „Perspektivwechsel"-Strategie spricht mich an. Sie wird mir weiterhelfen. Mir gefallen auch die Achtsamkeits-Strategien. Sie werden mir helfen, gelassen und ganz bei mir zu sein. Vielleicht trete ich einem Verein bei oder mache einen Kurs, um mich mit Dingen zu beschäftigen, die bisher nicht infrage kamen, weil Pete kein Interesse daran hatte. Das wird mir helfen, ihn nicht zu vermissen.*	
Was kann ich zu mir selbst sagen, um mit der Situation zurechtzukommen?	*Ich bin zäh. Ich habe schon Trennungen erlebt. Das war schmerzlich, aber ich hab's überstanden. Meine Familie und meine Freundinnen und Freunde haben mich gern. Pete ist ein guter Kerl, und selbst wenn es zur Trennung kommen sollte, wird er anständig mit der Situation umgehen, das weiß ich. Vielleicht bleiben wir dann sogar Freunde.*	
An wen kann ich mich wenden und mit wem kann ich sprechen, um Unterstützung zu finden?	*Ich werde meine Mutter und meine Schwester anrufen und ein oder zwei Wochen lang immer wieder bei ihnen vorbeischauen. Ich werde Zeit mit meinen besten Freundinnen und Freunden verbringen. Sie haben mich gern.*	
Weitere Möglichkeiten, mit der Situation zurechtzukommen?	*Nach Möglichkeiten suchen, unter Menschen zu sein – ins Café oder in den Park gehen, Dinge tun, die mir Freude machen.*	**Einschätzung der Bewältigungskompetenz (0–100%)** *Nachher*
		80 %

Tabelle 6.7: Nias Arbeitsblatt „Notfallplan“

Folgende Schritte sind erforderlich, um einen Notfallplan zu erstellen:

1. Beschreiben Sie auf dem Arbeitsblatt kurz ein schlimmes Ereignis, das eintreten könnte.
2. Geben Sie an, wie zuversichtlich Sie sind, dass Sie, falls der schlimmstmögliche Fall eintritt, damit zurechtkommen werden (auf einer Skala von 0 bis 100 Prozent, wobei 100 bedeutet, dass Sie sich vollkommen sicher sind).
3. Überlegen Sie sich zehn bis zwölf Möglichkeiten, wie Sie mit dem schlimmstmöglichen Fall umgehen würden. Denken Sie, um auf Ideen für mögliche Strategien zu kommen, an eine schwierige Zeit in der Vergangenheit zurück. Wie haben Sie es geschafft, den Tag zu überstehen? Welche Instrumente, die Sie beim Lesen dieses Buchs kennengelernt haben, könnten Ihnen helfen, emotional und körperlich zur Ruhe zu kommen? Was können Sie zu sich selbst sagen, das Ihnen Kraft geben könnte? Kennen Sie inspirierende Zitate oder positive Leitsätze, die Ihnen helfen können, sich wohler und stärker zu fühlen? Was sagen Freundinnen und Freunde zu Ihnen, wenn sie Sie aufmuntern wollen, und können Sie sich diese Sätze auch selbst vorsagen? Überlegen Sie, auf welche Ressourcen der emotionalen und zwischenmenschlichen Unterstützung Sie zurückgreifen können. Wer in Ihrer Familie und in Ihrem Freundeskreis kann gut zuhören und war Ihnen in Krisenzeiten schon einmal eine wertvolle Stütze? Können Sie sich an einen Therapeuten oder eine Ärztin wenden? Vielleicht haben Sie auch Kolleginnen und Kollegen, deren besondere Fähigkeiten Ihnen bei einem Problem, das Ihnen das Leben schwer macht, weiterhelfen könnten.
4. Geben Sie (auf einer Skala von 0 bis 100 Prozent) erneut an, wie zuversichtlich Sie sind, dass Sie, falls der schlimmstmögliche Fall eintritt, zurechtkommen werden.

Notfallplan

Beschreibung der schlimmen Situation, die eintreten könnte.		Einschätzung der Bewältigungskompetenz (0–100%) *Vorher*
Auf welche Stärken und Ressourcen kann ich zurückgreifen, um mit der Situation zurechtzukommen?		
Was kann ich konkret tun, um mit der Situation zurechtzukommen?		
Was kann ich zu mir selbst sagen, um mit der Situation zurechtzukommen?		
An wen kann ich mich wenden und mit wem kann ich sprechen, um Unterstützung zu finden?		
Weitere Möglichkeiten, mit der Situation zurechtzukommen?		Einschätzung der Bewältigungskompetenz (0–100%) *Nachher*

Hat sich dadurch, dass Sie das Arbeitsblatt „Notfallplan“ ausgefüllt haben, Ihr Blick auf das Worst-Case-Szenario verändert? Hat die mögliche Katastrophe etwas von ihrem Schrecken verloren? Fühlen Sie sich nicht mehr ganz so überfordert? Verspüren Sie mehr Zuversicht und Selbstvertrauen? Beschreiben Sie, wie Sie sich jetzt fühlen, wenn Sie an Krisenzeiten und Rückschläge denken:

____

____

____

____

____

____

6.5 Intrusive Gedanken

Angst und Depression nehmen Ihre Aufmerksamkeit stark in Beschlag. Durch Ihren emotionalen Zustand kommen Ihnen bestimmte Gedanken manchmal wichtiger vor, als sie in Wirklichkeit sind. Dies trifft insbesondere bei Gedanken zu, die besagen, dass Sie in Gefahr sind oder dass Sie nichts taugen. Dass wir manchmal seltsame Gedanken haben, die keinen Sinn ergeben, ist völlig normal. Meistens sagen wir uns dann: „Das ist doch Unsinn!“, und wenden uns von dem Gedanken ab, um uns mit anderen Dingen zu beschäftigen.

Menschen, die unter einer Zwangsstörung leiden, fällt es allerdings schwer, sich von bestimmten Gedanken zu lösen, vor allem, wenn sich ihnen diese mit großem Nachdruck aufzudrängen scheinen. Wir bezeichnen solche Gedanken als *intrusive Gedanken.* Manche Menschen werden von dem Gedanken gequält, sie könnten einem geliebten Menschen wehtun oder sich an einem Kind vergehen. Intrusive Gedanken, wie etwa unerwünschte sexuelle Gedanken oder Fantasien vom Teufel, können in scharfem Gegensatz zu den eigenen moralischen oder religiösen Überzeugungen und Wertvorstellungen stehen und Ängste, Schuldgefühle und Depressionen massiv verstärken. Menschen, die unter einer Zwangsstörung leiden, versuchen, die intrusiven Gedanken zu verbannen, doch das funktioniert nicht. Denn je mehr wir uns bemühen, einen Gedanken zu unterdrücken, desto mehr drängt er sich uns auf.

Nennen Sie Beispiele für unsinnige intrusive Gedanken, die Ihnen durch den Kopf gehen, wenn Sie Anspannung, Angst, Schuld oder Scham empfinden:

___

___

___

Gedanken wie diese stellen sich, wie viele andere auch, automatisch ein. Typisch für intrusive Gedanken ist aber, dass sie nicht viel Sinn ergeben. Es bringt uns deshalb nicht weiter, wenn wir versuchen, sie mit Argumenten zu entkräften. Beispielsweise wird es wenig nützen, Ihren Erwartungsmanager neu zu justieren, wenn er Ihnen vorhersagt, dass Sie sterben werden, sobald Sie die Küchentheke berühren und sich danach nicht gleich die Hände waschen – denn die Wahrscheinlichkeit, dass das wirklich passiert, liegt bei null, und das wissen Sie längst. Es hat auch keinen Zweck, die Gültigkeit des Gedankens „Ich bin ein Kinderschänder" mit einer Frage wie „Was ist das Schlimmste, was passieren könnte, und wie schlimm ist das wirklich?" in Zweifel zu ziehen. Denn dabei würde sich keine Antwort ergeben, die Sie beruhigen würde.

Abstand zu intrusiven Gedanken gewinnen

Die Präzision oder den Wahrheitsgehalt eines intrusiven Gedankens prüfen zu wollen ist also nicht zielführend. Besser ist es, sich eine Strategie anzueignen, mit der Sie auf Abstand zu einem solchen Gedanken gehen oder sich ganz von ihm abkoppeln können. Schauen wir uns an, wie Malik vorgegangen ist. Zunächst ermittelte er seinen heißen intrusiven Gedanken. Beachten Sie, dass der heiße Gedanke aus der tieferen Schicht einer Überzeugung bestand, die dem Gedanken „Ich habe Krankheitskeime an den Händen" zugrunde lag. Im Grunde glaubte er, dass allein schon der genannte Gedanke ihn töten könne – ein Beispiel dafür, dass intrusive Gedanken eigentlich keinen Sinn ergeben.

Maliks Arbeitsblatt „Meinen heißen intrusiven Gedanken ermitteln“

Automatischer Gedanke: *Ich habe Krankheitskeime an den Händen.*

- Was bedeutet dieser Gedanke? Was könnte geschehen?
- Was sagt dieser Gedanke darüber aus, was ich möglicherweise tun würde?
- Was sagt es über mich aus, dass ich diesen Gedanken habe?
- Wie fühle ich mich, wenn ich diesen Gedanken habe?

Dahinterstehender Gedanke: *Dieser Gedanke besagt, dass ich krank werde.*

- Was bedeutet dieser Gedanke? Was könnte geschehen?
- Was sagt dieser Gedanke darüber aus, was ich möglicherweise tun würde?
- Was sagt es über mich aus, dass ich diesen Gedanken habe?
- Wie fühle ich mich, wenn ich diesen Gedanken habe?

Dahinterstehender Gedanke: *Dieser Gedanke besagt, dass ich an einer Krankheit sterben werde.*

Jetzt sind Sie an der Reihe. Verwenden Sie zunächst die Pfeil-Abwärts-Technik, die Sie bereits kennengelernt haben, um den heißen intrusiven Gedanken zu ermitteln. Orientieren Sie sich an den Fragen, die Ihnen verstehen helfen, welche Befürchtungen für Sie mit dem Gedanken verbunden sind: Wie fühle ich mich, wenn ich diesen Gedanken habe? Was sagt es über mich aus, dass ich diesen Gedanken habe? Was bedeutet dieser Gedanke? Was könnte geschehen?

Meinen heißen intrusiven Gedanken ermitteln

Automatischer Gedanke: ______________________

- Was bedeutet dieser Gedanke? Was könnte geschehen?
- Was sagt dieser Gedanke darüber aus, was ich möglicherweise tun würde?
- Was sagt es über mich aus, dass ich diesen Gedanken habe?
- Wie fühle ich mich, wenn ich diesen Gedanken habe?

Dahinterstehender Gedanke: ______________________

- Was bedeutet dieser Gedanke? Was könnte geschehen?
- Was sagt dieser Gedanke darüber aus, was ich möglicherweise tun würde?
- Was sagt es über mich aus, dass ich diesen Gedanken habe?
- Wie fühle ich mich, wenn ich diesen Gedanken habe?

Dahinterstehender Gedanke: ______________________

- Was bedeutet dieser Gedanke? Was könnte geschehen?
- Was sagt dieser Gedanke darüber aus, was ich möglicherweise tun würde?
- Was sagt es über mich aus, dass ich diesen Gedanken habe?
- Wie fühle ich mich, wenn ich diesen Gedanken habe?

Dahinterstehender Gedanke: ______________________

- Was bedeutet dieser Gedanke? Was könnte geschehen?
- Was sagt dieser Gedanke darüber aus, was ich möglicherweise tun würde?
- Was sagt es über mich aus, dass ich diesen Gedanken habe?
- Wie fühle ich mich, wenn ich diesen Gedanken habe?

Dahinterstehender Gedanke: ______________________

Schauen Sie sich Maliks Arbeitsblatt noch einmal an. Achten Sie darauf, wie er flexible Denkstrategien, die er sich angeeignet hat, dafür einsetzt, tiefere Schichten seines intrusiven Gedankens über Krankheitskeime zu ergründen.

Voreilige Schlüsse ziehen

Wie hoch ist die Wahrscheinlichkeit, dass Malik, wenn der intrusive Gedanke „Ich habe Krankheitskeime an den Händen“ auftaucht, krank wird und stirbt? Malik suchte nach alternativen Vorstellungen von dem, was aus dem Gedanken folgte: „Ich habe Gedanken wie diesen schon gehabt, und es ist dann nichts Schlimmes passiert. Es kam sogar vor, dass ich diesen Gedanken hatte und mir die Hände nicht waschen konnte – und trotzdem bin ich nicht gestorben. Wenn mir dieser Gedanke kommt, folgt daraus nicht, dass ich bald krank werde. Gedanken sind etwas anderes als Krankheitskeime.“

Schreiben Sie die voreiligen Schlüsse auf, zu denen Sie neigen, wenn Ihnen ein unsinniger intrusiver Gedanke durch den Kopf schießt:

____

____

____

____

Gibt es alternative Vorstellungen davon, was für Sie aus diesen Gedanken folgt? Schreiben Sie sie auf:

____

____

____

____

Schwarzmalerei

Malik setzte Strategien ein, um von der überstarken Fixierung auf den intrusiven Gedanken wegzukommen. Sein Fazit war: „Wenn ich jeden Tag viele Male denke: ‚Ich habe Krankheitskeime an den Händen', heißt das nicht, dass dieser Gedanke wichtig ist. Ich kann einen Perspektivwechsel vornehmen und den Gedanken mit Abstand betrachten. Dann erkenne ich, dass der Gedanke nicht wichtiger ist als irgendwelche anderen Gedanken, die mir jeden Tag durch den Kopf gehen. Wenn mir dieser Gedanke jeden Tag viele Male in den Sinn kommt, hat er dadurch keinen größeren Wahrheitsgehalt, und es wird durch ihn auch nicht wahrscheinlicher, dass etwas Schlimmes passiert. Wenn ich dem Gedanken ‚Ich habe Krankheitskeime an den Händen' mehr Gewicht beimesse, als ihm eigentlich zukommt, wirkt er auf der emotionalen Ebene bedeutsamer, und meine Angst nimmt zu."

Schreiben Sie die schwarzmalerischen Gedanken auf, zu denen Sie neigen, wenn Ihnen ein unsinniger intrusiver Gedanke durch den Kopf schießt:

Nennen Sie mögliche alternative Vorstellungen zu dem, was für Sie aus diesen Gedanken folgt:

Selbsttest: Depression, Angst und Stress

Sie haben nun gut die Hälfte des Buchs durchgearbeitet. Es ist Zeit, zu überprüfen, welche Fortschritte Sie gemacht haben. Bitte führen Sie den Selbsttest aus Kapitel 2 (S. 43) noch einmal durch. Wenn Sie ans Ende dieses Buchs kommen, werden Sie ihn erneut ausfüllen, um zu sehen, wie weit Sie gekommen sind.

Kurz gefasst

Typisch für unflexibles Denken ist die Tendenz, Ereignisse auf die immerselbe Weise aufzufassen und zu interpretieren, auch wenn vieles dagegenspricht. Unser Verstand verfügt über erstaunliche Fähigkeiten, die sich im Lauf von Millionen Jahren entwickelt haben. Sie bieten uns Schutz und Sicherheit und können zu unserem Wohlbefinden und unserer Lebensfreude beitragen. Leid entsteht dann, wenn der Verstand in den Bann unflexibler Denkmuster gerät. Die Denkstrategien, die Sie kennengelernt haben, erhöhen die Flexibilität Ihres Denkens und sorgen dafür, dass Ihr Verstand nicht gegen Sie, sondern für Sie arbeitet. Behalten Sie beim Üben dieser flexiblen Denkstrategien folgende Punkte im Blick:

- Erwartungen und Vorhersagen, die Ihrer Angst oder Depression entspringen, treffen in der Regel nicht ein, auch wenn sie sich – und vor allem wenn sie sich – sehr plausibel anfühlen mögen.
- Es gibt für Sie mehr Grund zur Zuversicht und weniger ernste Bedrohungen, als Sie denken mögen.
- Sie verfügen über mehr Ressourcen und sind belastbarer, als Sie denken.

7. Die Flexibilität des Handelns steigern

In den letzten beiden Kapiteln haben Sie Strategien kennengelernt, mit denen Sie die Flexibilität Ihrer Aufmerksamkeitsfokussierung und Ihres Denkens steigern können. Wahrscheinlich spüren Sie bereits, dass Sie geistig und körperlich offener und flexibler werden, und möglicherweise sind Sie auch nicht mehr ganz so angespannt oder deprimiert. Dies zeigt, dass das Üben sich auszuzahlen beginnt. Wir kommen nun zum letzten Aspekt des Mangels an Flexibilität, der möglicherweise der wichtigste ist: Im Zentrum dieses Kapitels stehen die Verhaltensweisen, mit denen Sie auf Ihre Angst oder Depression reagieren.

7.1 Emotionsvermeidung

Als Emotionsvermeidung bezeichnen wir die Strategien und Verhaltensweisen, mit denen wir negativen emotionalen Zuständen wie Angst und Depression zu entkommen versuchen. Es gibt zwei Grundformen der Emotionsvermeidung: Sie können es von vornherein vermeiden, sich überhaupt auf bestimmte Situationen oder Aktivitäten einzulassen, die nach Ihrer Erfahrung bei Ihnen ängstliche oder depressive Zustände triggern. Oder Sie setzen subtilere Strategien ein, um zu verhindern, dass Ihre Angst oder Depression zunimmt; dies geschieht, wenn Sie sich Situationen, Ereignissen oder Aktivitäten, die Ihre ängstlichen oder depressiven Zustände triggern, nicht entziehen können.

ÜBUNG: Verstehen, wie Sie Emotionen vermeiden

Diese Übung macht Ihnen ganz direkt deutlich, wie schwierig es ist, unangenehme emotionale Erfahrungen zu vermeiden. Denken Sie zunächst an eine Situation, in der Sie ausgesprochen ängstlich oder deprimiert waren. Wählen Sie eine Situation, an die Sie nur ungern zurückdenken. Versuchen Sie, sich konkrete Details in Erinnerung zu rufen (wer war dabei, was ist im Einzelnen geschehen?), vor allem Aspekte des Ereignisses, die besonders beunruhigend oder aufwühlend waren. Was haben Sie getan, gedacht, gefühlt? An welche Körperempfindungen können Sie sich erinnern? Versuchen Sie, keine Vorstellungsbilder, Gedanken, Gefühle und Körperempfindungen auszusparen. Seien Sie einfach offen für alle Erinnerungen, die sich einstellen. Denken Sie etwa zwei Minuten lang an die Situation zurück.

Halten Sie nun in den folgenden Zeilen fest, wie Sie sich in der Situation gefühlt haben und bei welchen Aspekten der Erinnerung es Ihnen am schwersten fiel, sie sich zu vergegenwärtigen. Beschreiben Sie die Strategien, mit denen Sie versucht haben, Ihr Erleben zu unterdrücken, unter Kontrolle zu bringen oder sich davon abzulenken, um Ihren ängstlichen oder depressiven Zustand abzumildern:

Rufen Sie sich jetzt dieselbe Situation in Erinnerung, doch versuchen Sie diesmal, irgendeine Strategie einzusetzen – zum Beispiel auch eine der im vorherigen Schritt genannten –, um zwei Sekunden lang *nicht* an die Situation zu denken. Versuchen Sie, so gut es geht, die sich einstellenden Gefühle *nicht* zu spüren. Versuchen Sie, so gut es geht, alle Körperempfindungen, die mit Ihrem ängstlichen oder depressiven Zustand verknüpft waren, unter Kontrolle zu halten oder zu unterdrücken.

Beschreiben Sie nun, wie das war, als Sie eben versucht haben, nicht an die belastende Situation zu denken und keine ängstlichen oder depressiven Regungen zuzulassen. Schildern Sie, wie gut es Ihnen gelungen ist, die Erinnerung an die Situation wegzuschieben. Geben Sie an, welche Strategie sich am besten oder am schlechtesten dafür eignete, Ihren Empfindungen und Gefühlen auszuweichen:

Diese Übung macht deutlich, dass es zwecklos ist, inneren Erfahrungen wie Gedanken, Bildern und Körperempfindungen auszuweichen. Vielleicht ist es Ihnen tatsächlich gelungen, nicht an die Situation zu denken und sich an die damit verbundenen

Gefühle zu erinnern, doch das hat vermutlich nur für kurze Zeit funktioniert. Das liegt daran, dass Sie nur herausfinden können, ob Sie an die Situation denken, indem Sie nachprüfen, ob Sie daran denken. Und was passiert dann? Richtig: Sobald Sie prüfen, ob ein bestimmter Gedanke vorhanden ist, ist er sofort da. Sobald Sie prüfen, ob eine bestimmte Körperempfindung da ist, spüren Sie sie oder erinnern sich an sie. Sobald Sie prüfen, ob Sie gerade eine Emotionsvermeidungsstrategie einsetzen, wird sie wirksam.

In der Regel versuchen wir, negative Zustände wie Angst oder Depression zu vermeiden. Ängstliche und depressive Menschen vermeiden aber nicht nur negative, sondern auch positive Zustände und Gefühle. Wenn Sie beispielsweise mit starken Ängsten zu kämpfen haben, lassen Sie möglicherweise, indem Sie sich durch Geschäftigkeit ablenken und ständig in Bewegung bleiben, das Empfinden von Ruhe und Gelassenheit nicht zu, weil Sie einen Zustand der Ruhe und Gelassenheit damit gleichsetzen, dass Sie nicht auf der Hut sind und Ihnen deshalb etwas Schlimmes zustoßen könnte.

Bei einer Depression wollen Sie positive Regungen vielleicht deshalb nicht zulassen, weil Sie denken, Sie hätten es nicht verdient, Freude und Zufriedenheit zu erleben. Oder Sie glauben, es habe keinen Sinn, sich schöne Momente zu gestatten, weil es Ihnen danach doch nur wieder schlechter gehen kann. Menschen mit chronischer Angst oder Depression setzen eine Reihe von direkten und subtilen Strategien der Emotionsvermeidung ein, um sich vor negativen und positiven Gefühlen zu schützen: Sie meiden Aktivitäten, Objekte oder Situationen, die entsprechende Gefühle in ihnen triggern würden, versuchen, Gefühle unter Kontrolle zu halten oder abzuschwächen, und meiden Gedanken und Vorstellungen, die ihre Angst oder Depression vertiefen.

Manöver der situationsbezogenen Emotionsvermeidung

Die häufigste Form der Emotionsvermeidung ist die *situationsbezogene Emotionsvermeidung:* Sie lassen sich auf eine Situation oder Aktivität, die wahrscheinlich ängstliche oder depressive Regungen triggern wird, gar nicht erst ein. Wenn Sie zum Beispiel große Angst vor Hunden haben, meiden Sie nicht nur Hunde (die Angstobjekte), sondern auch Orte, wo Ihnen einer begegnen könnte, und machen einen großen Bogen um Hundeparks, wo keine Leinenpflicht gilt, oder Läden für Heimtierbedarf.

Falls Sie unter Depressionen leiden, verkriechen Sie sich vielleicht in Ihrem Schlafzimmer, reden und telefonieren mit niemandem und reagieren auch nicht auf Textnachrichten. Oder Sie meiden Sport und jede körperliche Aktivität lieber, denn Ihnen könnte ja, wenn Sie danach matt und erschöpft sind, der Gedanke kommen, Sie seien ein Weichei und hätten überhaupt keinen Mumm. Vielleicht drücken Sie sich auch davor, eine Aufgabe anzugehen, weil Sie sich dann überfordert und hilflos fühlen würden. Oder Sie verbringen lieber keine Zeit mit Freunden, weil Sie sich mit ihnen vergleichen und denken würden, dass Sie nichts auf die Reihe bekommen.

Nennen Sie Aktivitäten, Objekte oder Situationen, die Sie meiden, weil sie bei Ihnen Angst oder Niedergeschlagenheit auslösen:

____

____

____

Subtile Verhaltensmanöver zur Emotionsvermeidung

Wenn Sie einer Situation oder Aktivität, die für Sie mit intensiven ängstlichen oder depressiven Zuständen verknüpft ist, nicht einfach aus dem Weg gehen oder sich ihr nicht wenigstens eine Zeit lang entziehen können, versuchen Sie die emotionalen Zustände vielleicht mithilfe von kleinen, unterschwelligen Verhaltensmanövern zu vermeiden. Unter Umständen werden Ihnen diese Manöver gar nicht bewusst. Wir können deshalb von *subtilen Verhaltensmanövern zur Emotionsvermeidung* sprechen.

Ein Beispiel wäre, dass Sie sich in Gesprächen an „sicheren" Themen festklammern, um Anspannung zu vermeiden. Denn Sie befürchten, Ihnen könnte ansonsten etwas herausrutschen, das die anderen verärgert. Oder Sie wagen sich nur an Aufgaben heran, die Sie sich auf jeden Fall zutrauen, damit keine Schwierigkeiten auftreten können, die depressive Gedanken in Ihnen auslösen würden. Vielleicht wollen Sie auch vermeiden, dass sich bestimmte Körperempfindungen einstellen, die zu Ihren ängstlichen oder depressiven Zuständen dazugehören, und vermeiden beispielsweise schnelle Bewegungen, weil Sie erlebt haben, wie Ihnen bei einer Panikattacke die Luft weggeblieben ist.

Beschreiben Sie subtile Verhaltensmanöver zur Emotionsvermeidung, die Sie einsetzen, um ängstliche oder depressive Zustände abzuschwächen oder unter Kontrolle zu halten:

____

____

____

Kognitive Manöver zur Emotionsvermeidung

Diese Form der Vermeidung spielt sich nur in Ihrem Kopf ab. Gemeint sind mentale Strategien, mit denen Sie es vermeiden, sich Ihren ängstlichen oder depressiven Zuständen direkt auszusetzen. Diese *kognitiven Manöver zur Emotionsvermeidung* sind manchmal besonders schwer aufzuspüren, weil Ihnen möglicherweise völlig verborgen bleibt, dass Sie sie einsetzen. Die häufigsten kognitiven Manöver zur Emotionsvermeidung sind *Ablenkung* und *Unterdrückung*.

Ablenkung bedeutet, dass Sie Ihre Aufmerksamkeit von Aspekten Ihres ängstlichen oder depressiven Zustands abziehen, um sie nicht spüren zu müssen. Von dem depressiven Gedanken, dass Ihnen im Leben nichts gelingt, können Sie sich dadurch ablenken, dass Sie die ganze Zeit mit kleinen unwichtigen Dingen beschäftigt bleiben. Falls Autofahren für Sie angstbesetzt ist, können Sie sich davon ablenken, indem Sie Musik hören und mitsingen. Von dem Gedanken an ein schreckenerregendes Ereignis – etwa, dass Sie womöglich Ihre Arbeitsstelle verlieren – können Sie sich ablenken, indem Sie stattdessen an weniger beunruhigende Dinge denken, die indirekt mit dem Thema zu tun haben, etwa daran, ob Sie ein Arbeitsprojekt rechtzeitig abschließen werden oder ob Ihr Chef eine gute Meinung von Ihnen hat.

Unterdrückung bedeutet, dass Sie versuchen, *nicht* an die Ereignisse zu denken, die Ihre ängstlichen oder depressiven Zustände triggern. Beispiele dafür sind: Sie schieben die unangenehme Erinnerung daran weg, wie Sie vor den Augen einer Kollegin gestolpert sind und sich dafür geschämt haben. Sie versuchen, ein inneres Bild von sich wegzuschieben, das Niedergeschlagenheit oder Schuldgefühle in Ihnen auslöst, etwa eine Szene, in der Ihre Partnerin am Ende eines Streits aufsteht und aus dem Zimmer geht. Sie schieben beängstigende Vorstellungen davon weg, dass Sie krank werden könnten oder dass Sie, obwohl Sie wissen, dass es gar nicht so war, einen geliebten Menschen tief verletzt haben.

Beschreiben Sie kognitive Manöver zur Emotionsvermeidung, die Sie einsetzen, um sich ängstlichen oder depressiven Zuständen zu entziehen:

____

____

____

____

____

____

Sicherheitssignale

Die letzte Strategie der Emotionsvermeidung, auf die ich eingehen will, ist das Benutzen von *Sicherheitssignalen.* Das sind Objekte, die Sie bei sich haben, um sich nicht unwohl zu fühlen. Sie signalisieren Ihnen, dass Sie in Sicherheit sind. Beispiele für solche Objekte sind: Auf Reisen haben Sie stets ein bestimmtes Medikament oder auch nur ein leeres Medikamentenfläschchen dabei und mildern so Ihre Anspannung ab. Sie führen immer eine Wasserflasche mit sich, weil Sie befürchten, dass Mundtrockenheit eine Panikattacke auslösen könnte. Sie nehmen auf Reisen eine bestimmte Decke oder eine Puppe mit, um Angstregungen abzudämpfen. Solche Sicherheitssignale sind eine Art Talisman, der Sie, so hoffen Sie, gegen Gefahren und Schwierigkeiten abschirmt.

Vielleicht halten Sie es für harmlos, dass Sie sich auf diese kleinen Schutzsymbole stützen. Immerhin ermöglichen sie Ihnen ja Aktivitäten, die Sie andernfalls meiden würden. Wenn aber bestimmte Dinge für Sie ohne diese Objekte gar nicht möglich sind, untergräbt das Ihr Vertrauen in die eigene Fähigkeit, ängstliche oder depressive Zustände aushalten zu können, ohne auf „Glücksbringer“ zurückzugreifen.

Beschreiben Sie die Sicherheitssignale, die Ihnen helfen, sich in Situationen oder bei Aktivitäten, denen Sie sich nicht direkt entziehen können, wohler zu fühlen:

Welche Strategien der Emotionsvermeidung Sie einsetzen, hängt davon ab, welche Situationen und Aktivitäten bei Ihnen ängstliche oder depressive Zustände triggern. Schauen Sie sich die folgende Tabelle 7.1 mit Beispielen zu Strategien der Emotionsvermeidung an. Wenden Sie ähnliche Strategien wie Mateo, Nia, Rosario, Malik oder Janine an? Halten Sie am Ende der Tabelle die Strategien der Emotionsvermeidung fest, mit denen Sie selbst zu verhindern versuchen, dass ängstliche oder depressive Zustände getriggert werden.

	Manöver der situationsbezogenen Emotionsvermeidung	Subtile Verhaltensmanöver zur Emotionsvermeidung	Kognitive Manöver zur Emotionsvermeidung	Sicherheitssignale
Panikstörung *(Mateo)*	*Ich meide Treppen und Rolltreppen.* *Meide Rennen und Treppensteigen.* *Meide Zusammenkünfte.* *Meide das Autofahren.*	*Meide Gehen in zügigem Tempo.* *Meide in Gesprächen mit Kolleginnen und Kollegen schwierige Themen.*	*Vermeide es, Aufmerksamkeit auf Schwindel oder Kurzatmigkeit zu richten.*	*Habe immer Asthmaspray dabei.* *Habe immer Beruhigungsmittel dabei.*
Generalisierte Angststörung *(Nia)*	*Vermeide es, an meinen Bewerbungsunterlagen zu arbeiten oder online nach Stellen zu suchen.* *Vermeide es, um Lohnerhöhung zu bitten.*	*Sage es Pete lieber nicht, wenn er etwas getan oder gesagt hat, über das ich mich geärgert habe.*	*Vermeide es, über meine berufliche Zukunft nachzudenken.* *Versuche mich abzulenken, wenn ich mir Sorgen um meine Gesundheit mache.*	*Trage Petes Karte zum Valentinstag vom letzten Jahr bei mir.* *Habe immer Beruhigungsmittel dabei.*
Soziale Angststörung *(Rosario)*	*Vermeide es, vor größeren Gruppen zu sprechen.* *Gehe Gespräch mit dem Schulleiter aus dem Weg.*	*Ziehe keine roten Oberteile an.* *Meide Blickkontakt mit Menschen, die ich nicht kenne.*	*Vermeide es, an Dinge zu denken, die mir am Unterrichten gefallen.* *Versuche Gedanken ans Rotwerden zu vermeiden.*	*Schminke mich stark.* *Trage Schal, um den Hals zu verdecken.* *Trage Kündigungsgesuch bei mir.*

Zwangsstörung *(Malik)*	*Meide öffentliche Toiletten.* *Fasse nichts Rotes an.*	*Behalte außerhalb der Wohnung die Hände in den Hosentaschen.* *Ziehe Kragen des T-Shirts über den Mund.* *Öffne Türen mit dem Fuß oder nehme dafür ein Taschentuch.*	*Versuche, Gedanken an Keime und Krankheiten zu vermeiden.*	*Habe immer Handdesinfektionsmittel, Wischtücher und Gummihandschuhe dabei.*
Depressive Störung *(Janine)*	*Begleite die Kinder nicht, wenn sie irgendwo eingeladen sind.* *Vermeide es, mit Freundinnen über meine Scheidung zu sprechen.* *Meide alle Aktivitäten, die geistig oder körperlich anstrengend sind.*	*Schaue weg, wenn ich andere Mütter sehe, wie sie mit ihren Kindern spielen.* *Vermeide es, mit meinen Kindern über ihren Vater zu sprechen.*	*Vermeide es, über die Fehler nachzudenken, die ich während meiner Ehe gemacht habe.*	*Habe immer die Liste mit meinen positiven Eigenschaften und Erfolgen dabei, die ich mit meinem Therapeuten erarbeitet habe.*
Meine Strategien und Manöver zur Emotionsvermeidung				

Tabelle 7.1: Beispiele für Strategien und Manöver zur Emotionsvermeidung

7.2 Reaktionen auf emotionale Zustände und Emotionsvermeidung

Mit Reaktionen auf emotionale Zustände schützen Sie sich vor Angst oder Niedergeschlagenheit oder versuchen, sie abzumildern, falls Sie dem Ereignis, das den ängstlichen oder depressiven Zustand auslöst, nicht ausweichen können. Diese Reaktionen sind etwas anderes als Strategien und Manöver, die Sie zur Emotions*vermeidung* einsetzen. Denn eine *Reaktion auf einen ängstlichen oder depressiven Zustand* erfolgt, *nachdem* ein Ereignis diesen Zustand getriggert hat, wohingegen Sie *Strategien und Manöver zur Emotionsvermeidung* einsetzen, noch *bevor* es dazu kommt, dass das Ereignis den ängstlichen oder depressiven Zustand triggert.

Ein Beispiel für ein *Manöver zur Emotionsvermeidung* ist, dass Sie gar nicht erst anfangen, sich mit Ihrer Steuererklärung zu beschäftigen, weil sich, wenn Sie Ihr Einkommen in den Formularen erfassen, wieder der bedrückende Gedanke regen könnte, Sie seien zu nichts nutze. Eine *Reaktion auf einen ängstlichen oder depressiven Zustand* setzt dagegen zu einem anderen Zeitpunkt ein. Ein Beispiel für eine Reaktion auf einen depressiven Zustand wäre, dass Sie anfangen, an Ihrer Steuererklärung zu arbeiten, und dann *damit aufhören,* weil es Sie deprimiert.

Wenn Sie Ihren ängstlichen oder depressiven Zuständen immer wieder ausweichen oder sie unter Kontrolle zu halten versuchen, nimmt die Toleranz ihnen gegenüber mit der Zeit ab. Sie sind dann zunehmend darauf angewiesen, dass Ihre Reaktionen auf die Zustände Ihnen Erleichterung verschaffen. Außerdem werden die Reaktionen – das ist das Schlimmste an ihnen – zu Triggern, die genau die Gedanken wachrufen, die Ihre Angst oder Depression weiter anheizen.

Beispielsweise kommen jedes Mal, wenn Sie anfangen, sich mit der Steuererklärung zu beschäftigen, und dann wieder damit aufhören, Gedanken hoch, dass Sie versagt haben und zu nichts gut sind. Daraus entwickeln sich dann weitere Reaktionen auf Ihren depressiven Zustand, und die Verbindung zwischen dem Zustand und den Reaktionen verfestigt sich zu einem immer starreren Muster.

Es gibt zwei Arten von Reaktionen auf einen ängstlichen oder depressiven Zustand: Verhaltensreaktionen und mentale Reaktionen.

Verhaltensreaktionen auf emotionale Zustände

Verhaltensreaktionen auf emotionale Zustände sind konkrete Handlungen, mit denen Sie Ihre intensiven ängstlichen oder depressiven Zustände unter Kontrolle zu bekommen versuchen. Nehmen wir an, Sie stecken unendlich viel Zeit in die Arbeit an Bewerbungsunterlagen für eine Ausbildung oder ein Studium, schicken die Unterlagen aber nie ab, weil Sie befürchten, dass alles, was nicht hundertprozentig perfekt ist, nur zu einer Ablehnung führen kann. Die „perfekte" Bewerbung wird Ihnen aber niemals gelingen, denn es wird immer Wörter oder Sätze geben, an denen noch etwas zu optimieren wäre. Am Ende schicken Sie nichts weg und werden nirgends angenommen – und haben nur erreicht, dass Sie noch verzagter und deprimierter sind, weil Sie denken, dass Sie es ja nicht einmal hinbekommen, sich irgendwo zu bewerben.

Wenn Sie sich mit der Vorstellung quälen, dass Ihre Kolleginnen und Kollegen Sie für unfähig halten, bringen Sie womöglich Stunden damit zu, eine einfache Präsentation vorzubereiten und einzuüben, für die die anderen nur zehn Minuten aufgewendet hätten. Wenn Sie Angst haben, Sie könnten zu einem Termin zu spät kommen, stellen Sie den Wecker vielleicht viel früher als nötig oder nehmen gleich zwei Wecker. Wenn Sie sich während einer Besprechung bei der Arbeit wertlos vorkommen oder denken, dass die anderen Sie für seltsam halten, bringen Sie vielleicht eine Ausrede vor, um früher gehen zu können.

Denken Sie an eine kürzliche Situation zurück, in der Sie sehr ängstlich oder deprimiert waren. Beschreiben Sie die konkreten Verhaltensreaktionen, zu denen Ihr ängstlicher oder depressiver Zustand Sie veranlasste. Berücksichtigen Sie dabei auch subtile Verhaltensweisen, etwa dass Sie den Blick abwenden oder die Hand am Hosenbein reiben, um sie zu säubern:

____

____

____

____

____

Mentale Reaktionen auf emotionale Zustände

Neben Verhaltensreaktionen können auch *mentale Reaktionen auf emotionale Zustände* dazu dienen, starke Angst oder Depression abzumildern. Beispielsweise gehen Sie in Gedanken immer wieder durch, was Sie hätten anders machen sollen, um zu verhindern, dass Sie rückwärts in den Wagen des Nachbarn hineinfahren, die Blumenvase fallen lassen oder eine für die Arbeit wichtige Datei löschen. Oder Ihre Gedanken kreisen darum, dass Sie, so nehmen Sie an, irgendetwas gesagt oder getan haben, mit dem Sie sich die Sympathie einer Person verscherzt haben.

Vielleicht haben Sie leichte Schmerzen oder kleine gesundheitliche Beschwerden, die Ihnen große Angst machen, und versuchen sich zu beruhigen, indem Sie sich immer wieder die Worte des Arztes in Erinnerung rufen: „Alles in Ordnung bei Ihnen." Oder Sie versuchen, sich Ihre Angst oder Depression zurechtzudeuten und sie mit rationalen Erklärungen loszuwerden. Womöglich setzen Sie dabei auch flexible Denkstrategien ein, wie Sie sie im vorherigen Kapitel kennengelernt haben. Wenn eine flexible Denkstrategie aber dazu dient, einen ängstlichen oder depressiven Zustand rasch abzuschwächen, von sich wegzuschieben oder ihm zu entkommen, dann handelt es sich vermutlich um ein Manöver zur Emotionsvermeidung.

Rufen Sie sich eine Situation in Erinnerung, in der Sie kürzlich starke Angst oder Niedergeschlagenheit verspürt haben. Beschreiben Sie, welche konkreten mentalen Reaktionen bei Ihnen einsetzten, mit denen Sie den ängstlichen oder depressiven Zustand unter Kontrolle zu bringen versuchten:

____

____

____

____

____

Eine andere mentale Reaktion auf einen emotionalen Zustand ist das *Grübeln,* bei dem Ihre Gedanken unablässig um schwierige oder belastende Situationen kreisen. Über ein Problem nachzudenken ist normal, doch das hört in der Regel auf, sobald Sie auf eine Lösung für das Problem gekommen sind. Beim Grübeln hingegen finden Sie kein Ende, weil Ihre Aufmerksamkeit nicht auf Lösungen, sondern auf Ursachen und Auswirkungen des Problems fokussiert ist. Grübeln steht damit einer Suche nach situationsadäquaten Problemlösungen im Weg. Weiter unten gehe ich näher auf flexible Handlungsstrategien ein, die an dieser Art von Denkprozessen ansetzen.

Die Art der jeweiligen mentalen Reaktion hängt von Ihrer Persönlichkeit ab und von den spezifischen Ereignissen, Situationen und Aktivitäten, die bei Ihnen einen ängstlichen oder depressiven Zustand triggern. Zeigen sich bei Ihnen ähnliche Reaktionen wie bei Mateo, Nia, Rosario, Malik und Janine? Schauen Sie sich die folgenden Beispiele (Tabelle 7.2) an und tragen Sie dann unten in die letzte Zeile der Tabelle die Reaktionen ein, mit denen Sie selbst Ihre ängstlichen oder depressiven Zustände unter Kontrolle zu bekommen versuchen.

	Verhaltensreaktionen auf emotionale Zustände	Mentale Reaktionen auf emotionale Zustände
Panikstörung *(Mateo)*	*Lehne mich an Stühlen oder Wänden an.* *Breche belastende Gespräche vorzeitig ab.*	*Versuche, mich von Schwindelgefühlen abzulenken.* *Sage mir immer wieder, dass es nur am Stress liegt.*
Generalisierte Angststörung *(Nia)*	*Frage Pete immer wieder, ob er mich liebt.* *Überarbeite meine Bewerbungsunterlagen wieder und wieder.* *Stelle den Wecker eine Stunde früher, wenn eine Besprechung ansteht.* *Rede mit Mama oft über meinen Gesundheitszustand.*	*Rufe mir immer wieder all die schönen Dinge in Erinnerung, die Pete mir sagt.* *Versuche mich abzulenken, wenn ich anfange, mir Sorgen zu machen.* *Versuche, meine gesundheitlichen Befürchtungen zu verdrängen.*
Soziale Angststörung *(Rosario)*	*Verwende Stunden auf das Einüben einer zehnminütigen Präsentation.* *Versuche, mögliches Erröten mit Make-up zu verdecken.*	*Wenn ich befürchte, die anderen könnten mich für unfähig halten, sage ich mir im Stillen positive Gedanken über mich selbst vor.*
Zwangsstörung *(Malik)*	*Ziehe mich beim Betreten der Wohnung um.* *Wasche mir immer wieder die Hände.* *Schüttle die Hände trocken, anstatt ein Handtuch zu benutzen.*	*Sage mir immer wieder, dass ich frei von Krankheitskeimen bin.* *Gehe in Gedanken alle Gegenstände durch, die ich berührt habe.* *Schiebe Gedanken an Schmutz von mir weg.*

	Verhaltensreaktionen auf emotionale Zustände	Mentale Reaktionen auf emotionale Zustände
Depressive Störung *(Janine)*	*Bringe Ausreden vor, wenn ich Zusammenkünfte früh verlasse.* *Verziehe mich ins Bett, nachdem mein Ex die Kinder abgeholt hat.* *Sage Freundinnen, dass die Scheidung nur meine Schuld war.*	*Meine Gedanken kreisen um alles, was in der Ehe schlecht war.* *Ich sage mir immer wieder vor, was mir an meinem Ex alles nicht gefallen hat.*
Meine Verhaltensreaktionen und mentalen Reaktionen auf emotionale Zustände		

Tabelle 7.2: Beispiele für Reaktionen auf emotionale Zustände

7.3 Flexible Reaktionsstrategien

Mit den folgenden Strategien können Sie die Flexibilität Ihrer Reaktionen auf emotionale Zustände erhöhen. Die wirkungsvollste Strategie dürfte sein, einem ängstlichen oder depressiven Zustand nicht auszuweichen, sondern sich ihm bewusst auszusetzen. Auf diese Weise führen Sie sich selbst vor Augen, dass Sie in der Lage sind, diese Zustände in verschiedenen Situationen auszuhalten und mit ihnen zurechtzukommen.

Wenn Sie beispielsweise Gesprächen aus dem Weg gehen, weil Sie befürchten, Ihnen könnte etwas „Falsches“ herausrutschen, werden Sie nicht die Erfahrung machen können, wie unwahrscheinlich es ist, dass Sie etwas Falsches sagen. Vor allem aber verbauen Sie sich die Erfahrung, dass Sie diese Angst aushalten und die Situation durchaus überstehen können. In Kapitel 8 werde ich näher darauf eingehen, wie wichtig es ist, dass Sie Ihren emotionalen Zuständen nicht auszuweichen versuchen, sondern sich ihnen bewusst aussetzen.

Sie können Ihre Flexibilität auch erhöhen, indem Sie an den subtilen Verhaltensreaktionen und mentalen Reaktionen arbeiten, mit denen Sie Ihre emotionalen Zustände abzumildern versuchen. Mit den kleinen Änderungen, die Sie vornehmen, schwächen Sie die Verknüpfung zwischen Ihren Reaktionen auf die Zustände und der dabei empfundenen kurzzeitigen Erleichterung, sodass Ihre Emotionstoleranz nach und nach zunimmt.

Alternativen zu Ihren typischen Reaktionen auf emotionale Zustände

Mittlerweile haben Sie eine Vorstellung davon, welche Reaktionen Sie einsetzen, um ängstliche oder depressive Zustände abzuschwächen, zu vermeiden oder unter Kontrolle zu halten. Es ist nun an der Zeit, *alternative Reaktionsformen* zu betrachten, mit denen Sie die Flexibilität Ihres Emotionssystems steigern können. Solche alternativen Reaktionen scheinen zunächst einmal der Intuition zu widersprechen. Kontraintuitives Handeln ist aber der Schlüssel zu emotionaler Flexibilität. Es hilft Ihnen, zu verstehen, dass Sie sich in Ihrem Handeln nicht von Ihrem emotionalen Zustand leiten lassen müssen. Die alternative Reaktion kann in einer Kleinigkeit bestehen. Es kann eine starke Wirkung haben, wenn Sie, obwohl es Ihnen nicht gut geht, jemanden anlächeln, mit dem Sie sprechen, oder ihn direkt anschauen, und das immer wieder bewusst üben.

Um zu sehen, wie Sie entgegen Ihrer Intuition auf einen ängstlichen oder depressiven Zustand reagieren können, überlegen Sie am besten zunächst, welche alternativen Reaktionen Sie üben möchten. Inzwischen haben Sie, so nehme ich an, viele Arbeitsblätter mit dem Emotions-ABC aus Kapitel 3 ausgefüllt. Beim Durchsehen der Arbeitsblätter dürfte deutlich werden, welche Strategien Sie typischerweise einsetzen, um ängstliche oder depressive Zustände zu vermeiden oder unter Kontrolle zu bekommen. Beispiele für alternative Reaktionen finden Sie in den folgenden Arbeitsblättern von Janine und Mateo (Tabelle 7.3 und 7.4).

Art des Manövers oder der Reaktion	Manöver und Reaktionen	Alternative Manöver und Reaktionen
Manöver der Emotionsvermeidung		
Situationsbezogene Manöver	*Die Kinder nicht zu Veranstaltungen, Partys und anderen Aktivitäten begleiten.* *Im Gespräch mit Freundinnen das Thema Scheidung vermeiden.* *Alle geistig oder körperlich anstrengenden Aktivitäten meiden.*	*Die Kinder zu Veranstaltungen, Partys und anderen Aktivitäten begleiten.* *Mit guten Freundinnen über die Scheidung reden.* *Jeden Tag zehn Minuten spazieren gehen.* *Jeden Tag einen kurzen Zeitschriftenartikel lesen.*
Subtile Verhaltensmanöver	*Wegsehen, wenn Mütter mit ihren Kindern spielen.* *Es vermeiden, mit den Kindern über ihren Vater zu sprechen.*	*Müttern zusehen, wenn sie mit ihren Kindern spielen, und die Frauen, die ich kenne, anlächeln.* *Wenn meine Kinder ihren Vater erwähnen, mit ihnen über ihn sprechen.*
Kognitive Manöver	*Es vermeiden, über all das nachzudenken, was ich in der Ehe falsch gemacht habe.*	*Beim Rausgehen mit dem Hund Achtsamkeit üben und akzeptieren, dass ich nicht perfekt bin.*
Sicherheitssignale	*Die Liste von Dingen, die ich und meine Therapeutin gut an mir finden, immer mit mir herumtragen.*	*Nicht die Liste durchlesen, damit ich mich besser fühle, sondern eine der Achtsamkeitsstrategien einsetzen, die ich gelernt habe, um meine Gedanken und Gefühle besser akzeptieren zu können.*

Art des Manövers oder der Reaktion	Manöver und Reaktionen	Alternative Manöver und Reaktionen
Reaktion auf emotionalen Zustand		
Verhaltensreaktion	*Eine Ausrede vorbringen und von einer Zusammenkunft oder Veranstaltung früher weggehen als die anderen.* *Mich ins Bett verkriechen, nachdem mein Ex die Kinder abgeholt hat.* *Freundinnen sagen, dass die Scheidung allein meine Schuld war.*	*Bei Zusammenkünften und Veranstaltungen so lange bleiben, bis einige Leute vor mir gegangen sind.* *Nachdem mein Ex die Kinder abgeholt hat, einen Spaziergang machen oder ein Bad nehmen.*
Mentale Reaktion	*Mich bei all dem aufhalten, was an meiner Ehe schlecht war.* *Immer wieder an die Dinge denken, die ich an meinem Ex nicht mochte.*	*Den Hund ausführen und dabei Achtsamkeit üben.* *Achtsames Atmen üben und dabei die mit der Vergangenheit verknüpften Gedanken und Gefühle betrachten.*

Tabelle 7.3: Janines Arbeitsblatt „Alternative Reaktionen finden“

Art des Manövers oder der Reaktion	Manöver und Reaktionen	Alternative Manöver und Reaktionen
Manöver der Emotionsvermeidung		
Situationsbezogene Manöver	*Treppen und Rolltreppen meiden.* *Treppensteigen und Rennen meiden.* *Zusammenkünfte und Veranstaltungen meiden.* *Autofahren meiden.*	*In der U-Bahn-Station eine kurze Rolltreppe nehmen.* *Zweimal am Tag in unserem Haus die Treppe hochrennen.* *Einmal in der Woche mit einem Freund oder einer Kollegin zu Mittag essen.* *Dreimal am Tag mit dem Auto um den Häuserblock, in dem ich wohne, eine Runde drehen.*
Subtile Verhaltensmanöver	*Schnelles Gehen meiden.* *Im Gespräch mit Kolleginnen und Kollegen heikle Themen meiden.*	*Zweimal am Tag eine schnelle Spazierrunde um unseren Häuserblock drehen.* *In der Kanzlei mit Kolleginnen und Kollegen über schwierige Fälle reden.*
Kognitive Manöver	*Die Fokussierung der Aufmerksamkeit auf Schwindel oder Kurzatmigkeit vermeiden.*	*Achtsames Atmen üben und aus einem gewissen inneren Abstand heraus Schwindel und Kurzatmigkeit akzeptieren.*
Sicherheitssignale	*Asthmaspray bei mir tragen.* *Beruhigungsmittel immer dabeihaben.*	*Im Fitnessstudio Asthmaspray im Spind zurücklassen.* *Wenn ich in der Kanzlei zu einer Besprechung gehe, Beruhigungsmittel im Schreibtisch zurücklassen.*

Art des Manövers oder der Reaktion	Manöver und Reaktionen	Alternative Manöver und Reaktionen
Reaktion auf emotionalen Zustand		
Verhaltensreaktion	*Mich auf einen Stuhl stützen oder an die Wand lehnen.* *Belastende Gespräche kurz halten.*	*Im Gespräch zwei Schritte entfernt von Wänden und Stühlen stehen.* *Schwierige Gespräche mindestens zehn Minuten weiterführen.*
Mentale Reaktion	*Mich von Schwindelgefühlen ablenken.* *Mir immer wieder sagen, dass es nur am Stress liegt.*	*Achtsames Atmen üben und die Aufmerksamkeit aus einem gewissen inneren Abstand heraus auf Schwindel und Kurzatmigkeit richten.*

Tabelle 7.4: Mateos Arbeitsblatt „Alternative Reaktionen finden"

Versuchen Sie es nun selbst. Tragen Sie auf dem Arbeitsblatt „Alternative Reaktionen finden" Ihre typischen Manöver der Emotionsvermeidung sowie Reaktionen auf emotionale Zustände ein und überlegen Sie sich dann Alternativen dazu. Nehmen Sie bei dieser Übung sowohl *Verhaltensreaktionen* als auch *mentale Reaktionen* in den Blick. Achten Sie aber darauf, dass Sie die Denkstrategien, die Sie in Kapitel 6 kennengelernt haben, nicht mit alternativen mentalen Reaktionen verwechseln. Sich immer wieder einen Satz vorzusagen, um einen ängstlichen oder depressiven Zustand abzumildern oder zu vermeiden, ist ein Manöver der Emotionsvermeidung oder eine Reaktion auf den emotionalen Zustand. Wenn Sie sich beispielsweise „Ich bin ruhig und fühle mich wohl" sagen, obwohl es Ihnen ganz anders geht, wird Ihnen das nicht helfen, dem Ziel näher zu kommen, Ihre Gefühle einfach so zu akzeptieren, wie sie sind. Flexibles Denken bedeutet, sich klarzumachen, dass solche Gedanken weder zutreffend noch hilfreich sind, und Ihren emotionalen Zustand bewusst wahrzunehmen und zuzulassen.

Alternative Reaktionen finden

Art des Manövers oder der Reaktion	Manöver und Reaktionen	Alternative Manöver und Reaktionen
Manöver der Emotionsvermeidung		
Situationsbezogene Manöver		
Subtile Verhaltensmanöver		
Kognitive Manöver		
Sicherheitssignale		
Reaktion auf emotionalen Zustand		
Verhaltensreaktion		
Mentale Reaktion		

Alternative Reaktionen einüben

Eine der besten Strategien zur Steigerung der emotionalen Flexibilität ist, sich der Tendenz zu einer bestimmten Reaktion auf einen emotionalen Zustand zu widersetzen und etwas anderes zu tun. Alternative Reaktionen – zum Beispiel lächeln, wenn wir bekümmert oder verärgert sind – können die Art und Weise verändern, in der wir unseren emotionalen Zustand erleben. In einem ängstlichen Zustand werden Sie die Tendenz haben, Situationen zu meiden und übervorsichtig zu sein. In einem depressiven Zustand neigen Sie dazu, sich von anderen zurückzuziehen und Aktivitäten zu meiden, die Ihnen in der Vergangenheit Freude gemacht haben.

Die nächste Übung dreht sich um das Einüben der alternativen Reaktionen, die Sie in der vorherigen Übung ermittelt haben. Schauen Sie sich zunächst die Protokolle von Janine und Rosario (Tabelle 7.5 und 7.6) an.

Danach sind Sie an der Reihe. Tragen Sie im „Protokoll zum Üben alternativer Reaktionen“ Situationen ein, die bei Ihnen ängstliche oder depressive Zustände triggern. Benennen Sie kurz die Situation, die einen solchen Zustand triggert, die Manöver zur Emotionsvermeidung und die Reaktionen auf den emotionalen Zustand sowie die alternative Reaktion. Kreisen Sie jedes Mal, wenn Sie in dieser oder einer ähnlichen Situation die alternative Reaktion geübt haben, das Wort „Ja“ ein. Notieren Sie auch, was dann geschehen ist. Wichtig ist, dass Ihnen klar wird: Wenn Sie Ihren ängstlichen oder depressiven Zuständen nicht auszuweichen versuchen, sondern sich ihnen aussetzen, können gute Dinge geschehen (das heißt, es müssen keine schlechten Dinge passieren).

Situation	Emotionaler Zustand	Manöver zur Emotionsvermeidung oder Reaktion auf emotionalen Zustand	Alternative Reaktion	Was ist geschehen?
Kay rief an, um mich zum Mittagessen einzuladen.	*Erschöpft.*	*Nach einer Entschuldigung suchen, warum ich nicht kommen kann.*	*Sagte mit der Einschränkung zu, dass ich nur 30 Minuten bleiben könne.* (Ja) Ja Ja Ja Ja Ja	*Hatte eine schöne Zeit und habe mich am Ende über eine Stunde lang mit Kay unterhalten.*
Als ich die Kinder in der Schule abholte, sah ich eine Mutter, die ich kenne.	*Deprimiert, Schuldgefühle.*	*Den Blick abwenden und schnell den Schulhof verlassen.*	*Winkte und lächelte in Richtung der Frau.* (Ja) (Ja) Ja Ja Ja Ja	*Die Frau lächelte, winkte zurück und gab mir ein Zeichen, ich solle sie mal anrufen.*
Bin früh aufgewacht und konnte nicht wieder einschlafen.	*Schuldgefühle, deprimiert.*	*Daliegen und über meinen Ex nachdenken.*	*Stand auf und tanzte zu ein paar Songs, die im Radio liefen.* (Ja) (Ja) (Ja) Ja Ja Ja	*Kam aus dem Grübeln raus und genoss es, mich zu bewegen. Habe seit Ewigkeiten nicht mehr getanzt.*

Tabelle 7.5: Janines Protokoll zum Üben alternativer Reaktionen

<table>
<tr><th>Situation</th><th>Emotionaler Zustand</th><th>Manöver zur Emotionsvermeidung oder Reaktion auf emotionalen Zustand</th><th colspan="6">Alternative Reaktion</th><th>Was ist geschehen?</th></tr>
<tr><td rowspan="2">Gespräch mit dem Schulleiter beim Mittagessen.</td><td rowspan="2">Angespannt.</td><td rowspan="2">Den Kragen meiner Bluse hochziehen, damit der Hals nicht zu sehen ist. Mich mit einer Ausrede verabschieden.</td><td colspan="6">Zog den Kragen etwas nach unten, sodass der Hals gut zu sehen war. Blieb bis zum Ende der Mittagspause.</td><td rowspan="2">Der Schulleiter machte mir Komplimente und fragte mich nach meiner Meinung zu einer neuen Initiative auf Bezirksebene.</td></tr>
<tr><td>(Ja)</td><td>(Ja)</td><td>Ja</td><td>Ja</td><td>Ja</td><td>Ja</td></tr>
<tr><td rowspan="2">Besprechung mit Elternpaar für den Lehrer-Eltern-Ausschuss.</td><td rowspan="2">Besorgt, unsicher.</td><td rowspan="2">Es vermeiden, meine Sorgen um den Sohn des Paars zu äußern, und nur Positives erwähnen.</td><td colspan="6">Äußerte nicht nur Positives, sondern teilte den Eltern auch meine Sorgen wegen ihres Sohns mit.</td><td rowspan="2">Die Eltern sagten mir, dass sie dieselben Befürchtungen haben und froh sind, dass ihr Sohn eine Lehrerin hat, die „versteht, wie er tickt".</td></tr>
<tr><td>(Ja)</td><td>Ja</td><td>Ja</td><td>Ja</td><td>Ja</td><td>Ja</td></tr>
<tr><td rowspan="2">Bin früh aufgewacht und konnte nicht wieder einschlafen.</td><td rowspan="2">Besorgt.</td><td rowspan="2">Daliegen und über die Präsentation nachdenken, die ich bei der nächsten Sitzung des Lehrer-Eltern-Ausschusses geben soll.</td><td colspan="6">Stand auf und ging mit dem Hund raus.</td><td rowspan="2">Genoss den Spaziergang. Es war ein schöner Morgen. Es tat gut, dass sich die Gedanken nicht mehr im Kreis drehten.</td></tr>
<tr><td>(Ja)</td><td>(Ja)</td><td>(Ja)</td><td>(Ja)</td><td>(Ja)</td><td>Ja</td></tr>
</table>

Tabelle 7.6: Rosarios Protokoll zum Üben alternativer Reaktionen

Protokoll zum Üben alternativer Reaktionen

Situation	Emotionaler Zustand	Manöver zur Emotionsvermeidung oder Reaktion auf emotionalen Zustand	Alternative Reaktion						Was ist geschehen?
			Ja	Ja	Ja	Ja	Ja	Ja	
			Ja	Ja	Ja	Ja	Ja	Ja	
			Ja	Ja	Ja	Ja	Ja	Ja	

Effektives Problemlösen üben

Wie ich in Kapitel 2 betont habe, ist es normal und sinnvoll, gründlich über ein Problem nachzudenken. Dabei können Sie einen Plan entwerfen, wie Sie jetzt und in der Zukunft am besten mit einer Situation umgehen, und die Wahrscheinlichkeit steigt, dass sich die Dinge gut entwickeln werden. Starke Angst und Depression vertragen sich aber schlecht mit effektivem Problemlösen, unter anderem, weil es nicht nur emotionale, sondern auch geistige Flexibilität erfordert. Denn Sie müssen in der Lage sein, verschiedene mögliche Lösungen in Erwägung zu ziehen.

Nicht alle Probleme sind lösbar, aber doch die meisten. Zumindest können Sie einen Plan entwickeln, wie sich negative Auswirkungen eines Problems eindämmen lassen. Voraussetzung ist aber stets, dass Sie einen gewissen Einfluss auf das Problem nehmen können. Beispielsweise wird es, wenn Sie in einem Unternehmen arbeiten, kaum von Ihnen abhängen, ob es sich auf dem Markt behaupten kann oder in Konkurs geht. Doch haben Sie einen gewissen Einfluss darauf, ob Sie gern dort weiterarbeiten möchten.

Manchmal haben Sie zwar einigen Einfluss auf ein Problem, doch es lohnt sich für Sie nicht, Zeit und Energie für eine Lösung aufzubringen. Wenn Sie beispielsweise einen Strafzettel wegen Falschparkens bekommen, können Sie überlegen, ob Sie ihn anfechten sollen, entscheiden sich dann aber vielleicht doch dafür, die Strafe zu zahlen, weil der Einspruch Sie zu viel Aufwand und Zeit kosten würde. Falls Sie nichts tun können oder wollen, um ein Problem loszuwerden, ist das in Ordnung, doch sollten Sie dann auch keinen Gedanken mehr daran verschwenden.

Um eine effektive Lösung für ein Problem zu finden, sind folgende Schritte notwendig:

1. Das Problem definieren und beschreiben.
2. Sich mögliche Lösungen überlegen.
3. Jede Lösung verwerfen, die nicht umsetzbar ist oder weitere Probleme nach sich ziehen könnte.
4. Die Stärken und Schwächen jeder Lösung auflisten.
5. Anhand der Stärken und Schwächen eine Rangfolge möglicher Lösungen bilden.
6. Einen Plan für die beste Lösung, die Sie gefunden haben, entwickeln und erproben.
7. Überprüfen, wie gut die Lösung funktioniert hat, und dann über die nächsten Schritte entscheiden.

Janine beschloss, nicht länger nur über das Problem nachzugrübeln, dass ihre Freundin Alicia nicht auf ihre Textnachrichten antwortete. Sie vermutete, dass Alicia sich nicht mehr bei ihr meldete, weil Janine umgekehrt eine Zeit lang nicht auf Alicias Textnachrichten reagiert hatte. Bislang hatte Janine nur über das Problem nachgegrübelt, ohne es anzugehen. Dem Arbeitsblatt „Ein Problem lösen", das sie ausgefüllt hat, können Sie entnehmen, welchen Plan sie entwickelte und wie sie ihn umzusetzen versuchte (vgl. Tabelle 7.7).

<table>
<tr><th colspan="4">Schritt 1: Das Problem definieren</th></tr>
<tr><td colspan="4">Versuchen Sie, das Problem so klar und vollständig wie möglich zu beschreiben. Wenn es Ihnen schwerfällt, das Problem getrennt von den Gefühlen zu betrachten, die es in Ihnen auslöst, stellen Sie sich vor, wie ein unvoreingenommener Freund oder eine Freundin das Problem definieren würde.</td></tr>
<tr><td colspan="4">Alicia antwortet nicht auf meine Textnachrichten. Wahrscheinlich denkt sie, dass das mit mir nichts mehr wird.</td></tr>
<tr><th colspan="4">Schritt 2 und 3: Sich mögliche Lösungen überlegen und ihre Stärken und Schwächen prüfen</th></tr>
<tr><td colspan="4">Beschreiben Sie mindestens drei mögliche Lösungen für das Problem. Ein unflexibles Emotionssystem bleibt oft auf ein und dieselbe Lösung festgelegt. In der Regel sind mehrere Lösungen denkbar, und die erste oder gewohnte Lösung ist oft nicht die bestmögliche. Verwerfen Sie als Nächstes alle Lösungen, die nicht umsetzbar sind oder aus denen sich andere Probleme ergeben könnten. Vermerken Sie bei jeder der verbleibenden Lösungen die Stärken und Schwächen. Um diese Stärken und Schwächen zu ermitteln, überlegen Sie, ob die jeweilige Lösung nur auf kurze oder auch auf lange Sicht funktionieren würde, ob Sie sie wohl konsequent umsetzen würden und wie sie sich auf andere Menschen auswirken würde.</td></tr>
<tr><td rowspan="3">Lösung 1:</td><td colspan="2">Meiner Schwester eine Textnachricht schreiben und sie fragen, ob sie Alicia bitten könnte, auf meine Nachrichten zu antworten.</td><td rowspan="3">Rangplatz
2</td></tr>
<tr><td>Stärken</td><td>Schwächen</td></tr>
<tr><td>Alicia redet oft mit meiner Schwester und wird ihr wahrscheinlich zuhören.</td><td>Auch meine Schwester ist nicht gut auf mich zu sprechen, deshalb wird ihr mein Vorschlag vielleicht nicht gefallen.</td></tr>
</table>

<table>
<tr><td rowspan="3">Lösung 2:</td><td colspan="2">Alicia besuchen und ihr erklären, warum ich auf ihre Textnachrichten nicht reagiert habe.</td><td rowspan="3">Rangplatz
1</td></tr>
<tr><td>Stärken</td><td>Schwächen</td></tr>
<tr><td>Ein Gespräch im direkten Gegenüber ist persönlicher als eine Textnachricht, und ich kann ihr besser erklären, worum es mir geht.</td><td>Alicia hat viel um die Ohren, sodass ich sie vielleicht nicht zu Hause antreffe.</td></tr>
<tr><td rowspan="3">Lösung 3:</td><td colspan="2">Ein singendes Telegramm buchen, um Alicia auf diese Weise um Verzeihung zu bitten und ihr vorzuschlagen, dass sie sich per Textnachricht bei mir meldet.</td><td rowspan="3">Rangplatz
3</td></tr>
<tr><td>Stärken</td><td>Schwächen</td></tr>
<tr><td>Das ist ein bisschen albern, aber Alicia hat wahrscheinlich ihren Spaß daran, denn sie hat Humor.</td><td>Ein singendes Telegramm ist nicht billig, und ich weiß nicht einmal, ob es den Service überhaupt noch gibt.</td></tr>
<tr><td colspan="4">Schritt 4 und 5: Die Lösungen nach ihrer vermuteten Effektivität in eine Rangfolge bringen und die beste erproben.</td></tr>
<tr><td colspan="4">Bringen Sie die Lösungen 1 bis 3 in eine Rangfolge. Lösung 1 ist dann die erste, die Sie ausprobieren werden. Planen Sie, wann, wo und wie Sie sie umsetzen werden. Bei manchen Lösungen können Sie eine Zeit festlegen (zum Beispiel Freitag 16 Uhr) oder die Umsetzung an ein bestimmtes Ereignis knüpfen (zum Beispiel „Wenn ich frustriert bin“, „Wenn Jeff anruft“). Beschreiben Sie dann die konkreten Schritte zur Umsetzung der Lösung.</td></tr>
<tr><td>Wann und wo</td><td colspan="3">Samstagmittag. Um 11 Uhr hat Alicia ihren Yogakurs und geht danach meistens nach Hause.</td></tr>
<tr><td>Schritte</td><td colspan="3">Überprüfen, dass der Yogakurs tatsächlich um 11 Uhr anfängt.
Die Kinder am Samstag für ein paar Stunden zu meiner Mutter bringen.
Eine von den Duftkerzen mitbringen, die Alicia gern mag, als ein Friedensangebot.
Aufschreiben, was ich Alicia sagen möchte, und das vorher ein paar Mal üben.</td></tr>
</table>

Schritt 6: Überprüfen, wie gut die Lösung funktioniert hat, und über die nächsten Schritte entscheiden
Überprüfen Sie, nachdem Sie die Lösung umgesetzt haben, was dabei gut funktioniert hat und was nicht. Selbst wenn Ihr Problem nur in einer ganz bestimmten Situation auftritt, haben Sie vielleicht etwas gelernt, das Ihnen helfen wird, das Problem bei einem erneuten Auftreten schneller zu lösen. Nehmen Sie sich ein wenig Zeit dafür, über das Problem und Ihren Umgang damit zu reflektieren. Falls die Lösung nicht funktioniert hat, überlegen Sie, was Sie beim nächsten Mal anders machen könnten, oder probieren die nächste Lösung aus.
Am Anfang war Alicia etwas reserviert, aber als ich ihr die Kerze überreichte, taute sie auf. Sie sagte, dass sie meine Situation verstehen kann. Sie sei aber verletzt gewesen, weil sie gedacht habe, wir seien beste Freundinnen. *Wir verabredeten uns zum Lunch, und als ich nach Hause kam, schrieb ich ihr eine Textnachricht, um mich noch einmal zu bedanken. Sie hat gleich geantwortet.*

Tabelle 7.7: Janines Arbeitsblatt „Ein Problem lösen“

Versuchen Sie es nun selbst. Wählen Sie ein Problem aus, das Ihnen zu schaffen macht, und nutzen Sie das Arbeitsblatt, um sich Lösungen zu überlegen. Denken Sie daran, dass Sie einen gewissen Einfluss auf das Problem haben müssen, um es lösen zu können. Wenn Sie keinerlei Einfluss darauf nehmen können, wenden Sie andere Strategien wie beispielsweise Achtsamkeit an (siehe Kapitel 5), damit Ihre Aufmerksamkeit nicht die ganze Zeit auf das Problem fixiert bleibt.

Ein Problem lösen

Schritt 1: Das Problem definieren

Versuchen Sie, das Problem so klar und vollständig wie möglich zu beschreiben. Wenn es Ihnen schwerfällt, das Problem getrennt von den Gefühlen zu betrachten, die es in Ihnen auslöst, stellen Sie sich vor, wie ein unvoreingenommener Freund oder eine Freundin das Problem definieren würde.

Schritt 2 und 3: Sich mögliche Lösungen überlegen und ihre Stärken und Schwächen prüfen

Beschreiben Sie mindestens drei mögliche Lösungen für das Problem. Ein unflexibles Emotionssystem bleibt oft auf ein und dieselbe Lösung festgelegt. In der Regel sind mehrere Lösungen denkbar, und die erste oder gewohnte Lösung ist oft nicht die bestmögliche. Verwerfen Sie als Nächstes alle Lösungen, die nicht umsetzbar sind oder aus denen sich andere Probleme ergeben könnten. Vermerken Sie bei jeder der verbleibenden Lösungen die Stärken und Schwächen. Um diese Stärken und Schwächen zu ermitteln, überlegen Sie, ob die jeweilige Lösung nur auf kurze oder auch auf lange Sicht funktionieren würde, ob Sie sie wohl konsequent umsetzen würden und wie sie sich auf andere Menschen auswirken würde.

Lösung 1:			Rangplatz
	Stärken	**Schwächen**	
Lösung 2:			Rangplatz
	Stärken	**Schwächen**	
Lösung 3:			Rangplatz
	Stärken	**Schwächen**	

Schritt 4 und 5: Die Lösungen nach ihrer vermuteten Effektivität in eine Rangfolge bringen und die beste erproben.	
Bringen Sie die Lösungen 1 bis 3 in eine Rangfolge. Lösung 1 ist dann die erste, die Sie ausprobieren werden. Planen Sie, wann, wo und wie Sie sie umsetzen werden. Bei manchen Lösungen können Sie eine Zeit festlegen (zum Beispiel Freitag 16 Uhr) oder die Umsetzung an ein bestimmtes Ereignis knüpfen (zum Beispiel „Wenn ich frustriert bin", „Wenn Jeff anruft"). Beschreiben Sie dann die konkreten Schritte zur Umsetzung der Lösung.	
Wann und wo	
Schritte	
Schritt 6: Überprüfen, wie gut die Lösung funktioniert hat, und über die nächsten Schritte entscheiden	
Überprüfen Sie, nachdem Sie die Lösung umgesetzt haben, was dabei gut funktioniert hat und was nicht. Selbst wenn Ihr Problem nur in einer ganz bestimmten Situation auftritt, haben Sie vielleicht etwas gelernt, das Ihnen helfen wird, das Problem bei einem erneuten Auftreten schneller zu lösen. Nehmen Sie sich ein wenig Zeit dafür, über das Problem und Ihren Umgang damit zu reflektieren. Falls die Lösung nicht funktioniert hat, überlegen Sie, was Sie beim nächsten Mal anders machen könnten, oder probieren die nächste Lösung aus.	

Mentale Reaktionen auf emotionale Zustände auf später verschieben

Ein unflexibles Emotionssystem macht es Ihnen schwer, aus dem sorgenvollen Gedankenkreisen herauszukommen. Denn Sie können ja nicht einfach *aufhören,* an etwas zu denken. Denn die einzige Möglichkeit, sich zu vergewissern, ob Sie aufgehört haben, an etwas zu denken, besteht darin, zu überprüfen, ob Sie daran denken! Und in dem Moment, in dem Sie das überprüfen, ist der Gedanke wieder da! Allerdings können Sie lernen, das sorgenvolle Kreisen der Gedanken um vergangene Ereignisse auf später zu verschieben.

Das Verschieben funktioniert sehr gut, wenn es darum geht, dass Sie sich Sorgen wegen eines wichtigen Ereignisses machen, das erst in Tagen, Wochen oder Monaten bevorsteht, etwa wegen einer Flugreise oder wegen einer Rede, die Sie bei der Hochzeit Ihrer besten Freundin halten sollen. Im vorangegangenen Abschnitt habe ich Ihnen die Schritte vorgestellt, die zur Lösung eines Problems notwendig sind. Beim Verschieben eines Problems auf später planen Sie nicht, wie Sie es lösen werden, sondern beschließen, Zeit verstreichen zu lassen, bis Sie darüber nachdenken und nach einer Lösung suchen.

Mit den folgenden Schritten können Sie Ihre mentalen Reaktionen auf einen ängstlichen oder depressiven Zustand auf später verschieben:

1. Beschließen Sie, dass Sie jetzt nicht über das Ereignis oder die Situation nachdenken wollen. Falls Sie sich bereits eine Lösung für das Problem zurechtgelegt haben, machen Sie sich klar, dass es keinen Sinn hat, sich weiter mit dem Problem zu beschäftigen, solange Sie noch nicht bereit sind, Ihren Plan für eine Lösung konkret umzusetzen.
2. Beschließen Sie, was Sie tun werden, um sich auf das Ereignis oder die Situation vorzubereiten.
3. Beschließen Sie, wann Sie beginnen werden, sich auf das Ereignis oder die Situation vorzubereiten, und legen Sie Tag und Uhrzeit fest. Sie können beispielsweise auch eine Aufgabenliste erstellen und die einzelnen Punkte nach ihrer Wichtigkeit in eine Rangfolge bringen. Falls die Vorbereitung mehr als einen Schritt umfasst, geben Sie für jeden einzelnen Schritt den Tag und die Uhrzeit vor.
4. Rufen Sie sich, wenn das sorgenvolle Kreisen der Gedanken wieder einsetzt, in Erinnerung, dass Sie es auf den geplanten Zeitpunkt verschieben wollen. Setzen Sie dann eine der Strategien aus den letzten Kapiteln ein, beispielsweise das achtsame Atmen.
5. Wenn Ihnen eine anstehende Entscheidung immer wieder Kopfzerbrechen bereitet, legen Sie fest, an welchem Tag und zu welcher Uhrzeit Sie sich hinsetzen werden, um die für die Entscheidung benötigten Informationen zusammenzutragen und das Für und Wider der verschiedenen Optionen gegeneinander abzuwägen. Sie können dafür auch, falls das für Sie besser funktioniert, für jeden Tag mehrere kurze Zeiträume einplanen.

Janine beschloss, das Nachdenken über das am folgenden Samstag anstehende Telefongespräch mit ihrem Ex auf später zu verschieben. Jedes Mal, wenn sie an das Gespräch dachte, war sie deprimiert und bekam Schuldgefühle. Schauen Sie sich an, wie sie das Arbeitsblatt „Sorgenvolle Gedanken auf später verschieben" ausgefüllt hat (Tabelle 7.8).

Anleitung: Schildern Sie die Situation, um die Ihre sorgenvollen Gedanken kreisen, so konkret wie möglich. Schreiben Sie beispielsweise nicht „Die morgige Konferenz", sondern „Die morgige Konferenz, bei der ich vor dem gesamten 15-köpfigen Team sprechen werde". Geben Sie dann an, was Sie tun werden, um sich auf die Situation vorzubereiten. Falls die Vorbereitung mehr als einen Schritt umfasst, nennen Sie alle Schritte und tragen dann in Ihren Kalender ein, wann Sie sich mit ihnen befassen werden. Rufen Sie sich, wenn Ihnen die Situation erneut in den Sinn kommt, in Erinnerung, dass Sie das Nachdenken darüber auf den bereits gewählten Zeitpunkt verschieben wollen. Setzen Sie dann eine Bewältigungsstrategie ein, die Sie gelernt haben, zum Beispiel achtsames Atmen.
Um welche Situation oder um welches Ereignis kreisen Ihre sorgenvollen Gedanken?
Gespräche mit meinem Ex sind für mich ganz schlimm. Er ist immer so nett. Dadurch fühle ich mich noch schlechter. Ich denke die ganze Zeit an all das, was ich in der Ehe falsch gemacht habe, und daran, was für eine furchtbare Ehefrau und Mutter ich doch bin. Mir fallen Gespräche ein, die wir miteinander führten, als wir noch verheiratet waren, und ich erinnere mich, wie schrecklich ich mich damals schon fand.
Was werden Sie tun, um sich auf die Situation vorzubereiten?
Ich werde vor dem Anruf achtsames Atmen üben. Vielleicht hilft es mir, wenn ich mir beim Üben vorstelle, wie ich mit ihm spreche. *Nach dem Gespräch gehe ich mit dem Hund raus. Das Wetter ist gerade sehr schön. Ich rufe Alicia an, und dann können wir zusammen unsere Hunde ausführen. Wenn ich Zeit mit Alicia verbringe, geht es mir danach immer besser.*
Wann werden Sie mit der Vorbereitung beginnen?
Vor dem Telefonat werde ich jeden Morgen und Abend Achtsamkeitsübungen machen. Morgen werde ich Alicia anrufen, um mit ihr ein Treffen nach dem Telefonat zu vereinbaren.
Welche Strategien werden Sie einsetzen, um das sorgenvolle Kreisen der Gedanken zu beenden?
Achtsamkeit, Bewegung, mich mit Alicia unterhalten.

Tabelle 7.8: Janines Arbeitsblatt „Sorgenvolle Gedanken auf später verschieben"

Versuchen Sie es jetzt selbst. Beschreiben Sie eine Situation, um die Ihre Gedanken immer wieder kreisen. Verwenden Sie das Arbeitsblatt „Sorgenvolle Gedanken auf später verschieben“, um einen Plan dafür zu entwickeln, diese mentalen Reaktionen auf einen ängstlichen oder depressiven Zustand in die Zukunft zu verlagern. Indem Sie das Gedankenkreisen auf später verschieben, üben Sie Kontrolle über die mentalen Prozesse aus. Wenn Sie in dieser Weise steuernd eingreifen, wirkt das Ihrem ängstlichen oder depressiven Zustand entgegen.

Sorgenvolle Gedanken auf später verschieben

Anleitung: Schildern Sie die Situation, um die Ihre sorgenvollen Gedanken kreisen, so konkret wie möglich. Schreiben Sie beispielsweise nicht „Die morgige Konferenz“, sondern „Die morgige Konferenz, bei der ich vor dem gesamten 15-köpfigen Team sprechen werde“. Geben Sie dann an, was Sie tun werden, um sich auf die Situation vorzubereiten. Falls die Vorbereitung mehr als einen Schritt umfasst, nennen Sie alle Schritte und tragen dann in Ihren Kalender ein, wann Sie sich mit ihnen befassen werden. Rufen Sie sich, wenn Ihnen die Situation erneut in den Sinn kommt, in Erinnerung, dass Sie das Nachdenken darüber auf den bereits gewählten Zeitpunkt verschieben wollen. Setzen Sie dann eine Bewältigungsstrategie ein, die Sie gelernt haben, zum Beispiel achtsames Atmen.

Um welche Situation oder um welches Ereignis kreisen Ihre sorgenvollen Gedanken?
Was werden Sie tun, um sich auf die Situation vorzubereiten?
Wann werden Sie mit der Vorbereitung beginnen?
Welche Strategien werden Sie einsetzen, um das sorgenvolle Kreisen der Gedanken zu beenden?

Mentale Reaktionen auf emotionale Zustände schrittweise auf später verschieben

Die Strategie des Verschiebens eignet sich gut für wiederkehrende Gedanken, die zum Beispiel um die eigene gesundheitliche Verfassung oder um einen kürzlichen beruflichen Misserfolg kreisen, doch manche Menschen tun sich auch schwer damit. Falls es Ihnen so geht, könnte es Ihnen helfen, das Verschieben in Schritte aufzuteilen. Das sieht dann so aus, dass Sie zunächst mit kleinen Verschiebe-Intervallen von vielleicht nur fünf bis zehn Minuten arbeiten und diese Intervalle nach ein paar Tagen jeweils um fünf bis zehn Minuten ausweiten. Eine andere Möglichkeit ist, dass Sie für jeden Tag mehrere Zeitpunkte (zum Beispiel zehn bis zwölf) für sorgenvolles Nachdenken vorsehen und es dazwischen dann stets zurückstellen. Wenn Ihnen das Verschieben dann etwas leichter fällt, lassen Sie ein oder zwei der Phasen für sorgenvolles Nachdenken aus, sodass die Abstände zwischen den Phasen größer werden.

Der sorgenvolle Gedanke, der Nia am meisten umtreibt, ist der, dass Pete mit ihr Schluss machen könnte. Obwohl er ihr immer wieder sagt, dass er sie liebe und nicht vorhabe, sie zu verlassen, wird sie diese Angst nicht los. Also beschließt sie, die Beschäftigung mit diesem sorgenvollen Gedanken auf später zu verschieben. Schauen Sie sich an, wie Nia das Arbeitsblatt „Sorgenvolle Gedanken schrittweise auf später verschieben" ausgefüllt hat (Tabelle 7.9).

Datum: *7. Juli*

Anleitung: Wählen Sie für jeden Tag mehrere Zeitpunkte aus, zu denen Sie sich sorgenvolle Gedanken über Ereignisse oder Situationen machen werden. Legen Sie dann fest, wie viel Zeit Sie dafür einplanen (jeweils mindestens zehn Minuten). Sobald einer der Zeitpunkte gekommen ist, widmen Sie den sorgenvollen Gedanken Ihre ganze Aufmerksamkeit. Wenn Sie zwischen den vorgesehenen Phasen anfangen, sich Sorgen zu machen, rufen Sie sich in Erinnerung, dass Sie später viel Zeit haben werden, um sich ohne Unterbrechungen zu sorgen. Lenken Sie sich dann mit etwas ab oder, noch besser, üben Sie achtsames Atmen oder widmen Sie sich achtsam einer anderen Aktivität. Falls das Verschieben gut funktioniert, verringern Sie nach und nach Häufigkeit oder Länge der Phasen des sorgenvollen Nachdenkens. Bleiben Sie dabei realistisch. Wir Menschen machen uns im Durchschnitt 5 bis 10 Prozent der Zeit Sorgen. Ziel des Verschiebens ist nicht, sorgenvolle Gedanken vollständig zu unterbinden, sondern ihre Häufigkeit, Intensität und Dauer deutlich zu senken.

	Uhrzeit																		
Woche	**6**	**7**	**8**	**9**	**10**	**11**	**12**	**13**	**14**	**15**	**16**	**17**	**18**	**19**	**20**	**21**	**22**	**23**	**24**
1		*10 Min.*		*10 Min.*		*10 Min.*		*10 Min.*		*10 Min.*		*10 Min.*		*10 Min.*					
2		*10 Min.*				*10 Min.*				*10 Min.*				*10 Min.*					
3		*15 Min.*					*15 Min.*					*15 Min.*							
4		*15 Min.*							*15 Min.*										
5		*15 Min.*					*15 Min.*												

Bemerkungen: Die achtsamen Aktivitäten, die sich für mich am besten eignen, sind Handarbeiten und Spaziergänge mit Pete. Beim Mittagessen übe ich manchmal achtsames Atmen. Wenn es Zeit für sorgenvolles Nachdenken ist, rufe ich mir immer in Erinnerung, dass es gut ist, mich voll darauf zu konzentrieren. Es funktioniert!

Tabelle 7.9: Nias Arbeitsblatt „Sorgenvolle Gedanken schrittweise auf später verschieben"

ÜBUNG: Mentale Reaktionen auf emotionale Zustände schrittweise auf später verschieben

Versuchen Sie es nun selbst. Wählen Sie ein Problem, um das Ihre Gedanken oft voller Sorge kreisen, und entwerfen Sie auf dem Arbeitsblatt „Sorgenvolle Gedanken schrittweise auf später verschieben" einen Plan, die Gedanken jeweils auf einen bestimmten Zeitpunkt zu verschieben. Indem Sie die sorgenvollen Gedanken auf später verschieben, üben Sie Kontrolle über diese mentalen Prozesse aus. Wenn Sie in dieser Weise steuernd eingreifen, wirkt das Ihrem ängstlichen oder depressiven Zustand entgegen.

Sorgenvolle Gedanken schrittweise auf später verschieben

Datum:

Anleitung: Wählen Sie für jeden Tag mehrere Zeitpunkte aus, zu denen Sie sich sorgenvolle Gedanken über Ereignisse oder Situationen machen werden. Legen Sie dann fest, wie viel Zeit Sie dafür einplanen (jeweils mindestens 10 Minuten). Sobald einer der Zeitpunkte gekommen ist, widmen Sie den sorgenvollen Gedanken Ihre ganze Aufmerksamkeit. Wenn Sie zwischen den vorgesehenen Phasen anfangen, sich Sorgen zu machen, rufen Sie sich in Erinnerung, dass Sie später viel Zeit haben werden, um sich ohne Unterbrechungen zu sorgen. Lenken Sie sich dann mit etwas ab oder, noch besser, üben Sie achtsames Atmen oder widmen Sie sich achtsam einer anderen Aktivität. Falls das Verschieben gut funktioniert, verringern Sie nach und nach Häufigkeit oder Länge der Phasen des sorgenvollen Nachdenkens. Bleiben Sie dabei realistisch. Wir Menschen machen uns im Durchschnitt 5 bis 10 Prozent der Zeit Sorgen. Ziel des Verschiebens ist nicht, sorgenvolle Gedanken vollständig zu unterbinden, sondern ihre Häufigkeit, Intensität und Dauer deutlich zu senken.

Problembeschreibung:

	Uhrzeit																		
Woche	**6**	**7**	**8**	**9**	**10**	**11**	**12**	**13**	**14**	**15**	**16**	**17**	**18**	**19**	**20**	**21**	**22**	**23**	**24**
1																			
2																			
3																			
4																			
5																			

Bemerkungen:

Vom Warum zum Wie

In einem ängstlichen oder depressiven Zustand wird es immer wieder vorkommen, dass Ihre Gedanken fortwährend um eine Situation oder ein Problem kreisen. Wenn Sie deprimiert sind, denken Sie beispielsweise ständig an (tatsächliche oder eingebildete) Fehler, die Sie gemacht haben, an Ihre Schwächen oder an Vorfälle und Situationen in der Vergangenheit. Sie fragen sich dann unablässig: „Warum habe ich das nur gemacht?“, „Warum habe ich derart versagt?“, „Wie konnte mir das passieren?“ Durch Gedanken über Ihre Unzulänglichkeit oder Wertlosigkeit kommt Ihnen Ihre Lage immer hoffnungsloser vor, und Sie fühlen sich den Problemen in Ihrem Leben immer weniger gewachsen. Sie denken: „Das hat doch alles keinen Sinn“, und fühlen sich ohnmächtig und überfordert. Die Depression vertieft sich immer weiter, ohne dass Sie das Gedankenkreisen stoppen können. Wir nennen das *depressives Grübeln.*

Depressives Grübeln ist meist auf die Vergangenheit fixiert, während *ängstliches Grübeln* auf die Zukunft zielt. In einem ängstlichen Zustand kreisen die Gedanken um mögliche Gefahren und darum, wie Sie eine Katastrophe abwenden, ein Problem entschärfen oder eigene Fehler, auf die Sie sich gefasst machen, verhindern können. Zum Beispiel machen Sie sich Sorgen um eine bevorstehende Besprechung und grübeln immer wieder darüber nach, was Sie sagen sollen und wie Sie es sagen sollen. Oder Sie befürchten, Sie könnten in der U-Bahn eine Panikattacke haben, und grübeln darüber nach, wie Sie das verhindern können oder was Sie tun sollen, wenn es dann doch geschieht.

Ausgiebiges Nachdenken ist in schwierigen Situationen eine natürliche und normale Reaktion. Ziel ist, ein Problem von allen Seiten zu betrachten und zu durchleuchten, um es lösen zu können. In einem flexiblen Emotionssystem besteht ein ausgewogenes Verhältnis zwischen dem *Nachdenken* über ein Problem oder ein schwieriges Ereignis und dem *Handeln,* das auf eine Lösung hinstrebt. Mit anderen Worten, Nachdenken ist hilfreich, wenn es das konkrete Handeln anleitet, das dann weitere Denkanstöße geben kann.

Stellen Sie sich vor, Sie wollen morgens zur Arbeit, aber das Auto springt nicht an. Sie beginnen zu überlegen, woran es liegen könnte (ist der Tank leer, die Batterie zu schwach, die Zündung defekt?). Daraus ergeben sich verschiedene Lösungsansätze. Wenn Sie aber nur nachdenken, ohne etwas zu tun, bringen Sie den Motor nicht zum Laufen. Ebenso wenig zielführend wird es sein, wenn Sie nur irgendetwas tun, ohne nachzudenken (und beispielsweise immer wieder den Schlüssel im Zündschloss drehen).

Wenn Sie grübeln, stellen Sie sich wahrscheinlich immer wieder Warum-Fragen: „Warum passiert mir das?“, „Warum stoßen mir ständig solche Dinge zu?“ Diese

Fragen drehen sich nicht um das Problem (also zum Beispiel um den Wagen, der nicht anspringt), sondern um Sie.

Beschreiben Sie Situationen, um die Ihre Gedanken oft kreisen, oder nennen Sie die Warum-Fragen, die dazu beitragen, dass ein ängstlicher oder depressiver Zustand bestehen bleibt.

Beschreiben Sie die Emotionen, die diese Denkprozesse in Ihnen auslösen. Bewirken sie eine Verringerung oder eine Verstärkung von Anspannung, Niedergeschlagenheit, Verärgerung oder Schuldgefühlen?

Beschreiben Sie, wie sich diese Denkprozesse auf Ihre Motivation auswirken, neue Dinge auszuprobieren oder schwierige Aufgaben in Angriff zu nehmen. Nimmt Ihre Energie oder Ihre Motivation ab oder zu? Steigt oder sinkt die Wahrscheinlichkeit, dass Sie Pläne entwerfen und dann auch entsprechend handeln?

Die folgende Übung hilft Ihnen, den Fokus des Denkens von großen, allgemeinen Warum-Fragen auf kleine, konkrete Wie-Fragen zu verlagern. Janines Denken dreht sich oft um das Warum. Sie stellt sich unablässig Fragen, auf die sie keine Antwort findet: „Warum hat sich mein Mann von mir getrennt?“, „Warum bin ich so eine schlechte Mutter?“, „Warum bekomme ich mein Leben nicht auf die Reihe?“ Dadurch vertieft sich Janines Depression. Sie will üben, sich stattdessen Wie-Fragen zu stellen. Schauen Sie sich an, wie sie das Arbeitsblatt „Vom Warum zum Wie“ ausgefüllt hat (Tabelle 7.10).

Warum-Gedanke	
Situation:	*Warum bin ich so eine schreckliche Mutter?*
Was- und Wie-Gedanken	
Was ist mein Ziel, wohin will ich?	
Meinen Kindern eine bessere Mutter sein.	
Wie schaffe ich das? Welche konkreten Schritte werde ich unternehmen, um mein Ziel zu erreichen?	
Schritt 1:	*19 Uhr zu einem festen Spieletermin nach dem Abendessen machen. Wir machen dann mindestens dreimal in der Woche ein Spiel zusammen, und auf jeden Fall an Freitag- und Samstagabenden.*
Schritt 2:	*Zwei oder drei neue Brettspiele kaufen oder ausleihen.*
Schritt 3:	*Meine Mutter bitten, dass sie an Spieleabenden zu uns zum Abendessen kommt, um mich zu unterstützen.*
Schritt 4:	*Schnelle, gesunde Gerichte planen und dafür einkaufen, damit wir früh mit dem Abendessen fertig sind.*
Wann werde ich damit anfangen?	
Am Freitag wird es losgehen.	
Wer kann mir helfen, mein Ziel zu erreichen?	
Meine Schwester und meine Mutter.	
Was haben die Wie-Gedanken bewirkt?	
Den Kindern hat es viel Spaß gemacht. Jennifer sagte mir, dass sie von dem neuen Brettspiel begeistert sei. Ich hatte das Gefühl, dass ich meine Sache als Mutter gut mache, und habe viel besser geschlafen als in den letzten Wochen.	

Tabelle 7.10: Janines Arbeitsblatt „Vom Warum zum Wie"

Versuchen Sie es nun selbst. Rufen Sie sich ein Ereignis in Erinnerung, das bei Ihnen einen Warum-Gedanken triggerte, und nutzen Sie dann das Arbeitsblatt „Vom Warum zum Wie", um in Ihrem Denken eine Verschiebung anzustoßen.

Vom Warum zum Wie

Warum-Gedanke

Situation:

Was- und Wie-Gedanken

Was ist mein Ziel, wohin will ich?

Wie schaffe ich das?
Welche konkreten Schritte werde ich unternehmen, um mein Ziel zu erreichen?

Schritt 1:

Schritt 2:

Schritt 3:

Schritt 4:

Wann werde ich damit anfangen?

Wer kann mir helfen, mein Ziel zu erreichen?

Was haben die Wie-Gedanken bewirkt?

Kurz gefasst

Der Hauptgrund dafür, dass Ihr Leid anhält, ist, dass Sie fortwährend versuchen, Ihren ängstlichen oder depressiven Zuständen auszuweichen oder sie unter Kontrolle zu bekommen. Dies führt auch dazu, dass sich diese Zustände, wenn Sie in ähnliche Situationen kommen, weiter verstärken. Behalten Sie bei Ihren Bemühungen, die Flexibilität Ihres Handelns zu erhöhen, folgende Punkte im Blick:

- Es gibt zwei Handlungsstrategien, mit denen Sie Angst oder Depression aus dem Weg zu gehen versuchen: Sie meiden ganz direkt Aktivitäten, Ereignisse und Situationen, die bei Ihnen ängstliche oder depressive Zustände triggern, und Sie versuchen, diese Zustände unter Kontrolle zu halten, indem Sie in bestimmter Weise auf sie reagieren. Beide Strategien tragen zu Ihrem Mangel an emotionaler Flexibilität bei, und Sie setzen sie automatisch ein.
- Kontraintuitive Reaktionen sind Alternativen zu den Reaktionsmustern, zu denen Sie in ängstlichen oder depressiven Zuständen neigen. Indem Sie solche kontraintuitiven Reaktionen einüben, steigern Sie nach und nach Ihre Emotionstoleranz.
- Automatische Reaktionen auf ängstliche und depressive Zustände lassen sich unterteilen in Verhaltensreaktionen (beispielsweise wenden Sie im Gespräch den Blick von Ihrem Gegenüber ab) und mentale Reaktionen (zum Beispiel kreisen Ihre Gedanken fortwährend um negative Ereignisse oder Sie vergewissern sich immer wieder, dass Ihnen keine Gefahr droht).

8. | Die Emotionstoleranz erhöhen

Alle Strategien, die ich Ihnen bislang vorgestellt habe, dienen einem einzigen Zweck – dass Sie es schaffen, Ihren ängstlichen oder depressiven Zuständen nicht länger auszuweichen, sondern sich ihnen auszusetzen und sie auszuhalten. Dies erreichen Sie durch *Emotionsexposition*, das heißt, indem Sie systematisch üben, sich auf Ihre ängstlichen oder depressiven Zustände einzulassen und sich mit ihnen auseinanderzusetzen. Die Forschung hat in den letzten Jahrzehnten zeigen können, dass ängstliche und depressive Zustände, wenn wir uns ihnen stellen, auf lange Sicht an Intensität verlieren. Das mag auf den ersten Blick der Intuition widersprechen, doch es stimmt.

8.1 Emotionsexposition

Bei einer Emotionsexposition weichen Sie den spezifischen inneren und äußeren Gegebenheiten, die bei Ihnen starke ängstliche oder depressive Zustände triggern, nicht länger aus, sondern setzen sich ihnen bewusst aus. Sie wenden dabei Strategien an, die Sie bereits kennengelernt haben:

- Achtsamkeit, um die Flexibilität Ihrer Aufmerksamkeitsfokussierung zu erhöhen
- Denkstrategien, um die Flexibilität Ihres Denkens zu steigern
- Entwicklung von Alternativen zur Emotionsvermeidung und zu automatischen Reaktionen auf emotionale Zustände, um die Flexibilität Ihres Handelns zu stärken

Das zentrale Ziel ist dabei, dass Sie immer besser in der Lage sind, sich Ihren ängstlichen und depressiven Zuständen zu stellen. Dadurch, dass Sie die genannten Strategien genau dann einsetzen, wenn Sie sehr ängstlich oder deprimiert sind, wächst Ihr Vertrauen darauf, dass sie funktionieren werden, wenn es am meisten darauf ankommt und Sie sich ganz auf das einlassen, was im Moment in Ihnen vor sich geht. Je häufiger Sie die Strategien in ängstlichen oder depressiven Zuständen anwenden, desto mehr werden sie Ihnen in Fleisch und Blut übergehen.

Es kann zwei bis sechs Wochen dauern, bis es für Sie zu einer neuen Gewohnheit und selbstverständlich geworden ist, sich Ihren ängstlichen oder depressiven Zuständen zu stellen. Beispielsweise werden Sie dann, ohne weiter darüber nachzudenken, *automatisch* dem Impuls widerstehen, sich ständig die Hände zu waschen oder sich einer Situation zu entziehen. Durch Übung werden Sie dahin kommen, dass Sie Situationen, die für Sie unangenehm sind, nicht meiden, sondern sich ihnen stellen, ohne zu zögern. Damit tritt ein grundlegender Wandel ein, denn Sie sind nun in der Lage, sich Ihren emotionalen Zuständen auszusetzen und ihnen standzuhalten.

8.2 Was Sie durch Emotionsexposition lernen

Ziel einer Emotionsexposition ist es, eine alte Gewohnheit aufzubrechen, die sich vermutlich über viele Jahre hinweg entwickelt hat, nämlich dass Sie sich von Ihren quälenden ängstlichen oder depressiven Zuständen innerlich abzukoppeln oder ihnen auszuweichen versuchen. Indem Sie vor diesen Zuständen nicht zurückscheuen, sondern sich ihnen bewusst aussetzen, steigern Sie Ihre Emotionstoleranz. Und während Ihre Emotionstoleranz durch Emotionsexpositionen wächst, wird Ihnen klar:

- Die ängstlichen oder depressiven Zustände führen nicht in die Katastrophe und lassen irgendwann wieder nach. Sie spitzen sich zu, klingen danach aber stets ab, und zwar ganz unabhängig davon, ob Sie sie zu vermeiden oder unter Kontrolle zu halten versuchen. Sobald Ihnen das bewusst wird, wächst Ihre Bereitschaft, sich den Zuständen auszusetzen.
- Sie können mehr Einfluss auf Ihre ängstlichen oder depressiven Zustände nehmen, als Sie denken. Wenn Sie sich dafür entscheiden, dem Unbehagen nicht auszuweichen, sondern es bewusst hinzunehmen, werden Sie sich handlungsfähiger, weniger eingeengt und weniger deprimiert fühlen.
- Die alte Gewohnheit, unangenehmen Zuständen und den Situationen, durch die sie getriggert werden, aus dem Weg zu gehen, lässt sich verändern. Wenn Sie immer wieder mit ihr brechen, wächst Ihr Selbstvertrauen. Dies wird Ihnen helfen, auch mit anderen Situationen besser zurechtzukommen.
- Wenn Sie Ihre ängstlichen oder depressiven Zustände weder vermeiden noch unter Kontrolle zu halten versuchen, passiert nichts Schlimmes, und Sie begreifen, dass Sie mit den Zuständen klarkommen können, ohne auf Unterstützung durch andere angewiesen zu sein.

8.3 Formen der Emotionsexposition

Es gibt mehrere Formen der Emotionsexposition. Bei einer *situationsbezogenen Emotionsexposition* geht es um äußere oder innere Gegebenheiten und Situationen, die ängstliche oder depressive Zustände triggern und verstärken. Mit äußeren Gegebenheiten und Situationen sind Orte, Objekte und Aktivitäten gemeint, die bei Ihnen ängstliche oder depressive Zustände triggern: in einem Raum voller Menschen sitzen, unbekannte neue Leute kennenlernen, einen „schmutzigen" Gegenstand anfassen müssen. Innere Gegebenheiten oder Situationen sind Gedanken, Erinnerungen oder Körperempfindungen, die einen ängstlichen oder depressiven Zustand auslösen oder vertiefen.

Die ersten Emotionsexpositionen werden sich auf *Körperempfindungen* beziehen. Diese Übungen dienen dazu, Ihre Toleranz gegenüber den intensiven Körperempfindungen zu erhöhen, die Teil Ihrer ängstlichen oder depressiven Zustände sind. Daran schließen sich Expositionsübungen mit *äußeren Situationen* an. Sie fördern Ihre Toleranz gegenüber ängstlichen oder depressiven Zuständen, die sich unter bestimmten äußeren Umständen oder bei bestimmten Aktivitäten einstellen. Am Ende stehen Expositionsübungen mit *inneren Situationen*. Sie erhöhen Ihre Toleranz gegenüber ängstlichen und depressiven Zuständen, die mit bestimmten Gedanken, Vorstellungen und Zweifeln verknüpft sind.

Im Lauf der Expositionsübungen werden Sie bei sich Impulse wahrnehmen, Ihren emotionalen Zuständen auszuweichen oder sie unter Kontrolle zu halten. Wie Sie mittlerweile wissen, hindern solche Impulse Sie daran, die Erfahrung zu machen, dass Sie durchaus in der Lage sind, mit Ihren unangenehmen Zuständen in ihrer gesamten Bandbreite zurechtzukommen. Um sich wirklich darüber klar zu werden, dass Sie sie aushalten können, ist es notwendig, sich den Zuständen bewusst auszusetzen, mit Entschlossenheit und ohne zu Ausweichmanövern Zuflucht zu nehmen. Damit es Ihnen in Zukunft besser geht, müssen Sie im Hier und Jetzt die Erfahrung machen, dass Sie mit Ihren emotionalen Zuständen klarkommen.

Stellen Sie sich Ihren emotionalen Zuständen

Bevor Sie mit den Expositionsübungen beginnen, möchte ich Ihnen erläutern, wie sie durchzuführen sind. Wesentlich sind dabei folgende vier Punkte, die im Englischen mit dem Akronym FACE zusammengefasst werden:

- **Sich den ängstlichen oder depressiven Zuständen aussetzen** (**F**ace your anxious or depressed feelings). Im Lauf der Jahre haben Sie die Gewohnheit entwickelt, die Aufmerksamkeit von Ihren ängstlichen oder depressiven Zuständen abzuziehen. Das heißt, Sie begeben sich nicht wirklich in sie hinein. Wenn Sie sich aber immer wieder von ihnen abwenden, bleibt Ihnen die Erfahrung verwehrt, dass Sie sie im Hier und Jetzt durchaus in ihrer vollen Intensität verkraften können. Damit Sie lernen können, sie auszuhalten, müssen Sie bereit sein, sich mit ihnen zu konfrontieren.

- **Sich im gegenwärtigen Augenblick verankern** (Anchor in the present moment). Beobachten Sie bei den Expositionsübungen sämtliche Aspekte Ihres ängstlichen oder depressiven Zustands im gegenwärtigen Augenblick, und akzeptieren Sie ihn, ohne ihn zu bewerten, zu analysieren oder zu unterdrücken. Sich im gegenwärtigen Augenblick zu verankern bedeutet, sich dem zu öffnen, was gerade geschieht. In Kapitel 5 haben Sie entsprechende Strategien kennengelernt. Wenn Sie im gegenwärtigen Augenblick verankert sind, reagieren Sie weniger stark auf Ihre emotionalen Zustände und können sie besser erkunden. Sie beobachten, wie sie sich im Hier und Jetzt entfalten, ihren Gipfel erreichen und wieder nachlassen – und dass sie sich, anders als Sie befürchten, nicht endlos weiter aufschaukeln. Im gegenwärtigen Augenblick verankert zu sein hilft Ihnen, sich darüber klar zu werden, dass Ihnen keine Gefahr droht, wenn Sie sich den emotionalen Zuständen aussetzen, und dass Sie in Lage sind, sie in ihrer vollen Intensität auszuhalten.
- **Stoppen Sie Ihre automatischen Reaktionen auf ängstliche oder depressive Zustände oder gehen Sie dagegen an** (Check or resist your emotion-driven actions). Versuchen Sie, auf alle subtilen und weniger subtilen Strategien zu verzichten, mit denen Sie versuchen, die Zustände zu meiden, abzuschwächen oder unter Kontrolle zu halten. Unterlassen Sie also alles, was Sie von den emotionalen Zuständen wegführt: tief durchatmen, ein Gebet sprechen, sich Bekräftigungsformeln vorsagen, innerlich auf Abstand gehen, sich ablenken, sich bildhaft vorstellen, dass die Dinge sich positiv entwickeln werden. Verankern Sie sich stattdessen im gegenwärtigen Augenblick, beobachten Sie den ängstlichen oder depressiven Zustand und warten Sie, bis er von allein nachlässt. Die automatischen Reaktionen hindern Sie nur daran, zu lernen, wie Sie die sehr unangenehmen Zustände aushalten können.
- **Stehen Sie die ängstlichen oder depressiven Zustände durch** (Endure your anxious or depressed feelings). Falls Ihnen das schwerfällt, wählen Sie in der Hierarchie von Übungen zur Emotionsexposition eine Übung, die weniger fordernd ist (was es mit der Hierarchie von Übungen auf sich hat, erläutere ich später), oder ergänzen Sie die Hierarchie um leichtere Übungen und fangen Sie mit diesen an. Wesentlich ist, dass Sie den ängstlichen oder depressiven Zustand aushalten, bis er sich von allein abschwächt, ohne dass sie in irgendeiner Weise versuchen, ihn unter Kontrolle zu bekommen. Falls es dazu notwendig ist, auf eine leichtere Hierarchiestufe der Expositionsübungen zurückzugehen, tun Sie das. Das ist besser, als wenn Sie dem Zustand ausweichen oder ihn unter Kontrolle zu halten versuchen.

Die beschriebenen vier Punkte gelten für jede Expositionsübung. Außerdem werden Ihnen das Arbeitsblatt „Emotionsexpositionen planen“ und das Übungsprotokoll für Emotionsexpositionen (siehe Seite 224 und 235) helfen, Übungen zu planen und, was am wichtigsten ist, Ihre Lernfortschritte zu protokollieren. Versuchen Sie, bei Expositionsübungen bis zu dem Punkt zu gehen, an dem Ihr Unbehagen 50 Prozent der maximalen Belastung erreicht. Wenn Sie Ihre Expositionsübungen in dieser Weise dokumentieren, motiviert Sie das zum Weiterüben, weil Sie die Erfahrung machen, dass Sie in der Lage sind, mit intensiven emotionalen Zuständen zurechtzukommen.

Wenn Sie häufig üben und einzelne Übungen wiederholen, werden Sie den größtmöglichen Nutzen aus den Emotionsexpositionen ziehen. Planen Sie dafür zu mindestens drei oder vier Zeitpunkten pro Woche jeweils mindestens 30 bis 40 Minuten ein. Das bedeutet einen erheblichen Aufwand, doch wenn Sie mehrere Wochen lang konsequent üben, wird das einiges in Ihrem Leben ändern, denn Sie machen auf diese Weise die Effekte vieler Jahre rückgängig, in denen Sie Ihren ängstlichen oder depressiven Zuständen ausgewichen sind.

Nachdem Sie nun eine allgemeine Vorstellung davon haben, wie eine Emotionsexposition abläuft, können Sie das Verfahren zunächst einmal auf unangenehme Körperempfindungen anwenden.

Emotionsexposition mit Körperempfindungen

Mittlerweile dürfte für Sie klar sein, welche Rolle Ihre Gedanken und Ihr Verhalten für Ihre ängstlichen oder depressiven Zustände spielen. Nun soll es um die Rolle der Körperempfindungen gehen. Sie sind Teil des emotionalen Erlebens sowohl bei einer Angststörung als auch bei einer Depression. Wahrscheinlich nehmen Sie die Körperempfindungen bewusster wahr als all die Gedanken, Verhaltensreaktionen und mentalen Reaktionen, die ebenfalls Teil Ihrer ängstlichen oder depressiven Zustände sind. Dass Sie also unmittelbar spüren, wie unangenehm diese Körperempfindungen sind, dürfte ein wesentlicher Grund dafür sein, dass Sie sich angewöhnt haben, sie automatisch zu meiden, oder sie unter Kontrolle zu halten versuchen.

Außerdem können die Körperempfindungen durch die Art und Weise, wie Sie sie gedanklich verarbeiten, an Intensität zunehmen. Vielleicht kennen Sie das Spiel, bei dem ein Kind ein anderes an beiden Händen packt und es drei oder vier Mal im Kreis dreht, um es dann loszulassen. Das Kind, das im Kreis gedreht wurde, versucht, sogleich zu einer Statue zu erstarren, was alles andere als einfach ist. Denn ihm dreht sich der Kopf, das Herz pocht schnell, und ihm ist vielleicht auch ein wenig übel, während es versucht, regungslos dazustehen.

Bei diesem Spiel ist klar, woher Schwindel, Herzklopfen und Übelkeit rühren. Doch was ist, wenn Ihnen das passiert, während Sie in einer Besprechung sitzen oder im Auto auf einer Schnellstraße unterwegs sind? Die Körperempfindungen sind dann nicht Teil eines amüsanten Spiels, und vielleicht bekommen Sie Angst, Sie könnten den Verstand verlieren oder gleich sterben.

Wichtig ist, die Erfahrung zu machen, dass solche Körperempfindungen nicht unerträglich oder gefährlich sind. Das ist der Sinn der Emotionsexposition. Je öfter Sie zulassen, dass Sie die Körperempfindungen in voller Stärke wahrnehmen, desto mehr Toleranz entwickeln Sie ihnen gegenüber. Außerdem löst sich, wenn Sie dies immer wieder üben, nach und nach die Verknüpfung zwischen den Körperempfindungen und jenen automatischen Reaktionen auf ängstliche oder depressive Zustände auf, die Ihnen zwar *kurzfristige* Erleichterung verschaffen, Sie aber in Ihrer emotionalen Flexibilität einengen und so zu Ihrem Leid beitragen.

Für manche Menschen mit Angststörungen sind Körperempfindungen der Aspekt, der ihnen am meisten zu schaffen macht. Mateo, der unter einer Panikstörung leidet, graut es vor dem Schwindel, der in bestimmten Situationen einsetzt. Der Schwindel ist ein Aspekt seiner ängstlichen Zustände, ebenso wie die Atemnot und die Schweißausbrüche. Um über seine Panikstörung hinwegzukommen, muss Mateo die Angst vor den Körperempfindungen abbauen, die Teil der Störung sind.

Dies gilt auch für Menschen mit anderen Ängsten. Wenn Sie sich vor Spinnen fürchten, haben Sie vielleicht festgestellt, dass schon das Foto einer Spinne eine Angstreaktion triggern kann. Natürlich kann das Foto Sie nicht beißen, das heißt, es geht keine Gefahr von ihm aus. Wovor schrecken Sie also zurück – vor einer Spinne oder vor den Körperempfindungen, die zu Ihrer Angstreaktion gehören? Wenn Sie beginnen, eine größere Toleranz gegenüber diesen Körperempfindungen aufzubauen und sie zu akzeptieren, werden Sie merken, dass der Impuls, die betreffenden Objekte oder Situationen zu meiden, schwächer wird, ebenso wie die Tendenz, die unangenehmen Körperempfindungen zu vermeiden, die sich im Zuge der Angstreaktion einstellen.

Bei der folgenden Übung ermitteln Sie die Körperempfindungen, die den mit Ihren ängstlichen oder depressiven Zuständen einhergehenden Empfindungen am nächsten kommen. Auf diesen Körperempfindungen liegt der Fokus, wenn Sie dann Ihre Hierarchie von Expositionsübungen mit Körperempfindungen erstellen. Dabei handelt es sich um eine Liste von Objekten oder Situationen, die Ihre ängstlichen oder depressiven Zustände triggern. Die Rangfolge richtet sich nach der Intensität des ängstlichen oder depressiven Zustands, der sich nach Ihrer Erwartung einstellen wird, wenn Sie mit den Körperempfindungen konfrontiert sind.

ÜBUNG: Ordnen Sie Ihre Körperempfindungen ein

Nehmen Sie sich für diese Übung etwa eine halbe Stunde Zeit. Wenn Sie sie lieber nicht allein machen möchten, können Sie eine Person bitten, Sie dabei aus einem gewissen Abstand zu beobachten. Probieren Sie jede Einzelübung in der Liste aus und führen Sie sie so lange aus wie angegeben. Damit Sie aus der Einschätzung Ihrer Körperempfindungen Nutzen ziehen können, sollten Sie sich auf jede einzelne der Übungen ganz einlassen. Das Arbeitsblatt dient dazu, die Körperempfindungen zu ermitteln, die Sie dann später in Ihre Hierarchie von Expositionsübungen mit Körperempfindungen eintragen (siehe Übung Seite 216).

Geben Sie nach jeder Einzelübung die Körperempfindungen an, die Sie registriert haben (zum Beispiel Kurzatmigkeit, Schwindel, Schwitzen). Stufen Sie dann die *Intensität der Körperempfindung* auf einer Skala von 0 bis 100 ein (100 bedeutet äußerst intensiv). Schätzen Sie im nächsten Schritt auf einer Skala von 0 bis 100 Prozent ein, wie *ähnlich* die bei der Übung registrierte Körperempfindung der entsprechenden Körperempfindung ist, die Sie aus ängstlichen oder depressiven Zuständen kennen (100 Prozent bedeutet, dass die bei der Übung erlebte Körperempfindung identisch ist mit der, die bei ängstlichen oder depressiven Zuständen auftritt). Schließlich geben Sie auf einer Skala von 0 bis 100 an, wie stark *das während der Übung empfundene Unbehagen* war (100 bedeutet, dass die Körperempfindung für Sie extrem unangenehm war).

Meine Körperempfindungen einordnen

Übung	Körper-empfindung	Intensität der Körper-empfindung (0–100)	Ähnlichkeit der Körper-empfindung (0–100 %)	Grad des Unbehagens (0–100)
30 Sekunden lang den Kopf hin- und herdrehen.				
30 Sekunden lang mehrmals den Kopf zwischen die Beine senken und dann schnell wieder heben.				
60 Sekunden auf der Stelle laufen (zuvor meinen Arzt fragen, ob er Einwände hat).				
Eine schwere Jacke anziehen und 60 Sekunden auf der Stelle laufen.				
60 Sekunden oder so lange, wie ich kann, die Luft anhalten.				
Mich in einen Drehstuhl setzen und darauf 60 Sekunden lang im Kreis rotieren.				

Übung	Körperempfindung	Intensität der Körperempfindung (0–100)	Ähnlichkeit der Körperempfindung (0–100 %)	Grad des Unbehagens (0–100)
60 Sekunden Muskeln anspannen – Bauch, Fäuste, Unterarme, Schultern.				
Bis zu 60 Sekunden lang sehr schnell atmen.				
120 Sekunden lang durch einen dünnen Trinkhalm atmen.				
Mich 90 Sekunden in einem Spiegel anstarren.				
90 Sekunden die Stirn runzeln, den Kopf nach unten senken und dabei den Kiefer anspannen.				
120 Sekunden lang mit einem Gewicht von fünf Kilogramm vor dem Bauch umhergehen.				

Schauen Sie sich nun an, wie Mateo das Arbeitsblatt ausgefüllt hat (Tabelle 8.1). Die Übung fiel ihm schwer und er konnte sie nur mit Unterstützung seiner Frau durchführen, die ihm aus einem anderen Raum der Wohnung zusah. Mateo stellte fest, dass einige der Übungen keinerlei Unbehagen und andere ein sehr starkes auslösten. Außerdem zeigte sich, dass die zentrale Körperempfindung, die ihm Angst machte, Schwindel war und dass der Schwindel, den er bei den Übungen spürte, identisch mit dem Schwindel in bestimmten Situationen war, die er zu vermeiden versuchte.

Übung	Körperempfindung	Intensität der Körperempfindung (0–100)	Ähnlichkeit der Körperempfindung (0–100 %)	Grad des Unbehagens (0–100)
30 Sekunden lang den Kopf hin- und herdrehen.	*Schwindel*	60	90 %	80
	Benommenheit	50	70 %	60
30 Sekunden lang mehrmals den Kopf zwischen die Beine senken und dann schnell wieder heben.	*Schwindel*	30	20 %	30
	Benommenheit	30	20 %	30
60 Sekunden auf der Stelle laufen (zuvor meinen Arzt fragen, ob er Einwände hat).	*Hoher Puls*	80	20 %	20
	Schwitzen	50	30 %	20
	Außer Atem	20	30 %	30
Eine schwere Jacke anziehen und 60 Sekunden auf der Stelle laufen.	*Hoher Puls*	80	20 %	20
	Schwitzen	50	30 %	20
	Außer Atem	20	30 %	30
60 Sekunden oder so lange, wie ich kann, die Luft anhalten.	*Benommenheit*	10	20 %	20
Mich in einen Drehstuhl setzen und darauf 60 Sekunden lang im Kreis rotieren.	*Schwindel*	20	20 %	20
	Benommenheit	20	20 %	20
	Übelkeit	40	50 %	30

Übung	Körper-empfindung	Intensität der Körper-empfindung (0–100)	Ähnlichkeit der Körper-empfindung (0–100 %)	Grad des Unbehagens (0–100)
60 Sekunden Muskeln anspannen – Bauch, Fäuste, Unterarme, Schultern.	*Kribbeln in den Muskeln*	20	10 %	0
Bis zu 60 Sekunden lang sehr schnell atmen.	*Schwitzen*	60	40 %	30
	Schwindel	80	80 %	80
	Übelkeit	50	40 %	40
120 Sekunden lang durch einen dünnen Trinkhalm atmen.	*Außer Atem*	60	30 %	20
	Benommenheit	70	80 %	80
	Bekomme schwer Luft	60	30 %	70
Mich 90 Sekunden in einem Spiegel anstarren.	*Sehe Sternchen*	20	0 %	0
90 Sekunden die Stirn runzeln, den Kopf nach unten senken und dabei den Kiefer anspannen.	*Nacken schmerzt*	20	0 %	0
120 Sekunden lang mit einem Gewicht von fünf Kilogramm vor dem Bauch umhergehen.	*Außer Atem*	20	0 %	0
	Hände fühlen sich schwer an	20	0 %	0

Tabelle 8.1: Mateos Arbeitsblatt „Meine Körperempfindungen einordnen“

Sie haben nun eine Vorstellung davon, welche der in der Übung erlebten Körperempfindungen den Körperempfindungen, die Sie bei Angst oder Depression wahrnehmen, am ähnlichsten sind. Sie wissen auch, welche für Sie am unangenehmsten sind. Jetzt ist der Zeitpunkt dafür gekommen, eine Liste der Körperempfindungen zu erstellen, mit denen Sie Expositionsübungen machen werden.

Mateo erstellte die folgende Liste von Übungen:

- Geringste Intensität und Ähnlichkeit: 60 Sekunden Muskeln anspannen.
- Mittlere Intensität und Ähnlichkeit: Auf einem Drehstuhl rotieren.
- Größte Intensität und Ähnlichkeit: 60 Sekunden lang schnell atmen.

Als Übung für den Anfang wählte Mateo „60 Sekunden Muskeln anspannen". Sie erzeugte die Körperempfindungen, die am schwächsten ausgeprägt und den typischerweise bei Angst erlebten Körperempfindungen am wenigsten ähnlich waren. Vor dieser ersten Übung war er ein wenig nervös, dachte aber, dass dies ein guter Einstieg wäre.

ÜBUNG: Expositionsübungen mit Körperempfindungen

Jetzt ist die Zeit dafür gekommen, anhand Ihrer Einschätzung zu Intensität und Ähnlichkeit der betrachteten Körperempfindungen eine Liste Ihrer eigenen Expositionsübungen zu erstellen:

- Geringste Intensität und Ähnlichkeit:

  ____

- Mittlere Intensität und Ähnlichkeit:

  ____

- Größte Intensität und Ähnlichkeit:

  ____

Wenn Sie ungern in Gegenwart einer anderen Person üben wollen, ist das in Ordnung. Führen Sie ansonsten die Übungen die ersten paar Male in Anwesenheit einer Person durch, die Sie unterstützt. Führen Sie dieselben Übungen aber schließlich ohne sie durch, um den größtmöglichen Nutzen aus ihnen ziehen zu können. Wenn Sie allein üben, stärkt das Ihr Selbstvertrauen, dass Sie ohne fremde Hilfe mit den unangenehmen Körperempfindungen zurechtkommen werden. Dokumentieren Sie Ihre Fortschritte im Protokoll zur Entwicklung von Körperempfindungen.

Schauen Sie sich Mateos Protokoll zum Verlauf von Körperempfindungen an, um eine Vorstellung davon zu bekommen, wie Sie Ihre Fortschritte dokumentieren können.

Mateos Protokoll zum Verlauf von Körperempfindungen

Anleitung: Führen Sie jeden Tag die Expositionsübung zu den gewählten Körperempfindungen durch. Verwenden Sie für jede Körperempfindung einen Ausdruck dieses Protokolls. Notieren Sie das Datum und (auf einer Skala von 0 bis 100) die maximale Intensität der Körperempfindung und das maximale Unbehagen, das mit ihr einherging. Schreiben Sie die Zahl jeweils in eines der dreieckigen Felder der Zellen. Tragen Sie die Zahl für den ersten Durchgang im oberen Dreieck ein und fahren Sie von da aus im Uhrzeigersinn fort.

Körperempfindung: Schwindel, hervorgerufen durch Rotieren auf einem Drehstuhl.

nicht vorhanden	schwach	mittel	stark	sehr stark
0	25	50	75	100

Datum	Intensität	Unbehagen
12. Februar	40, 40, 35, 35	40, 40, 35, 35
12. Februar	30, 30, 30, 30	20, 10, 15, 15
12. Februar	25, 30, 30, 30	10, 10, 5, 10

Datum	Intensität	Unbehagen

Protokoll zum Verlauf von Körperempfindungen

Anleitung: Führen Sie jeden Tag die Expositionsübung zu den gewählten Körperempfindungen durch. Verwenden Sie für jede Körperempfindung einen Ausdruck dieses Protokolls. Notieren Sie das Datum und (auf einer Skala von 0 bis 100) die maximale Intensität der Körperempfindung und das maximale Unbehagen, das mit ihr einherging. Schreiben Sie die Zahl jeweils in eines der dreieckigen Felder der Zellen. Tragen Sie die Zahl für den ersten Durchgang im oberen Dreieck ein und fahren Sie von da aus im Uhrzeigersinn fort.

Körperempfindung: ______________________________

nicht vorhanden	schwach	mittel	stark	sehr stark
0	25	50	75	100

Datum	Intensität	Unbehagen		Datum	Intensität	Unbehagen

Körperempfindung: ____________________

nicht vorhanden	schwach	mittel	stark	sehr stark
0	25	50	75	100

Datum	Intensität	Unbehagen		Datum	Intensität	Unbehagen

Wiederholen Sie die Übung so lange, bis der Wert für Ihr Unbehagen bei mindestens vier aufeinanderfolgenden Durchgängen bei 20 oder darunter liegt. Im Voraus lässt sich nicht sagen, wie viele Durchgänge notwendig sein werden, um ein Niveau von 20 oder darunter zu erreichen, doch Sie üben am besten so oft und in so kurzen Abständen, wie Ihnen das möglich ist. Versuchen Sie also beispielsweise nicht, jeden dritten Tag sechs Mal, sondern täglich drei oder vier Mal zu üben. Der Fachausdruck dafür ist massiertes Üben. Es ist effektiver, als die Übungsdurchgänge auf eine Woche zu verteilen. Wenn Sie irgendwann müde werden, hören Sie auf – aber bitte nicht mitten in einer Übung. Denn das würde das alte Muster stärken, das zu brechen Sie sich solche Mühe geben, nämlich das Ausweichen vor unangenehmen ängstlichen oder depressiven Zuständen.

Versuchen Sie, sich beim Üben nicht zu bremsen, sodass jedes Mal zumindest ein leichtes Unbehagen entsteht. Je engagierter Sie üben, desto mehr werden Sie davon profitieren. Nachdem Sie bei der ersten ausgewählten Körperempfindung das Zielniveau erreicht haben, gehen Sie zum nächsten Punkt in Ihrer Hierarchie von Expositionsübungen weiter, bis am Ende keine der Körperempfindungen noch starke Anspannung oder Belastung bei Ihnen auslöst.

Emotionsexposition mit äußeren Situationen

Durch Expositionsübungen mit äußeren Situationen lernen Sie, sich in Situationen, die intensive ängstliche und depressive Zustände triggern, hineinzubegeben und darin auszuharren. Bislang meiden Sie diese Situationen vermutlich, ob es nun Partys sind, Autofahrten auf bestimmten Straßen, angenehme Aktivitäten oder die Arbeit an Ihren Bewerbungsunterlagen. Wenn Sie sich auf die Expositionsübungen mit externen Situationen ganz einlassen und dabei gegen Ihre automatischen Reaktionen auf ängstliche oder depressive Zustände und Ihre Strategien der Emotionsvermeidung angehen, stärken Sie Ihre emotionale Flexibilität in wichtigen Aspekten:

- Ihre automatischen Einschätzungen und Interpretationen von Situationen, Ihre Körperempfindungen und Ihre ängstlichen oder depressiven Zustände werden sich, oft wie von selbst, zu verändern beginnen. Mit der Zeit werden Sie neue, situationsgerechtere Einschätzungen und Interpretationen entwickeln, vor allem was Ihre bisherige Vorstellung angeht, Sie könnten mit Ihren ängstlichen oder depressiven Zuständen nicht zurechtkommen.
- Wenn Sie die Erfahrung machen, dass Ihre Strategien, mit denen Sie bislang versucht haben, ängstliche und depressive Zustände zu vermeiden oder unter Kontrolle zu halten, nutzlos und überflüssig sind, beginnen sie sich aufzulösen.

- Wie gesagt, beginnen Ihre ängstlichen und depressiven Zustände sich zu verändern. Wenn eine Situation einen ängstlichen oder depressiven Zustand triggert, werden Sie nun manchmal feststellen, dass er weniger intensiv ausfällt und bald nachlässt. Dies weist darauf hin, dass Ihr Emotionssystem flexibler wird.

Eine Hierarchie für Expositionsübungen mit äußeren Situationen erstellen

Wie bei den Expositionsübungen mit Körperempfindungen geht es auch hier zunächst darum, eine Übungsabfolge zu erstellen. Diese Liste enthält Objekte oder Situationen, die Ihre ängstlichen oder depressiven Zustände triggern. Die Rangordnung ergibt sich aus der erwarteten Intensität des Zustands.

Wenn Sie vor dem Autofahren auf Schnellstraßen Angst haben, sind manche Streckenabschnitte für Sie wahrscheinlich problematischer als andere. In der entsprechenden Abfolge von Übungen wären dann die Strecken nach dem Grad an Angst angeordnet, die sie bei Ihnen auslösen, angefangen bei dem Abschnitt, der Ihnen am wenigsten Sorge macht, bis hin zu der Strecke, die Sie am meisten fürchten. Wenn Sie in einer Depression vor einer Aktivität zurückscheuen, die Ihnen früher Freude gemacht hat, können Sie entsprechende Übungen nach der Länge der Zeit anordnen, die Sie für die Aktivität vorsehen (zum Beispiel mit dem Hund 10, 20 oder 30 Minuten rausgehen).

Das Erstellen der Hierarchie für Expositionsübungen umfasst vier Schritte:

1. Die zu übenden Situationen auswählen.
2. Die Reaktionen auf ängstliche oder depressive Zustände ermitteln, gegen die Sie angehen wollen.
3. Alternative Reaktionen und Strategien finden.
4. Die zu übenden Situationen in eine Rangfolge bringen.

Schritt 1: Zu übende Situationen auswählen

Rufen Sie sich Situationen in Erinnerung, die bei Ihnen ängstliche oder depressive Zustände auslösen oder verstärken – Situationen, die Sie meiden, oder Situationen, die bestimmte Reaktionsmuster triggern (zum Beispiel ständig prüfen, ob Gefahr besteht, sich ablenken, nach Bestätigung durch andere suchen).

Rosario befürchtet, dass andere merken, wie sie rot wird, und sie für unfähig halten. Deshalb schminkt sie sich stark, damit es die anderen möglichst nicht mitbekommen, falls sie rot wird. Sie könnte ihre Übungshierarchie so gestalten, dass sie sich nach und nach weniger stark schminkt und somit die Wahrscheinlichkeit erhöht, dass jemand es registriert, wenn sie errötet. Eine letzte, vielleicht etwas übertriebene Variante könnte darin bestehen, dass Rosario mit Make-up ein Erröten vortäuscht, sodass die Wahrscheinlichkeit noch höher ist, dass jemand bei ihr ein Erröten wahrnimmt.

Bei Janine stellt sich, wenn sie zu Zusammenkünften in der Schule geht und die anderen Mütter sieht, jedes Mal der Gedanke ein, sie sei eine schreckliche Mutter, und ihr depressiver Zustand verschlimmert sich. Sie meidet dann entweder Gespräche mit den anderen Müttern oder versucht, das Gespräch auf ein anderes Thema als die Kinder zu lenken. Mögliche Übungsschritte für Janine wären, mit den anderen Müttern über deren Kinder zu sprechen, von den eigenen Kindern zu erzählen sowie den Müttern Komplimente zu ihren Kindern und ihren gemeinsamen Aktivitäten mit ihnen zu machen.

Versuchen Sie eine Liste zu erstellen, die das ganze Spektrum Ihrer ängstlichen oder depressiven Zustände anhand von Situationen abdeckt, die Zustände von niedriger, mittlerer und hoher Intensität triggern. Mateo, der Angst vor Fahrten auf Schnellstraßen und Landstraßen hat, stellte eine Liste mit kurzen und langen Fahrten auf wenig und viel befahrenen Straßen und auf bestimmten Abschnitten von Schnellstraßen zusammen. Janines Übungsliste enthielt angenehme Aktivitäten zu Hause und bei der Arbeit, die bei ihr depressive Zustände triggerten, wie zum Beispiel: die Kinder zu Veranstaltungen in der Schule begleiten, sich mit Handarbeiten beschäftigen, mit dem Hund rausgehen.

Versuchen Sie, zu jeder Situation möglichst konkrete und detaillierte Angaben zu machen. Schreiben Sie also beispielsweise nicht „von oben in die Tiefe blicken“, sondern „auf einem Balkon einen Meter entfernt vom Geländer stehen und nach unten blicken“. Achten Sie darauf, dass Sie in die Emotionsexpositionen sowohl negative als auch positive Erfahrungen einbeziehen.

Bei Mateo können positive emotionale Zustände wie Freude oder Gelassenheit die Befürchtung triggern, er sei gerade nicht wachsam genug, um auf eine Panikattacke vorbereitet zu sein. Überlegen Sie beim Planen der Übungsabfolge, ob Sie möglicherweise angenehme Aktivitäten und positive Gefühle meiden, weil sie ängstliche oder depressive Zustände triggern könnten.

Mithilfe des Arbeitsblatts „Emotions-ABC“ haben Sie mittlerweile eine ganze Reihe verschiedener ängstlicher oder depressiver Episoden erfasst. Gehen Sie diese Arbeitsblätter noch einmal durch und tragen Sie die dort festgehaltenen *Auslöser* in die Spalte „Übungssituation“ des Arbeitsblatts „Emotionsexpositionen planen“ ein. Dieses Arbeitsblatt vervollständigen Sie dann in den folgenden Schritten 2 bis 4.

Wenn Sie sich Gedanken über mögliche Übungssituationen machen, stellen Sie vielleicht fest, dass Ihre ängstlichen oder depressiven Zustände von bestimmten Variablen beeinflusst werden. Beispielsweise kann sich die *Nähe* zu einem Objekt oder einer Situation auf die Intensität des ängstlichen oder depressiven Zustands auswirken. So weiß Mateo, der gegen eine Panikstörung ankämpft, dass sich, wenn er an einem erhöhten Punkt steht, oft der Schwindel einstellt, der ihm Angst macht, und dass die Stärke der Angst davon abhängt, wie weit weg von einem Aussichtspunkt oder einer Kante er steht. Wenn er zum Beispiel einen Meter entfernt von einem Balkongeländer steht, ist ihm mulmiger zumute, als wenn es drei oder vier Meter sind.

Eine andere Variable, die den Zustand Ihrer ängstlichen oder depressiven Zustände beeinflussen kann, ist die Länge der *Zeit,* die Sie in einer Situation oder in der Nähe eines Objekts verbringen. Rosario befürchtet, andere könnten bemerken, wie sie rot wird, und sie dann für seltsam oder unfähig halten, und meidet den Blickkontakt mit anderen Lehrerinnen und Lehrern und mit dem Schulleiter. Wenn ein Gespräch mit dem Schulleiter bereits fünf Minuten andauert, scheut sie vor dem Blickkontakt mit ihm mehr zurück, als wenn das Gespräch nur zwei Minuten geht.

Als letzte Variable sei die *Größe* eines Objekts bzw. das *Ausmaß* einer Situation genannt. Wenn Sie Angst vor Hunden haben, wird ein großer Hund Sie vermutlich mehr einschüchtern als ein kleiner. Janine reagiert umso deprimierter, je mehr sie den Eindruck hat, dass eine Mutter liebevoller, fürsorglicher oder aufmerksamer mit ihren Kindern umgeht als sie selbst. Ein Gespräch mit Gloria, die in Janines Augen eine Supermutter ist, zieht sie deshalb mehr herunter als ein Gespräch mit Berta, die sie für eine gute, aber nicht für eine Supermutter hält.

Schritt 2: Reaktionsmuster erfassen

Schauen Sie noch einmal in Ihre Arbeitsblätter mit „Emotions-ABCs“. Suchen Sie die typischen Reaktionsmuster, mit denen Sie Ihre ängstlichen oder depressiven Zustände zu vermeiden oder ihre Intensität unter Kontrolle zu halten versuchen. Tragen Sie sie in die Spalte „Bisherige typische Reaktionen“ des Arbeitsblatts „Emotionsexpositionen planen“ ein. Später werden Sie alternative Reaktionen an die Stelle dieser Reaktionsmuster setzen, damit Sie aus der Expositionsübung den größtmöglichen Nutzen ziehen können. Warten Sie mit der Einschätzung der Schwierigkeit der Übungssituationen noch, bis Sie in Schritt 3 alternative Reaktionen benannt haben.

Sie können sich Mateos und Janines Arbeitsblätter anschauen (Seite 226–229), um eine Vorstellung davon zu bekommen, wie Sie am besten vorgehen. In der Spalte „Übungssituation“ nennt Mateo Situationen, die er zu meiden versucht, weil sie ängstliche Zustände bei ihm auslösen, und in der nächsten Spalte die Reaktionsmuster, mit denen er die Situation typischerweise zu überstehen versucht.

Emotionsexpositionen planen

0	25	50	75	100
kein Unbehagen	leichtes Unbehagen	mittleres Unbehagen	starkes Unbehagen	sehr starkes Unbehagen

Einstufung	Übungssituation	Bisherige typische Reaktionen	Alternative Reaktionen

Janine hat in der Spalte „Übungssituation" zum Beispiel eingetragen, dass sie zu Müttertreffen gehen will, wo sie auch sieht, wie andere Mütter mit ihren Kindern umgehen. In der Spalte „Bisherige typische Reaktionen" beschreibt sie, was sie bislang getan oder unterlassen hat, um ihre depressiven Zustände unter Kontrolle zu halten.

Schritt 3: Alternative Reaktionen benennen

Um den größtmöglichen Nutzen aus jeder Expositionsübung ziehen zu können, ist es notwendig, dass Sie dabei von Ihren üblichen Reaktionen auf ängstliche oder depressive Zustände Abstand nehmen. Diese Reaktionen laufen wahrscheinlich automatisch ab – Sie verfallen, ohne dass Ihnen das bewusst wäre, in das Muster, Ihren ängstlichen oder depressiven Zuständen auszuweichen oder sie unter Kontrolle zu halten. Um gegen die Reaktionsmuster angehen zu können, müssen Sie vorausplanen. Die beste Strategie ist, sich alternative Reaktionen zu überlegen und sie an die Stelle der alten Reaktionsmuster zu setzen.

Tragen Sie in der Spalte „Alternative Reaktionen" ein, was Sie bei der Expositionsübung tun wollen. Wenn Mateo an der U-Bahn-Haltestelle steht, vermeidet er es, auf die Gleise hinunterzublicken, und hält sich vom Bahnsteigrand fern. Er lehnt sich sogar ein wenig nach hinten, für den Fall, dass ihm schwindlig werden könnte. Außerdem hält er lieber großen Abstand zu anderen, weil er befürchtet, sie könnten ihn, wenn er sich benommen fühlt oder ihm schwindlig ist, versehentlich in Richtung Bahnsteigkante schubsen. Er kehrte diese Reaktionsmuster in ihr Gegenteil um, um sich so ganz auf die Emotionsexposition einlassen zu können, ohne in die typischen Reaktionsmuster auf seine ängstlichen Zustände zu verfallen. Schauen Sie sich an, welche alternativen Reaktionen Mateo üben will.

Auch Janine hat überlegt, welche alternativen Reaktionen sich an die Stelle ihrer typischen Reaktionen setzen und bei den Emotionsexpositionen einüben lassen. Schauen Sie sich auch Janines Ideen für alternative Reaktionen an.

Schritt 4: Übungssituationen in eine Rangfolge bringen

Jetzt ist es Zeit für den letzten Schritt. Geben Sie auf einer Skala von 0 bis 100 für jede Übungssituation an, wie ängstlich oder deprimiert Sie vermutlich sein werden, wenn Sie sich ganz auf die Situation einlassen und in keines Ihrer gewohnten Reaktionsmuster verfallen, um Ihren ängstlichen oder depressiven Zustand abzuschwächen. Falls zwei Übungssituationen sich gleich schwierig anfühlen, fragen Sie sich, welche Sie lieber als erste angehen würden. Das ist dann wahrscheinlich die, die Ihnen leichter fallen würde. Ordnen Sie sie unter der anderen ein, indem Sie ihr eine geringere Punktzahl zuweisen. Weisen Sie also in der Spalte „Einstufung" jeder Situation eine Zahl zwischen 0 und 100 zu. Schauen Sie sich an, wie Mateo und Janine ihre Übungssituationen eingestuft und so in eine Reihenfolge gebracht haben.

Mateos Arbeitsblatt „Emotionsexpositionen planen"

0	25	50	75	100
kein Unbehagen	leichtes Unbehagen	mittleres Unbehagen	starkes Unbehagen	sehr starkes Unbehagen

Einstufung	Übungssituation	Bisherige typische Reaktionen	Alternative Reaktionen
10	*Eine Rolltreppe hochfahren.*	*Die Augen schließen oder den Blick abwenden.* *Den Handlauf fest umklammern.*	*Hände in den Hosentaschen, Abstand zu anderen halten, mich ein wenig über den Handlauf beugen.*
90	*An der U-Bahn-Haltestelle einen Meter vom Bahnsteigrand entfernt stehen und hinunter auf die Gleise blicken.*	*Den Blick abwenden, so weit wie möglich von den Gleisen entfernt mit dem Rücken an der Wand stehen.*	*Hände in den Hosentaschen, Abstand zu anderen halten, mich ein wenig nach vorn beugen.*
80	*Auf Balkon stehen, eine Fußlänge vom Geländer entfernt, und hinabblicken.*	*Den Blick abwenden, so weit wie möglich vom Geländer entfernt mit dem Rücken an der Wand stehen.*	*Hände in den Hosentaschen, bin allein, mich ein wenig nach vorn beugen.*
70	*Im Treppenhaus eine Fußlänge entfernt von der ersten Stufe stehen, hinunter auf die Treppe blicken.*	*Den Handlauf fest umklammern.* *Geradeaus schauen, nicht nach unten.*	*Hände in den Hosentaschen, bin allein, mich ein wenig nach vorn beugen.*

Einstufung	Übungssituation	Bisherige typische Reaktionen	Alternative Reaktionen
40	*Auf der Schnellstraße von der Arbeit nach Hause auf der Gefällstrecke fahren, die ins Tal hinunterführt.*	*In der äußersten rechten Spur fahren.* *Waagerecht geradeaus blicken, nicht auf die abwärtsführende Straße.*	*Weit voraus auf die Straße blicken, großen Abstand zu anderen Autos halten, bin allein.*
50	*Im zweiten Geschoss eines Parkhauses eine Fußlänge entfernt vom Geländer stehen und hinabsehen.*	*Fest das Geländer umklammern.* *Geradeaus blicken, nicht nach unten.*	*Hände in den Hosentaschen, bin allein, mich ein wenig nach vorn beugen.*
60	*Auf der sechsten Sprosse einer Leiter stehen.*	*Mich an der Sprosse über mir festklammern.* *Geradeaus blicken, nicht nach unten.*	*Nach unten blicken, Arme zur Seite strecken.*
100	*Auf einer Rolltreppe nach unten fahren.*	*Den Handlauf fest umklammern.* *Geradeaus blicken, nicht nach unten.*	*Nach unten blicken, mich nicht am Handlauf festhalten, bin allein.*
20	*Auf Landstraßen der Region fahren.*	*Langsamer fahren, als die Geschwindigkeitsbegrenzung vorgibt.* *Straßen bevorzugen, wo wenig Fußgänger unterwegs sind.*	*Straßen nehmen, wo Fußgänger unterwegs sind, so schnell wie erlaubt fahren.*

Janines Arbeitsblatt „Emotionsexpositionen planen“

0	25	50	75	100
kein Unbehagen	leichtes Unbehagen	mittleres Unbehagen	starkes Unbehagen	sehr starkes Unbehagen

Einstufung	Übungssituation	Bisherige typische Reaktionen	Alternative Reaktionen
90	*Zu Müttertreffen gehen.*	*Nie hingehen.*	*Alle anlächeln, zwei Mütter begrüßen.*
100	*Mit Ex-Mann fünf Minuten plaudern, wenn er die Kinder holt.*	*Aus dem Zimmer gehen, wenn Ex-Mann ins Haus kommt.*	*Ex-Mann anlächeln und ihn fragen, was er Nettes erlebt hat.*
80	*Mit einer anderen Mutter sprechen, die in der Schule ehrenamtliche Arbeit leistet.*	*Kontakt kurz halten, Gespräch mit Ausrede abblocken.*	*Zehn Minuten lang mit der anderen Mutter reden, sie nach ihren Hobbys fragen.*
60	*Mit den Kindern ein Brettspiel spielen.*	*Den Kindern sagen, dass ich zu müde dafür bin, oder nur ein paar Minuten lang mitmachen.*	*Brettspiel bis zum Ende mitspielen, dann den Kindern einen heißen Kakao machen.*
70	*Morgenspaziergang mit Freundin.*	*Mich entweder nicht auf Spaziergang einlassen oder so tun, als gehe es mir bestens.*	*Freundin vorschlagen, an zwei Tagen in der Woche zusammen spazieren zu gehen, ihr erzählen, wie es mir geht.*

Einstufung	Übungssituation	Bisherige typische Reaktionen	Alternative Reaktionen
40	*Mit Cindy zwei Stunden an einem Collagenbuch arbeiten.*	*Cindy absagen.*	*Mit Cindy an dem Collagenbuch arbeiten, einen leichten Mittagssnack für uns beide vorbereiten.*
50	*Eine halbe Stunde allein mit dem Hund spazieren gehen.*	*Gehe mit dem Hund gewöhnlich nur raus, wenn ich sicher bin, dass ich niemanden treffe, und auch nur für ein paar Minuten.*	*Mit dem Hund morgens spazieren gehen, nachdem ich die Kinder zur Schule gebracht habe. Die Leute anlächeln, denen ich begegne.*
30	*Zehn Minuten allein mit dem Hund rausgehen.*	*Gehe mit dem Hund gewöhnlich nur raus, wenn ich sicher bin, dass ich niemanden treffe.*	*Mit dem Hund morgens spazieren gehen, nachdem ich die Kinder zur Schule gebracht habe. Die Leute anlächeln, denen ich begegne.*
10	*Jamie eine Geschichte vorlesen.*	*Lasse mich gewöhnlich nicht aufs Vorlesen ein. Wenn doch, bringe ich's schnell hinter mich.*	*Jamie 30 Minuten lang vorlesen, mit ihr über die Bilder im Buch sprechen, die sie am liebsten mag.*
20	*Den Kindern eine Geschichte vorlesen.*	*Lasse es bei einer Geschichte bewenden, lese sie schnell herunter.*	*Die Kinder Bücher auswählen lassen, ihnen zwei Geschichten vorlesen, ihnen Fragen zu den Bildern in den Büchern stellen.*

Expositionsübungen mit äußeren Situationen

Nachdem Sie Ihre Hierarchie von Expositionsübungen mit äußeren Situationen erstellt haben, ist es Zeit, die erste Übung in Angriff zu nehmen. Greifen Sie auf die auf Seite 207 ff. beschriebenen Punkte zurück, wenn Sie nun zunächst mit äußeren Situationen üben, die Ihre ängstlichen oder depressiven Zustände triggern, und später auch mit inneren Situationen, also zum Beispiel mit unangenehmen Gedanken und Vorstellungen.

Ziel einer Emotionsexposition ist es, Ihre Emotionstoleranz und damit Ihre emotionale Flexibilität zu erhöhen. Die emotionale Flexibilität nimmt zu, weil Sie im Zuge der Expositionsübungen Dinge lernen, die dazu beitragen, dass Ihr Denken, Ihre Aufmerksamkeitsfokussierung und Ihr Handeln variabler und beweglicher werden. Die wichtigste Veränderung, die sich in Ihrem Denken vollzieht, ist vielleicht die, dass Sie sich in der Lage fühlen, mit intensiven ängstlichen oder depressiven Zuständen zurechtzukommen, und dass dadurch Vermeidungsmanöver und eingespielte Reaktionen auf diese Zustände überflüssig werden.

Zur Unterstützung dieser Lernprozesse ist es wichtig, vor und nach der Übung folgende Punkte in den Blick zu nehmen:

- Was haben Sie vor der Übung gedacht, gefühlt und getan?
- Worauf wollen Sie während der Übung achten?
- Was haben Sie bei der Übung gelernt?

Schauen Sie sich eines von Mateos Übungsprotokollen für Emotionsexpositionen an. Er stellt sich darauf ein, dass er während der Übung eine Panikattacke haben wird, und ist daher sehr angespannt. Er spürt den Impuls, sich am Geländer festzuklammern, geht aber dagegen an. Am Ende reflektiert Mateo über das Gelernte. Dies stärkt sein Selbstvertrauen und motiviert ihn, die Expositionsübung zu wiederholen.

Mateos Übungsprotokoll für Emotionsexpositionen

Anleitung: Benennen Sie die aus dem Arbeitsblatt „Emotionsexpositionen planen“ ausgewählte Expositionsübung.

Beschreiben Sie auch die alternativen Reaktionen, die Sie während der Übung einsetzen werden. Nennen Sie etwas, das Sie bei der vorherigen Expositionsübung gelernt haben und das jetzt hilfreich sein könnte. Notieren Sie, ehe Sie mit der Emotionsexposition beginnen, Ihre Gedanken (zum Beispiel Erwartungen, was bei der Übung geschehen wird, Interpretationen, Annahmen), Ihre Körperempfindungen, Impulse, Ihren emotionalen Zustand unter Kontrolle zu halten, und entsprechende typische Reaktionsmuster. Nach der Übung halten Sie fest, wie lang die Übung gedauert hat, wie unwohl Sie sich während und am Ende der Übung gefühlt haben und welche Versuche Sie gegebenenfalls unternommen haben, Ihren emotionalen Zustand unter Kontrolle zu halten oder abzuschwächen. Beschreiben Sie zuletzt, was Sie gelernt haben, das Ihnen von Nutzen sein kann. Hat sich die Situation für Sie wie befürchtet entwickelt? Kamen Sie mit Ihrem emotionalen Zustand zurecht, und auf welchem Weg ist Ihnen das gelungen? Haben sich Ihre Erwartungen, Interpretationen oder Annahmen als zutreffend erwiesen oder nicht?

Übungssituation:	*Im Konferenzraum im 24. Stockwerk eine Fußlänge entfernt vom Fenster stehen, die Hände in den Hosentaschen, und hinausschauen. Niemand in der Nähe. Ein wenig nach vorne lehnen.*
Bei der vorherigen Übung Gelerntes, das Ihnen jetzt helfen könnte	
Als ich die Übung das letzte Mal machte, war meine Erwartung, dass ich eine Panikattacke bekomme, dass mir schwindlig wird und dass ich hinfalle, aber es war dann nicht so. Ich muss die Hände nicht ausstrecken, um mich bei einem Sturz abzufangen. Wenn ich mich nach vorn lehne, falle ich deshalb nicht hin, auch wenn mir schwindlig ist. Der Schwindel ist Teil meines ängstlichen Zustands.	
Vor der Emotionsexposition	
Wie unwohl werden Sie sich bei der Übung fühlen (0–10):	*3*
Was denken Sie jetzt?	*Wenn ich Panik bekomme, wird mir schwindlig, und ich werde ohnmächtig.*
Welche Körperempfindungen nehmen Sie wahr?	*Ich fühle mich benommen, das Herz schlägt schnell, ich schwitze.*
Welche Reaktionen auf die Situation registrieren Sie bei sich, welche Impulse regen sich?	*Ich merke, dass ich mich ein wenig nach hinten lehne, und korrigiere das. Ich will die Hände aus den Hosentaschen nehmen, zumindest ein Stück weit.*

Nach der Emotionsexposition	
Übungsdauer (in Minuten):	*20 Minuten*
Maximaler Grad des Unbehagens während der Übung (0–10):	*4*
Unbehagen am Ende der Übung (0–10):	*2*
Versuche, einem emotionalen Zustand auszuweichen oder ihn unter Kontrolle zu bringen:	*Ich merkte, dass ich die rechte Hand aus der Hosentasche zog, als Unruhe und Schwindel einsetzten. Das passierte automatisch. Ich schüttelte auch den Kopf hin und her, um mich wieder zu fangen, und holte tief Luft, um eine Panikattacke zu verhindern.*
Was haben Sie gelernt?	*Wenn mir schwindlig wird, beginne ich panisch zu werden. Ich stellte fest, dass Anspannung und Schwindel im Lauf der Expositionsübung nachließen. Das zeigt mir, dass der Schwindel von der Anspannung herrührt. Ich merkte, dass ich die Hände aus den Hosentaschen nehmen wollte, um mich abfangen zu können, wenn ich ohnmächtig wurde, doch ich behielt sie in den Taschen. Ich habe mich dem Gefühl der Benommenheit ausgesetzt, und ich bin nicht ohnmächtig geworden.* *Beim nächsten Mal mache ich die Übung nicht 20, sondern 30 Minuten lang. Mir fiel auf, dass ich nach den 20 Minuten große Erleichterung verspürte. Das zeigt mir, dass eine längere Übung mir klarmachen würde, dass ich den Zustand auch länger als 20 Minuten aushalten kann.*

Janines Übungsprotokoll für Emotionsexpositionen sieht etwas anders aus. Sie hat sich vorgenommen, morgens mit ihrem Hund Boomer einen kurzen Spaziergang zu machen und alle anzulächeln, denen sie begegnet. Bislang vermied sie es, andere anzulächeln, weil sie dachte, ihr fehle die Kraft für Gespräche. Sie hatte auch Schuldgefühle, weil sie etwas machte, das ihr guttat, wo sie doch tags zuvor nicht viel Zeit mit ihren Kindern verbracht hatte. Janine geht also mit Boomer spazieren und lächelt die Leute an, die ihr begegnen. Im Rückblick auf die Übung ist ihr klar, dass sie durchaus in der Lage ist, mit ihrer Erschöpfung und ihren Schuldgefühlen zurechtzukommen, und dass sie genügend Energie hat, um sich auf Gespräche einzulassen. Sie stellt sogar fest, dass sie sich bei Spaziergängen, bei denen sie in Kontakt mit anderen kommt, ein wenig besser fühlt.

Janines Übungsprotokoll für Emotionsexpositionen

Anleitung: Benennen Sie die aus dem Arbeitsblatt „Emotionsexpositionen planen“ ausgewählte Expositionsübung.

Beschreiben Sie auch die alternativen Reaktionen, die Sie während der Übung einsetzen werden. Nennen Sie etwas, das Sie bei der vorherigen Expositionsübung gelernt haben und das jetzt hilfreich sein könnte. Notieren Sie, ehe Sie mit der Emotionsexposition beginnen, Ihre Gedanken (zum Beispiel Erwartungen, was bei der Übung geschehen wird, Interpretationen, Annahmen), Ihre Körperempfindungen, Impulse, Ihren emotionalen Zustand unter Kontrolle zu halten, und entsprechende typische Reaktionsmuster. Nach der Übung halten Sie fest, wie lang die Übung gedauert hat, wie unwohl Sie sich während und am Ende der Übung gefühlt haben und welche Versuche Sie gegebenenfalls unternommen haben, Ihren emotionalen Zustand unter Kontrolle zu halten oder abzuschwächen. Beschreiben Sie zuletzt, was Sie gelernt haben, das Ihnen von Nutzen sein kann. Hat sich die Situation für Sie wie befürchtet entwickelt? Kamen Sie mit Ihrem emotionalen Zustand zurecht, und auf welchem Weg ist Ihnen das gelungen? Haben sich Ihre Erwartungen, Interpretationen oder Annahmen als zutreffend erwiesen oder nicht?

Übungssituation:	*Morgens zehn Minuten mit Boomer rausgehen und alle anlächeln, die mir begegnen.*
Bei der vorherigen Übung Gelerntes, das Ihnen jetzt helfen könnte	
Als ich die Übung das letzte Mal machte, bin ich etwa sieben Leuten mit Hunden begegnet. Alle haben mein Lächeln erwidert, und ein paar Frauen blieben stehen, um mit mir zu plaudern. Am Ende des Spaziergangs ging es mir viel besser. Normalerweise muss ich mich aufraffen, um mit Boomer rauszugehen, aber dieses Mal hat es mir mehr Freude gemacht, und mir hat vor allem das Plaudern mit den Frauen gefallen.	
Vor der Emotionsexposition	
Wie unwohl werden Sie sich bei der Übung fühlen (0–10):	*4*
Was denken Sie jetzt?	*Ich frage mich, ob ich die Kraft habe, mit Leuten zu reden, die mich ansprechen. Ich bin viel müder als bei der letzten Übung.*
Welche Körperempfindungen nehmen Sie wahr?	*Kann mich nicht gut konzentrieren. Bin müde und ein wenig angespannt.*

Welche Reaktionen auf die Situation registrieren Sie bei sich, welche Impulse regen sich?	*Ich denke, dass ich heute Morgen eigentlich lieber nicht rausgehen würde. Ich weiß, das ist mein typischer Vermeidungsmodus, also gehe ich trotzdem raus. Ich überlege aber schon, wie ich mich bei meiner Therapeutin herausreden kann, wenn ich doch mal kneife.*
Nach der Emotionsexposition	
Übungsdauer (in Minuten):	*15 Minuten*
Maximaler Grad des Unbehagens während der Übung (0–10):	*2*
Unbehagen am Ende der Übung (0–10):	*1*
Versuche, einem emotionalen Zustand auszuweichen oder ihn unter Kontrolle zu bringen:	*Als ich die Frau traf, der ich auch beim letzten Mal begegnet bin, fühlte ich mich viel besser. Also habe ich dem Impuls widerstanden, so schnell wie möglich wieder nach Hause zurückzukehren.*
Was haben Sie gelernt?	*Mir wurde wieder klar, dass ich mit den Schuldgefühlen, die mich bei einer Aktivität plagen, die mir guttut oder mir Spaß macht, zurechtkommen kann. Und ich kann mit Boomer auch dann rausgehen, wenn ich mich nicht richtig konzentrieren kann oder mich erschöpft fühle. Wenn ich jemanden anlächle und sich daraus ein kleines Gespräch ergibt, geht es mir ziemlich schnell viel besser. Unterm Strich heißt das, dass ich mich von meinen Schuldgefühlen nicht davon abhalten lassen sollte, gut für mich selbst zu sorgen. Das ist in Ordnung so. Wenn ich mir selbst etwas Gutes tue, bin ich deswegen keine schlechte Mutter.*

Es ist wichtig, dass Sie sich Zeit dafür nehmen, nach jeder Expositionsübung über sie zu reflektieren. Achten Sie insbesondere darauf, wie Sie möglicherweise versucht haben, emotionale Zustände zu meiden oder unter Kontrolle zu halten. Dies sind Ihre typischen Reaktionen auf Ihre ängstlichen oder depressiven Zustände.

Übungsprotokoll für Emotionsexpositionen

Anleitung: Benennen Sie die aus dem Arbeitsblatt „Emotionsexpositionen planen“ ausgewählte Expositionsübung.

Beschreiben Sie auch die alternativen Reaktionen, die Sie während der Übung einsetzen werden. Nennen Sie etwas, das Sie bei der vorherigen Expositionsübung gelernt haben und das jetzt hilfreich sein könnte. Notieren Sie, ehe Sie mit der Emotionsexposition beginnen, Ihre Gedanken (zum Beispiel Erwartungen, was bei der Übung geschehen wird, Interpretationen, Annahmen), Ihre Körperempfindungen, Impulse, Ihren emotionalen Zustand unter Kontrolle zu halten, und entsprechende typische Reaktionsmuster. Nach der Übung halten Sie fest, wie lang die Übung gedauert hat, wie unwohl Sie sich während und am Ende der Übung gefühlt haben und welche Versuche Sie gegebenenfalls unternommen haben, Ihren emotionalen Zustand unter Kontrolle zu halten oder abzuschwächen. Beschreiben Sie zuletzt, was Sie gelernt haben, das Ihnen von Nutzen sein kann. Hat sich die Situation für Sie wie befürchtet entwickelt? Kamen Sie mit Ihrem emotionalen Zustand zurecht, und auf welchem Weg ist Ihnen das gelungen? Haben sich Ihre Erwartungen, Interpretationen oder Annahmen als zutreffend erwiesen oder nicht?

Übungssituation:	
Bei der vorherigen Übung Gelerntes, das Ihnen jetzt helfen könnte	
Vor der Emotionsexposition	
Wie unwohl werden Sie sich bei der Übung fühlen (0–10):	
Was denken Sie jetzt?	
Welche Körperempfindungen nehmen Sie wahr?	
Welche Reaktionen auf die Situation registrieren Sie bei sich, welche Impulse regen sich?	

Nach der Emotionsexposition	
Übungsdauer (in Minuten):	
Maximaler Grad des Unbehagens während der Übung (0–10):	
Unbehagen am Ende der Übung (0–10):	
Versuche, einem emotionalen Zustand auszuweichen oder ihn unter Kontrolle zu bringen:	
Was haben Sie gelernt?	

Wählen Sie nun in der Stufenleiter von Expositionsübungen, die Sie erstellt haben, einen Punkt aus, an dem Sie anfangen wollen. Vielleicht wollen Sie mit der am wenigsten unangenehmen Situation beginnen, vielleicht auch mit einer, die schon etwas anspruchsvoller ist. Orientieren Sie sich dabei nicht nur an der Intensität des Unbehagens, mit dem Sie rechnen, sondern auch am Grad Ihrer Zuversicht (zwischen 0 und 100 Prozent), dass Sie in der Lage sind, sich Ihrem ängstlichen oder depressiven Zustand zu stellen, ohne irgendwelche Versuche zu unternehmen, ihm auszuweichen oder ihn unter Kontrolle zu halten, etwa indem Sie sich ablenken. Schließen Sie dann die Augen und fokussieren Sie die Aufmerksamkeit auf Ihren ängstlichen oder depressiven Zustand. Konzentrieren Sie sich einige Minuten lang auf Ihren Atem (siehe Kapitel 5).

Sobald Sie sich durch achtsames Atmen im gegenwärtigen Augenblick verankert haben, weiten Sie Ihre Aufmerksamkeitsfokus auf Ihren ängstlichen oder depressiven Zustand aus. Wahrscheinlich sind Sie etwas angespannt, wenn Sie sich darauf vorbereiten, sich unangenehmen Emotionen auszusetzen, denen Sie seit vielen Monaten und vielleicht Jahren ausgewichen sind. Das ist ganz normal. Beobachten Sie Ihren ängstlichen oder depressiven Zustand, ohne ihn zu bewerten oder zu analysieren. Bleiben Sie bei den Emotionen und beobachten Sie sie im Hier und Jetzt. Akzeptieren Sie sie und denken Sie daran, dass sie kommen und gehen.

Expositionsübungen mit inneren Situationen

Sie haben bereits Übungen gemacht, bei denen Sie sich den Körperempfindungen, die zu Ihren ängstlichen oder depressiven Zuständen dazugehören, gestellt haben. Es gibt jedoch noch eine andere Ebene des inneren Erlebens, die Sie vermutlich zu meiden versuchen. Es handelt sich dabei um bestimmte Gedanken oder Vorstellungen, die Ihre ängstlichen oder depressiven Zustände oft verstärken. Vielleicht haben Sie zum Beispiel beobachtet, dass schon Tage und Wochen, bevor Sie in einer für Sie beunruhigenden Situation sein werden, Ihre innere Anspannung wächst. Das dürfte daher rühren, dass Sie sich immer wieder vorstellen, Sie befänden sich bereits in der Situation. Die Vorstellung triggert einen ängstlichen Zustand, und während der Tag näher rückt, an dem die Situation eintreten wird, nehmen Ihre Angst und Sorge immer weiter zu.

Wenn Mateo sich Abend für Abend ausmalte, wie er eine U-Bahn-Rolltreppe hinunterfuhr, regten sich Anspannung und Sorge in ihm. Er lag im Bett, wo ihm nichts passieren konnte, doch das Bild mit der Rolltreppe wurde von Tag zu Tag plastischer und einschüchternder. Er versuchte, nicht an die Rolltreppe zu denken, doch das verstärkte die Unruhe nur noch weiter, und er stellte fest, dass er, wenn er das Bild wegzuschieben versuchte, an nichts anderes mehr denken konnte.

Jedes Mal, wenn Janine an ihren Ex-Mann dachte, kam ihr wieder in den Sinn, wie er gesagt hatte, dass er sich scheiden lassen wollte. Die Szene bedrückte sie und weckte starke Schuldgefühle, weil sie dachte, dass er sie nicht verlassen hätte, wenn sie eine bessere Ehefrau und Mutter gewesen wäre. Deshalb versuchte sie sich jedes Mal, wenn sie an ihren Ex-Mann dachte, schnell abzulenken, indem sie sich vor den Fernseher setzte oder einen Keks nach dem anderen aß.

Das Ziel von Expositionsübungen mit inneren Situationen ist, Ihre Toleranz gegenüber den ängstlichen oder depressiven Zuständen zu steigern, die durch solche Gedanken und Vorstellungsbilder getriggert werden. Wenn diese Toleranz zunimmt, werden Sie mit der Zeit auch die Gewohnheit ablegen, dass Sie die Gedanken und Vorstellungsbilder wegzuschieben versuchen. Je mehr Sie üben, desto seltener werden sich die beunruhigenden Gedanken und Bilder einstellen, und falls doch, verblassen sie bald von allein und versinken wieder im Meer der anderen Gedanken und Bilder, die um Ihre Aufmerksamkeit konkurrieren.

Eine Hierarchie für Expositionsübungen mit inneren Situationen erstellen

Expositionsübungen mit inneren Situationen sind eine hervorragende Möglichkeit, sich auf Expositionen im wirklichen Leben vorzubereiten. Um eine Hierarchie für Expositionsübungen mit Vorstellungsbildern und anderen inneren Situationen zu erstellen, gehen Sie zu dem Arbeitsblatt „Emotionsexpositionen planen", das Sie ausgefüllt haben (siehe S. 224), und entwerfen für jede darin erfasste Übungssituation ein Vorstellungsszenario.

Mateo entwarf ein Szenario, in dem er in einem Treppenhaus am Rand einer Stufe stand und auf den Treppenabsatz darunter blickte. Er stellte sich vor, wie ihm schwindlig wurde, wie er sich bemühen musste, das Gleichgewicht zu halten, und wacklige Knie hatte, wie er am ganzen Körper zitterte und vornüberzukippen begann, so, als wäre er kurz davor, die Treppe hinunterzustürzen. Er dachte sich eine noch beängstigendere Szene aus, in der er tatsächlich die Treppe hinunterfiel: Ihm wurde sehr schwindlig, sodass er seinen Körper nicht mehr unter Kontrolle hatte, nach vorne kippte und hinunterstürzte, eine Stufe nach der anderen, ohne etwas dagegen tun zu können.

Mateo erstellte eine Abfolge von sechs Szenen, die er nach dem Grad der Angst anordnete, die sie in ihm auslösten. Die am wenigsten bedrohlichen Vorstellungen waren, dass er eine Rolltreppe hochfuhr und sich dabei benommen fühlte, und dass er im Auto auf einem bestimmten Streckenabschnitt einer Schnellstraße fuhr und sich darauf gefasst machte, dass ihm schwindlig wurde. Hier folgt der volle Wortlaut des erwähnten Szenarios von Mateo:

Ich stehe im Bürohaus auf einem Treppenabsatz. Als ich die erste Stufe hinuntergehen will, wird mir plötzlich schwindlig. Ich strecke die Hand nach dem Treppengeländer aus, bin aber so benommen, dass ich ins Leere greife. Ich habe große Angst und mir zittern Beine und Hände. Ich versuche, mich nach hinten zu lehnen, aber der Schwindel ist so stark, dass ich keine Kontrolle über meinen Körper habe. Ich merke, wie ich nach vorne kippe. Ich versuche verzweifelt, mich nach hinten zu lehnen, bin aber so durcheinander, dass ich mich stattdessen nach vorn beuge. Ich merke, wie ich zu fallen beginne. Ich versuche, den Fall zu bremsen, aber es gelingt mir nicht. Ich fühle mich völlig ausgeliefert und sehe mir selbst zu, wie ich in Zeitlupe abwärts zu taumeln beginne. Ich will die Hände ausstrecken, um mich zu schützen, doch die Angst lähmt mich. Ich kann die Arme nicht bewegen. Langsam beginne ich umzukippen, wie ein Baum, und stürze langsam den Stufen unter mir entgegen.

Janine entwarf ein Szenario, in dem ihr Mann ihr sagte, er werde sich scheiden lassen, weil sie eine schlechte Ehefrau und Mutter sei. Sie stellte sich vor, dass das wie ein „Schlag in die Magengrube" war, dass sie am Boden zerstört und voller Schuldgefühle war, dass sie sich nicht konzentrieren konnte, dass ihr Körper sich unendlich schwer anfühlte und dass ihr Mann sie angewidert ansah, den Kopf schüttelte und aus dem Zimmer ging. Weitere Szenarien drehten sich um Aktivitäten, die ihr früher Freude gemacht hatten und nun Schuldgefühle in ihr auslösten. Eines dieser Szenarien beschrieb sie wie folgt:

Ich und Cindy arbeiten im Wohnzimmer an unseren Collagenbüchern und amüsieren uns blendend. So viel Spaß hatte ich seit vielen Monaten nicht mehr. Ich lache und lächle viel. Dann fallen mir meine Kinder ein. Ich denke, nur eine schreckliche Mutter kann es sich gut gehen lassen, wenn ihre Kinder derart unter der Scheidung leiden. Ich habe furchtbare Gewissensbisse. Immer wieder denke ich, ich habe ihr Leben ruiniert und es ist alles meine Schuld. Ich weiß, wenn ich eine bessere Ehefrau gewesen wäre, hätte mein Mann mich nicht verlassen. Es ist einfach nur egoistisch von mir, mich mit Cindy zu vergnügen, während es den Kindern so schlecht geht. Ich bin eine schreckliche Mutter und ein schrecklicher Mensch, und ich habe all das Schlechte verdient, das mir passiert ist.

Wählen Sie nun selbst eine Szene aus und gestalten Sie sie so detailliert aus wie möglich. Beschreiben Sie die Situation, als ob sie sich jetzt im Moment ereignen würde. Formulieren Sie die Sätze in der Ich-Form. Beziehen Sie so viele Ihrer Gedanken und Gefühle wie möglich ein und zudem auch die unangenehmen Körperempfindungen, die sich in der Situation einstellen und denen Sie gern entgehen würden. Mateo schilderte neben dem Schwindel auch das Zittern der Arme und Beine und das Gefühl, nach vorne zu kippen. Janine beschrieb, wie sie lächelte und sich wohlfühlte. Gestalten Sie nun das erste Szenario aus, das Sie für eine Expositionsübung verwenden wollen:

ÜBUNG: Expositionsübungen mit inneren Situationen

Machen Sie nun eine Audioaufnahme von dem Szenario, das Sie schriftlich festgehalten haben. Suchen Sie sich einen Ort zum Üben, wo Sie nicht unterbrochen oder abgelenkt werden. Schließen Sie die Augen und hören Sie sich die Aufnahme an. Stellen Sie sich vor, dass sich die Szene jetzt wirklich abspielt. Setzen Sie sich, so wie Sie das gelernt haben, dem aus, was dabei in Ihnen vor sich geht, und geben Sie dem Impuls nicht nach, sich von dem Erleben abzulenken, das die Vorstellungsübung in Gang bringt. Hören Sie sich die Aufnahme drei bis vier Mal täglich an, und wenn Sie Zeit haben, auch öfter. Stattdessen können Sie auch den Text lesen. Nutzen Sie das Übungsprotokoll für Emotionsexpositionen, um Ihre Lernfortschritte zu verfolgen.

Kurz gefasst

Tiefgreifender und dauerhafter Wandel, der wirklich in Ihr Leben eingreift, beginnt damit, dass Sie Ihre Toleranz gegenüber Ihren ängstlichen oder depressiven Zuständen steigern. Behalten Sie dabei folgende Punkte im Blick:

- Sie sind in der Lage, mit Ihren ängstlichen oder depressiven Zuständen allein zurechtzukommen, und nicht darauf angewiesen, ihnen mit eingespielten Reaktionsmustern auszuweichen oder sie unter Kontrolle zu halten.
- Sie sind in der Lage, ohne Ihre eingespielten Reaktionsmuster auszukommen, und wenn Ihnen dies immer wieder gelingt, lassen die Impulse, Ihren ängstlichen oder depressiven Zuständen auszuweichen, mehr und mehr nach.
- Es gibt keinen Grund, sich vor dem zu fürchten, was in Ihnen vor sich geht. Je offener Sie sich Ihrem inneren Erleben aussetzen, desto weniger leiden Sie unter ihm.

9. Dankbarkeit und Selbstmitgefühl kultivieren

Dankbarkeit und Selbstmitgefühl können entscheidend zur Erholung von einer Angststörung oder einer depressiven Störung beitragen. Dankbarkeit steigert Zufriedenheit und Wohlbefinden. Selbstmitgefühl besänftigt die strenge innere Stimme, die Selbstvertrauen und Selbstachtung untergräbt und damit ängstliche und depressive Zustände vertieft.

9.1 Dankbarkeit

Dankbarkeit ist eine Haltung, die Ihnen hilft, nicht auf das zu schauen, was Sie *nicht haben,* sondern auf das, was Sie *haben,* und nicht auf etwas zu hoffen, das Sie *morgen* glücklich machen könnte, sondern das zu schätzen, was *jetzt* ist. Mit dieser Haltung verfallen Sie nicht der Illusion, Sie könnten erst dann zufrieden sein, wenn all Ihre Wünsche – nach einem neuen Auto, neuen Erfahrungen, einer neuen Liebesbeziehung – in Erfüllung gegangen sind.

Menschen sind für ganz unterschiedliche Dinge dankbar: für den Anblick einer Kirschblüte, einen warmen Schokoladenkeks, den schrägen Humor des Partners, ein warmes Bett am Morgen. Dankbarkeit kann auch einfach bedeuten, nach nicht mehr als dem zu streben, was man hat, oder Dinge nicht als selbstverständlich vorauszusetzen. Ganz gleich, was Dankbarkeit für Sie bedeutet: Sie trägt zu einem guten Leben bei. Eine dankbare Einstellung zum Leben zu kultivieren bringt, wenn Sie unter Angst oder Depression leiden, mehrere Vorteile mit sich:

- **Dankbarkeit steigert die Lebenszufriedenheit.** Bei Menschen, die häufig Dankbarkeit verspüren, ist die Wahrscheinlichkeit höher, dass sie sich von Familie und Freundinnen und Freunden geliebt und von Kollegen und Kolleginnen geschätzt fühlen. Wer dankbar ist, fokussiert die Aufmerksamkeit auf die Gegenwart und nicht auf das, was er noch nicht hat und zu brauchen meint, sondern auf das, was bereits da ist. Dankbarkeit weckt positive Emotionen wie Freude, Liebe und Behagen, die ein Gegengewicht zu Angst und Niedergeschlagenheit bilden können.
- **Dankbarkeit stärkt den Optimismus.** Dankbarkeit lässt uns das Gute in jeder Situation sehen, so schlimm sie uns insgesamt auch erscheinen mag. Es ist nicht immer leicht, den Silberstreif am Horizont auszumachen, aber eine optimistische Grundhaltung kann uns helfen, die Widrigkeiten des Lebens mit mehr Flexibilität und Geschick zu meistern.

- **Dankbarkeit steigert das Wohlbefinden.** Menschen, die dankbar sind, achten mehr auf ihre Gesundheit und ihr Wohlbefinden, bewegen sich mehr und essen gesünder. Sie leben im Durchschnitt länger und leiden insgesamt weniger unter Stress, Ängsten und Depressionen. Sie kommen mit Schicksalsschlägen besser zurecht, weil sie nichts als selbstverständlich betrachten.
- **Dankbarkeit steigert die Lebensqualität.** Die Kultivierung einer dankbaren Haltung wirkt nicht nur Angst und Depression entgegen, sondern macht das Leben lebenswerter, weil Sie die kleinen Dinge schätzen lernen: in der Sonne spazieren gehen, ein oft getragenes Flanellhemd auf der Haut spüren, das Kichern eines Kindes hören, die Wärme einer Katze oder eines Hundes auf Ihrem Schoß spüren.
- **Dankbarkeit steigert die Qualität Ihrer Beziehungen zu anderen.** Dankbarkeit kann Ihre Beziehungen bereichern und stärken. Wenn Sie Ihrer Partnerin, Ihrem Kind, Ihren Angestellten oder Ihren Freundinnen Ihre Wertschätzung bekunden, wird sich das positiv auf Ihr Verhältnis auswirken. Dankbarkeit stärkt die Verbundenheit zu ihnen und fördert das gegenseitige Vertrauen. Wenn Sie sich dankbar zeigen, wird es den anderen leichter fallen, Schwierigkeiten anzusprechen, die sich in der Beziehung ergeben.

Die Idee, eine Haltung der Dankbarkeit zu kultivieren, mag Ihnen zunächst etwas befremdlich erscheinen, doch wenn Sie die positiven Wirkungen der Dankbarkeit im Alltag erfahren, wird sich das ganz real anfühlen. Die folgenden Übungen unterstützen Sie dabei, eine dankbare Haltung zu kultivieren und zu lernen, die kleinen positiven Momente des Lebens wahrzunehmen und zu schätzen.

ÜBUNG: Dankbarkeit als Weg zur Zufriedenheit

Wenn Sie die folgenden Schritte umsetzen, werden Sie die Erfahrung machen, dass Dankbarkeit Ihre Zufriedenheit und Ihr Wohlbefinden steigern kann:

1. Stufen Sie auf einer Skala von 0 bis 100 Ihre Zufriedenheit und Ihr Wohlbefinden ein (100 bedeutet größte Zufriedenheit und höchstes Wohlbefinden).
2. Setzen Sie sich in einer bequemen Position hin, schließen Sie die Augen und richten Sie die Aufmerksamkeit auf die Dinge, für die Sie dankbar sind. Beginnen Sie damit, dass Sie und Ihre Lieben gesund sind (soweit das zutrifft) und dass Ihnen keine Gefahr droht. Sagen Sie zu sich selbst: „Ich bin dankbar dafür, dass ich derzeit gesund bin." Stellen Sie sich vor, Sie sind in einem schönen Park oder auf Ihrem Lieblingswanderweg unterwegs. Sagen Sie danke dafür, dass Ihr Herz schlägt und dass Sie gesund und bei Kräften sind. Danken Sie dafür, dass Ihre Muskeln zusammenarbeiten, um Sie da hinzubringen, wo

Sie hinwollen. Danken Sie dafür, dass Sie das Zwitschern der Vögel und die Stimmen von geliebten Menschen hören können, dass Sie einen sanften Windhauch auf der Haut oder einen Kuss auf die Wange spüren können. Danken Sie für das, was Sie um sich herum sehen. Danken Sie für die Farben der Bäume und des Himmels. Danken Sie dafür, dass Sie satt sind und warme und bequeme Kleidung tragen. Danken Sie dafür, dass Sie nach einem Spaziergang an einen trockenen und sicheren Ort zurückkehren werden. Danken Sie dafür, dass Sie Angehörige und Freunde haben, denen viel an Ihnen liegt. Listen Sie in Gedanken alle Dinge in Ihrem Körper (wie Herzschlag und Sehvermögen) und außerhalb Ihres Körpers (wie Freunde, Familie, Annehmlichkeiten, schöne Anblicke) auf, für die Sie dankbar sind. Öffnen Sie sich dem Erleben der Dankbarkeit und lassen Sie die Zufriedenheit und das Wohlbefinden, die damit verbunden sind, auf sich wirken. *[Halten Sie 20 Sekunden inne.]*

3. Geben Sie nun erneut auf der Skala von 0 bis 100 den Grad Ihrer Zufriedenheit und Ihres Wohlbefindens an.
   Beschreiben Sie, wie es Ihnen ging, als Sie eine Haltung der Dankbarkeit eingenommen haben. Waren Sie ein wenig zufriedener? War da ein stärkeres Empfinden von innerem Frieden oder Wohlbefinden? Welche angenehmen Erinnerungen an Menschen oder Ereignisse kamen Ihnen in den Sinn? Wie ging es Ihnen dabei? Waren Sie etwas weniger angespannt oder bedrückt?

   ____

   ____

   ____

   ____

   ____

4. Schließen Sie nun wieder die Augen. Stellen Sie sich vor, Sie sitzen am Ufer eines Flusses. Das Wasser fließt langsam und ist dunkel und tief. Auf der Oberfläche treiben Hunderte von Blättern vorbei, die jeweils einige Meter voneinander entfernt sind. Bei jedem Blatt, das vorbeikommt, stellen Sie sich vor, dass Sie eines der Dinge, die Sie in Schritt 2 mit Dankbarkeit betrachtet haben, darauf ablegen. Sehen Sie zu, wie Ihre Gesundheit auf einem Blatt davonschwimmt. Sehen Sie zu, wie Ihre Fähigkeit zu sehen, zu hören, zu riechen davontreibt. Sehen Sie zu, wie Ihr Zuhause, Ihre warme Kleidung, die Vorräte aus Ihrem gut gefüllten Kühlschrank davontreiben. Sehen Sie zu, wie Ihre Freundinnen und Freunde und die Mitglieder Ihrer Familie davontreiben. Öffnen Sie sich den Gefühlen, die aufsteigen, wenn Sie die Dinge und Menschen loslassen, für die Sie dankbar sind.

5. Geben Sie noch einmal auf der Skala von 0 bis 100 den Grad Ihrer Zufriedenheit und Ihres Wohlbefindens an.

Beschreiben Sie, wie es Ihnen ging, als all die Dinge, für die Sie dankbar sind, davonschwammen. Waren Sie ein wenig trauriger oder ängstlicher als vorher? War da ein Gefühl der Hoffnungslosigkeit oder Ohnmacht? Kamen Ihnen unangenehme Erinnerungen an Menschen oder Ereignisse in den Sinn? Wie haben Sie sich dabei gefühlt?

____

____

____

____

____

ÜBUNG: Ein Dankbarkeitsjournal führen

Die vielleicht einfachste Möglichkeit, eine Haltung der Dankbarkeit zu kultivieren, ist das Führen eines Dankbarkeitsjournals. Es hält Sie dazu an, guten Dingen im Leben, die Sie bislang als selbstverständlich hingenommen haben, Aufmerksamkeit zu schenken. Wenn wir für die ganz gewöhnlichen Quellen des Guten und Schönen blind werden, kann uns das anfälliger für Angst und Depression machen. Dankbare Gedanken können eine wesentlich stärkere emotionale Wirkung entfalten, wenn wir sie schriftlich festhalten. Das Führen des Journals bringt uns in direkten Kontakt mit unserem Erleben und hilft uns, uns selbst und unseren Platz in der Welt besser zu verstehen. Die folgenden Tipps helfen Ihnen, Ihr Dankbarkeitsjournal bestmöglich zu nutzen:

- **Setzen Sie sich zum Ziel, dankbarer und zufriedener zu sein.** Dieser Wunsch, in der Haltung der Dankbarkeit zu mehr Zufriedenheit und Wohlbefinden zu finden, ist ein wesentliches Element. Denn inwieweit Sie von Ihrem Dankbarkeitsjournal profitieren, hängt wie bei den meisten Aktivitäten davon ab, wie sehr Sie motiviert sind, sich ganz darauf einzulassen.
- **Gehen Sie, anstatt möglichst viele einzelne Gründe für Dankbarkeit aufzulisten, ins Detail.** Anstatt ein Ereignis nur kurz zu umreißen, zum Beispiel mit dem Satz „Glen hat mich diesen Morgen angerufen“, beschreiben Sie es ausführlicher: „Glen hat sich Zeit dafür genommen, mit mir zu telefonieren. Er hat viel zu tun, wirkte aber nicht gehetzt. Er sagte einige nette Dinge über mich und darüber, dass ich meine Sache gut mache. Ich kann mich glücklich schätzen, dass es Glen in meinem Leben gibt.“
- **Den Fokus eher auf Menschen als auf Dinge legen.** Es gibt viele Dinge in Ihrem Leben, für die Sie dankbar sein können. Doch den größeren Einfluss auf Ihre Zufriedenheit hat es, wenn Sie die Menschen in Ihrem Leben mit Dankbarkeit betrachten (Freundinnen und Freunde, Kinder, Partner, Angehörige). Sie können jeden Tag den Namen einer Person aufschreiben, bei der Sie dankbar sind, dass sie Teil Ihres Lebens ist.

- **Beziehen Sie auch Überraschendes ein.** Halten Sie Ereignisse fest, die Sie nicht erwartet hatten, beispielsweise dass Sie unverhofft eine Textnachricht von einem Freund bekommen oder einen blühenden Rosenstrauch erblickt haben. Wenn uns etwas zum Staunen bringt, ist das ein besonderer Grund zur Dankbarkeit.
- **Treiben Sie nicht zu viel Aufwand.** Ein oder zwei Mal in der Woche etwas in das Journal einzutragen ist besser, als sich jeden Tag zu zwingen, dies zu tun, sonst wird es zu einer mühsamen Pflicht. Zu welcher Tageszeit Sie etwas ins Journal schreiben, ist gleichgültig. Hauptsache, Sie tun es.

Halten Sie Rückschau, nachdem Sie das Dankbarkeitsjournal einige Wochen lang geführt haben. Schildern Sie, wie es Ihnen in den letzten Wochen damit ging. Waren Sie etwas lockerer und weniger angespannt? Haben Sie manchmal gelächelt, wenn Sie etwas ins Journal schrieben? Haben Sie sich an Situationen erinnert, in denen andere freundlich zu Ihnen waren? Hat das den Wunsch in Ihnen geweckt, anderen Ihre Wertschätzung zu zeigen, nicht nur Freunden und Familie, sondern auch Fremden auf der Straße?

ÜBUNG: Dankesnachrichten schreiben

Es steigert Ihre Zufriedenheit, wenn Sie einer Person schreiben, wie sehr Sie schätzen, dass sie Teil Ihres Lebens ist. Damit stärken Sie zwischenmenschliche Beziehungen, die eine Hauptquelle von Zufriedenheit sind. Überlassen Sie sich beim Schreiben ganz dem Empfinden der Wertschätzung und Zufriedenheit. Vielleicht kommen Ihnen die Tränen, wenn Sie an eine Situation denken, in der die Person Ihnen besondere Freundlichkeit erwiesen hat.

Schicken Sie die Nachricht mit der Post oder, noch besser, überreichen Sie sie persönlich. Lesen Sie der Person, wenn möglich, den Text vor, gegebenenfalls auch am Telefon. Machen Sie es sich zur Gewohnheit, mindestens einmal im Monat eine Dankesnachricht zu verschicken. Sie haben dafür keine Zeit? Dann denken Sie an eine Person, die Ihnen Gutes getan hat, und sagen Sie ihr im Geiste danke.

Schildern Sie, wie Sie sich beim Schreiben von einigen Dankesnachrichten gefühlt haben. Wurde das Empfinden der Wertschätzung wieder in Ihnen lebendig? Sind Ihnen beim Schreiben andere Menschen eingefallen, denen Sie danken möchten?

ÜBUNG: Dankesmeditation

Eine weitere Möglichkeit, eine Haltung der Dankbarkeit zu kultivieren, besteht darin, eine Dankesmeditation aufzunehmen und sie sich jeden Tag anzuhören. Dankbarkeit ereignet sich im gegenwärtigen Augenblick. Auf ihn fokussieren wir beim Meditieren die Aufmerksamkeit, ohne das, was geschieht, zu werten (siehe Kapitel 5). Als Fokus für eine Meditation wird oft ein Wort wie „Friede" oder ein Satz verwendet, doch Sie können sich auch auf etwas konzentrieren, das Sie mit Dankbarkeit erfüllt (zum Beispiel auf das Lächeln Ihres Kindes, einen Lieblingssong, eine Umarmung).

Lesen Sie den folgenden Text und nehmen Sie sich dabei auf, sodass Sie ihn bei Ihrer Dankesmeditation abspielen können. Streben Sie eine Aufnahme von etwa zehn Minuten an.

Suchen Sie sich einen geschützten, ruhigen Ort, wo Sie wahrscheinlich niemand stören wird. Setzen Sie sich hin oder liegen Sie auf dem Rücken. Sorgen Sie dafür, dass Ihnen warm genug ist. Lockern Sie einengende Kleidung, damit Sie entspannt atmen können.

Schließen Sie die Augen und atmen Sie langsam und tief, um ganz im gegenwärtigen Augenblick anzukommen und in einen Prozess einzutreten, in dem Sie immer ruhiger werden und sich mit der eigenen Mitte verbinden. Atmen Sie in den Bauch, sodass er sich beim Einatmen hebt und beim Ausatmen senkt.

Nehmen Sie sich nun eine oder zwei Minuten Zeit, um den Körper in Gedanken durchzugehen und nach angespannten oder schmerzenden Stellen zu suchen. Lenken Sie dann den warmen, sauerstoffgesättigten Atem an diese Stellen. Beim Ausatmen lassen Sie die Anspannung oder den Schmerz abfließen.

Registrieren Sie, ob Angst, Traurigkeit oder andere Empfindungen wie Gereiztheit, Eifersucht oder Schuldgefühle vorhanden sind. Nehmen Sie diese Empfindungen einfach zur Kenntnis, lenken Sie den Atem in sie hinein und lassen Sie sie beim langsamen Ausatmen abfließen.

[Pause von 30 Sekunden.]

Nun ist der Körper ruhig, der Geist ist klar. Richten Sie die Aufmerksamkeit auf die Ereignisse, Erfahrungen, Menschen, Haustiere und Besitztümer, für die Sie dankbar sind. Denken Sie an diese ganz besonderen Geschenke:

- ***Das Geschenk des Lebens,*** *das wertvollste Geschenk von allen: Ihre Mutter hat Sie zur Welt gebracht. Als Sie ein Baby waren, wurden Sie gefüttert, Ihre Windeln wurden gewechselt, Sie wurden gebadet und warm angezogen. Ihnen wurden das Sprechen und viele andere Dinge beigebracht.*
- ***Das Geschenk des Hörens.*** *Ihre Ohren erfassen das Zwitschern eines Vogels, den Klang eines Orchesters, die Stimmen der Menschen um Sie herum, das Geräusch Ihres ein- und ausströmenden Atems und vieles mehr.*

- ***Das Geschenk eines schlagenden Herzens,*** *das Moment für Moment, regelmäßig und ohne Unterlass lebensspendendes Blut in all Ihre Organe pumpt.*

[Pause von 30 Sekunden.]

Denken Sie nun an all die Dinge, die unser Leben heute leichter und bequemer machen als das unserer Urahnen:

- *Sie berühren einen Schalter, und das Licht geht an.*
- *Sie drehen den Hahn auf, und es fließt Trinkwasser heraus.*
- *Sie regulieren einen Thermostat, und im Raum wird es wärmer oder kühler.*
- *Ihr Haus hat ein Dach, das Sie vor Regen schützt, Wände, durch die kalter Wind nicht eindringen kann, Fenster, die das Licht hereinlassen, und Fliegengitter, die Insekten abhalten.*
- *Sie steigen in ein Fahrzeug ein, das Sie dahin bringt, wo Sie hinwollen.*
- *Sie können eine Maschine nutzen, die Ihre Kleidung wäscht. Sie haben Kleidung, die Sie tragen, und Orte, wo Sie sie aufbewahren können.*
- *Sie können Geräte nutzen, um Nahrungsmittel bei geeigneten Temperaturen zu lagern und um sie zuzubereiten.*
- *Sie haben ein WC in der Wohnung.*
- *Es gibt öffentliche Bibliotheken mit Tausenden von Büchern, die ausleihen und lesen kann, wer will.*
- *Es gibt öffentliche Schulen, wo wir lesen und schreiben gelernt haben, was vor einigen hundert Jahren nur wenigen vorbehalten war.*

[Pause von 30 Sekunden.]

Denken Sie nun an die Tausende von Menschen, die mit ihrer Arbeit Ihr Leben einfacher und angenehmer machen und von denen Sie viele gar nicht kennen:

- *Menschen, die anbauen und ernten, was Sie essen.*
- *Menschen, die die Nahrungsmittel dorthin transportieren, wo sie verarbeitet und verkauft werden.*
- *Menschen, die Straßen und Schienen für den Transport der Nahrungsmittel instandhalten.*
- *Menschen, die die Fahrzeuge für diese Transporte warten, fahren, beladen und entladen.*
- *Menschen, die sich Gedanken über die Gestaltung von Verkaufsläden, Regalen und Verpackungen machen und dafür sorgen, dass Lebensmittel sicher sind.*
- *Menschen, die Ihnen Briefe und Pakete zustellen.*
- *Menschen, die die Server warten, über die Sie ins Internet kommen und E-Mails senden und empfangen können.*
- *Menschen, die Abfall und Wertstoffe abholen, sortieren und entsorgen, sodass Ihre Wohngegend sicher und sauber bleibt.*
- *Menschen, die Ereignisse in der Welt recherchieren und Sie auf dem Laufenden halten.*
- *Menschen, die Leistungssport treiben und die Musik und Kunstwerke schaffen und damit zu Ihrer Unterhaltung beitragen und Sie inspirieren.*

[Pause von 30 Sekunden.]

Denken Sie nun an die Menschen und Tiere, die Ihr Leben bereichern, die Sie freundlich anblicken und Sie anspornen. An Ihre Angehörigen, Freunde und Freundinnen, Bekannten, Kolleginnen und Kollegen. An Ihre Vorfahren, die dafür gearbeitet haben, dass Sie ein gutes Leben haben. An die Freundinnen und Freunde, die für Sie da sind, wenn Sie Unterstützung oder eine Schulter zum Ausweinen brauchen.

[Pause von 30 Sekunden.]

Denken Sie nun darüber nach, welche anderen Gründe für Dankbarkeit Ihnen noch einfallen. Da ist noch so vieles, für das Sie in diesem Moment dankbar sein können. Dankbarkeit erfüllt und inspiriert Sie.

[Pause von 30 Sekunden.]

Nehmen Sie nun in einigen Minuten der Stille wahr, wie sich Ihr ganzer Körper anfühlt und wie sich Ihre Emotionen und Gedanken seit Beginn der Übung verändert haben. Nehmen Sie das alles nur wahr, ohne es zu werten. Dehnen Sie sanft Ihre Hände und Arme, Ihre Füße und Beine. Wenn Sie möchten, stehen Sie langsam auf.

Halten Sie nun schriftlich fest, wie es Ihnen ergangen ist, als Sie die Dankesmeditation angehört haben. Gab es Momente der Zufriedenheit, der inneren Ruhe, des Wohlbefindens? Haben Besorgnis und Anspannung nachgelassen? Fühlten Sie sich etwas zuversichtlicher und weniger bedrückt?

____

____

____

____

____

____

____

Zusammenfassend lässt sich sagen, dass Dankbarkeit bedeutet, nicht nur die guten, sondern alle Dinge in Ihrem Leben zu schätzen. Manchmal wirkt etwas zunächst so, als sei es etwas Schlechtes, entpuppt sich bei genauerem Hinsehen aber als eine Lern- und Entwicklungschance. So kann eine Bewertung Ihrer Arbeitsleistung, die gut, aber nicht überragend ausfällt, Sie motivieren, neue Aufgaben zu übernehmen oder sich im nächsten Jahr ein wenig mehr anzustrengen. Dankbarkeit besteht nicht zuletzt darin, in Erfolgen und Misserfolgen und im Auf und Ab des Lebens positive Aspekte zu finden.

9.2 Selbstverurteilung

Wir alle haben eine „innere Stimme", die mit uns spricht und unser Tun kommentiert. Manchmal ist sie sehr streng. Wenn Sie unter Ängsten leiden, kritisiert die Stimme Sie vielleicht, weil Sie Dinge vermeiden. Mateo, der Rolltreppen meidet, beschimpft sich als „Weichei" oder „Feigling". Vielleicht nörgeln Sie an sich selbst herum, wenn Sie etwas Neues ausprobieren und dabei scheitern. Selbstverurteilung schwächt Ihr Selbstvertrauen, und durch den Mangel an Selbstvertrauen nehmen dann Ihre Anspannung und Angst zu. Die strenge innere Stimme sagt immer wieder: „Ich bin eine Katastrophe", „Ich schaffe es nicht, etwas richtig zu machen", „Ich bin schwach", „Ich bin unfähig".

Wenn Sie depressiv sind, machen Sie sich wahrscheinlich oft selbst herunter. Für Janine ist schon der kleinste Fehler Grund für heftige Selbstvorwürfe. Ihre innere Stimme ruft dann: „Ich bin eine schreckliche Mutter", „Ich bekomme einfach nichts auf die Reihe", „Ich bin eine totale Versagerin". Die strenge innere Stimme hält ihr fortwährend ihre Fehler und Schwächen vor, bis sie überzeugt ist, sie sei wertlos, hässlich und nicht liebenswert.

ÜBUNG: Die strenge innere Stimme erkunden

Ihre strenge innere Stimme ist Ihnen so vertraut, dass Sie sie wahrscheinlich gar nicht bewusst hören. Überlegen Sie, wenn Sie wegen irgendetwas ein schlechtes Gewissen haben, was Sie gerade zu sich selbst gesagt haben. Versuchen Sie, diese innere Rede so genau wie möglich zu erfassen. Mit welchen Worten kritisieren Sie sich selbst? Gibt es Schlüsselsätze, die immer wieder vorkommen? Wie klingt die Stimme – schroff, kühl, wütend? Erinnert sie Sie an eine Person in Ihrer Vergangenheit, die viel an Ihnen auszusetzen hatte?

Wichtig ist, dass Sie Tonfall und Themen Ihrer inneren Stimme kennenlernen und dass Sie es bewusst registrieren, wenn Ihr „innerer Richter" spricht. Sagt er zum Beispiel, wenn Sie gerade eine halbe Packung Kekse gegessen haben, etwas wie „Du bist ekelhaft" oder „Du widerst mich an"? Versuchen Sie, eine klare Vorstellung davon zu bekommen, wie Sie mit sich selbst sprechen. Beschreiben Sie Tonfall und Themen Ihres inneren Richters:

____

____

____

____

Machen Sie diese Übung über mehrere Wochen hinweg. Es wird einige Zeit dauern, bis Ihnen klar ist, auf welche spezielle Art und Weise Ihre innere Stimme Ihnen zusetzt.

9.3 Selbstmitgefühl

Selbstmitgefühl bedeutet, dass Sie so mit sich selbst umgehen, wie Sie mit einem Freund umgehen würden, der in einer Krise steckt, und zwar auch, wenn er einen großen Fehler begangen hat. Sie verbünden sich mit sich selbst, anstatt sich selbst anzufeinden. Selbstmitgefühl setzt an die Stelle der strengen inneren Stimme eine freundliche, unterstützende und fürsorgliche Stimme. Es bildet einen Gegenpol zu dem inneren Richter, der Ihre Ängstlichkeit, Ihre Traurigkeit, Ihre Scham und Ihre Schuldgefühle immer weiter vertieft. Selbstmitgefühl umfasst drei Elemente: einen *freundlichen Umgang mit sich selbst, Verbundenheit im Menschsein* und *Achtsamkeit.*

Freundlicher Umgang mit sich selbst

Wenn Sie einen Fehler begehen oder einen Misserfolg erleben, muntert Ihr innerer Richter Sie nicht auf, sondern hackt auf Ihnen herum. Ein freundlicher Umgang mit sich selbst wirkt dieser Tendenz zum Selbsttadel entgegen und hilft Ihnen, sich selbst so verständnisvoll und fürsorglich zu behandeln, wie Sie andere behandeln. Anstatt sich für Fehler oder Missgeschicke zu tadeln oder zu beschimpfen, bieten Sie sich selbst Wärme, Trost und Zuwendung an. Die Freundlichkeit gegenüber sich selbst lindert die Wunden, die der strenge Richter geschlagen hat.

Schildern Sie einen Misserfolg oder einen Rückschlag, den Sie kürzlich erlebt haben, oder einen Fehler, der Ihnen unterlaufen ist. Was hatte Ihre strenge innere Stimme dazu zu sagen? Wie haben Sie sich in dem Moment gefühlt? Haben Sie der inneren Stimme geglaubt, was sie sagte?

____

____

____

____

Formulieren Sie nun einige verständnisvolle, tröstliche Worte über den Misserfolg oder Fehler. Es sollte eine sanfte, beruhigende Botschaft sein, die zum Ausdruck bringt, dass Sie es gut mit sich meinen.

Verbundenheit im Menschsein

Sie sind nicht allein damit, dass Ihnen Fehler unterlaufen, dass Ihnen Dinge misslingen oder dass Sie sich manchmal für unzulänglich oder beschränkt halten. Menschen sind unvollkommene Wesen. Die Unvollkommenheit verbindet Sie mit allen anderen Menschen. Da zum Menschsein Leid gehört, können auch Sie ihm nicht entgehen. Das vergessen Sie nur zu leicht, wenn Sie in Ihrem eigenen Leid versinken. Krisen und Misserfolge sind aber unvermeidlich, und das Leben verläuft nicht immer so, wie das aus Ihrer Sicht sein sollte.

Rufen Sie sich leidvolle Erfahrungen in Erinnerung, die Menschen in Ihrer Familie, Ihrem Freundeskreis und Ihrer Nachbarschaft machen mussten. Welche Fehler haben sie gemacht, welche Fehlschläge und Misserfolge haben sie erlebt? Was empfinden Sie, wenn Sie in ihnen unvollkommene menschliche Wesen sehen? Reagieren Sie tadelnd oder mitfühlend?

Halten Sie sich nun vor Augen, dass Ihre Erfahrungen mit den Erfahrungen aller Menschen verbunden sind. Mensch sein heißt unvollkommen sein, und Menschen machen immer wieder Fehler. Wenn Sie beispielsweise gegenüber einer Freundin die Beherrschung verloren und sie beschimpft haben, können Sie sich sagen: „Wir alle reagieren manchmal übertrieben. So sind wir Menschen nun mal.“ Machen Sie sich auch Faktoren und Umstände bewusst, die zu Ihrem Aussetzer geführt haben: „Ich konnte mich selbst nicht ausstehen, als es vorhin mit den Kindern so anstrengend war und ich ungeduldig wurde. Wenn ich letzte Nacht besser geschlafen hätte, wäre ich jetzt wahrscheinlich ruhiger. Ich bin nicht die perfekte Mutter, aber ich bin auch nicht die schlechteste Mutter der Welt.“

Achtsamkeit

Achtsamkeit (siehe Kapitel 5) macht Ihnen die quälenden Emotionen bewusst, die durch Selbstverurteilung oder schwierige Umstände ausgelöst werden. Achtsamkeit bedeutet, aus einer klaren und ausgeglichenen Haltung heraus offen für den gegenwärtigen Augenblick zu sein und alle ins Bewusstsein tretenden Gedanken, Emotionen und Körperempfindungen zuzulassen, ohne gegen sie anzugehen oder ihnen auszuweichen. Achtsamkeit versetzt Sie in die Lage, vor Leid nicht zu fliehen, sondern es anzunehmen. Wenn Sie es annehmen, wird es paradoxerweise erträglicher, und durch achtsame Selbstwahrnehmung können Sie auch dieses Paradox würdigen.

Schildern Sie eine kürzliche Situation, in der Ihr innerer Richter lang und laut mit Ihnen geschimpft hat. Wie ging es Ihnen dabei – waren Sie traurig, beschämt, angsterfüllt, gestresst? Was haben Sie getan, um die innere Stimme zum Verstummen zu bringen? Hat das funktioniert?

Versuchen Sie nun, diese Erfahrung und die damit verbundenen Gefühle zu akzeptieren. Spielen Sie die Erfahrung nicht herunter und werten Sie sie nicht ab. Wie hat sie sich über die Zeit hinweg verändert? Haben die Gefühle sich verändert? Welche Gefühle haben sich am stärksten verändert? Was fiel Ihnen am schwersten dabei, Ihre Erfahrung im gegenwärtigen Augenblick zu akzeptieren?

Hindernisse, die dem Selbstmitgefühl im Weg stehen

Wahrscheinlich haben Sie seit vielen Jahren mit Ihren Ängsten oder Ihrer Depression zu kämpfen und sich an die verurteilende innere Stimme gewöhnt. Vielleicht fragen Sie sich sogar, ob es ratsam ist, dem Vertrauten (der Selbstverurteilung) etwas Unvertrautes (das Selbstmitgefühl) entgegenzusetzen, und nehmen an, dass es auch Nachteile mit sich bringt, wenn Sie freundlich zu sich selbst sind. Zweifel am Nutzen des Selbstmitgefühls erschweren es Ihnen dann, eine solche Haltung zu entwickeln.

Notieren Sie alle Zweifel, Befürchtungen und Vorbehalte, die Sie der Vorstellung entgegenbringen, freundlicher mit sich selbst umzugehen. Welche potenziellen Nachteile sehen Sie?

____

____

____

Wahrscheinlich haben Sie, wie die meisten Menschen, eine falsche Vorstellung davon, was Selbstmitgefühl ist, sodass es Ihnen schwerfällt, offen für das Einüben dieser Haltung zu sein. Schauen wir uns an, was Selbstmitgefühl *nicht* ist:

- **Selbstmitgefühl ist kein Selbstmitleid.** Manche denken, Selbstmitgefühl sei ein Freibrief dafür, vor Selbstmitleid zu zerfließen. Beim Selbstmitgefühl geht es aber nicht nur um *Ihr* Leid, sondern um *alles* Leid. Der Blick auf Ihr eigenes Leid ist ein anderer, wenn Sie sich zunächst klarmachen, dass das Leben für alle Menschen hart ist. Selbstmitgefühl hält Sie dazu an, nicht ständig um die eigenen Probleme zu kreisen und über sie nachzugrübeln, sondern einen Schritt zurückzutreten und sie in einen größeren Zusammenhang menschlichen Leids einzuordnen.
- **Selbstmitgefühl ist nicht gefährlich.** Manche befürchten, durch Selbstmitgefühl werde ihre Wachsamkeit nachlassen. Sie halten Selbstmitgefühl für eine Schwäche, durch die sie sich Schmerz und Unheil schutzlos ausliefern. In Wirklichkeit macht Selbstmitgefühl Sie aber mutiger und stärkt Ihre Widerstandsfähigkeit, denn es untergräbt Ihr Selbstvertrauen nicht, sondern steigert es. Sie sind dann besser in der Lage, die harten Schläge, die Ihnen das Leben versetzt – wie etwa Scheidung, chronische Schmerzen oder Verlust des Arbeitsplatzes –, zu verkraften, weil Sie überzeugt sind, dass Sie Krisen durchstehen können.
- **Selbstmitgefühl ist kein Egoismus.** Manche glauben, freundlich und liebevoll mit sich selbst umzugehen sei eigennützig und egozentrisch. Wenn sie hart mit sich selbst umspringen, so denken sie, motiviert sie das dazu, sich gut um andere zu kümmern. Sie fürchten, dass es auf Kosten anderer Menschen und der Beziehungen zu ihnen geht, wenn sie sich selbst mitfühlend behandeln. In Wirklichkeit aber befähigt Selbstmitgefühl Sie dazu, anderen mehr zu geben, weil Sie gut für

sich selbst sorgen. Es macht Sie einfühlsamer, kompromissbereiter und innerlich stabiler – und damit beziehungsfähiger.

- **Selbstmitgefühl ist keine Entschuldigung dafür, mit falschem Verhalten weiterzumachen.** Manche glauben, ihre mahnende innere Stimme sorge dafür, dass sie nicht vom rechten Weg abweichen. Sie befürchten, dass es, sobald sie nicht mehr streng, sondern freundlich mit sich umgehen, mit ihnen bergab geht und sie zu einem schrecklichen Menschen werden. Selbstmitgefühl führt aber vielmehr dazu, dass Sie mehr Verantwortung für Ihr Handeln übernehmen, nicht weniger. Es hilft Ihnen, Ihre Fehler zu erkennen, aus ihnen zu lernen und um Verzeihung für sie zu bitten.
- **Selbstmitgefühl macht nicht faul.** Selbstmitgefühl bedeutet nicht, sich selbst alles durchgehen zu lassen. Vielleicht befürchten Sie, dass Sie beispielsweise zu viel essen und zu wenig Sport treiben, wenn Sie nett zu sich sind. Selbstmitgefühl hält Sie aber dazu an, nicht auf schnelle Resultate, sondern auf langfristiges Wohlbefinden zu setzen. Wenn Sie zum Beispiel ein paar Kilo abnehmen wollen und dann hart mit sich ins Gericht gehen, weil Sie sich eine kleine Portion Eis gegönnt haben, kann es gut sein, dass Sie kapitulieren und gleich die ganze Packung auslöffeln. Denn die innere Stimme macht Ihnen wegen der kleinen Portion Eis ja ohnehin schon den Vorwurf, dass Sie versagt haben und dick und hässlich sind.
- **Selbstmitgefühl hält Sie nicht davon ab, Ihre Ziele zu erreichen.** Viele glauben, die strenge innere Stimme motiviere sie, hart zu arbeiten und zu erreichen, was sie sich vorgenommen haben. Doch das Gegenteil ist der Fall. Selbstverurteilung untergräbt das Selbstvertrauen und lässt die Angst vor dem Scheitern größer werden. Außerdem zeichnet sie das Bild eines ständigen Versagens. Denn ganz gleich, wie viel Sie erreichen: Der innere Richter wird Ihnen stets sagen, Sie hätten sich noch mehr anstrengen sollen. Mit der Zeit verlieren Sie die Hoffnung, sind deprimiert, demotiviert und haben morgens Mühe, aus dem Bett zu kommen. Dagegen spornt Selbstmitgefühl Sie dazu an, hart zu arbeiten, um Ihr ganzes Potenzial entfalten zu können – nicht, weil Sie *müssen,* sondern weil Sie das *wollen.* Das heißt, Sie haben weniger Angst vor Misserfolgen und verfügen über die nötige Ausdauer, um angesichts der unausweichlichen Rückschläge nicht aufzugeben.

Benennen Sie Ihre Bedenken gegen die Idee des Selbstmitgefühls. Welche der beschriebenen Vorbehalte können Sie bei sich selbst feststellen? Falls Sie Zweifel, Bedenken oder Befürchtungen haben, die noch nicht erwähnt wurden, schreiben Sie sie bitte auf.

____

____

____

ÜBUNG: Machen Sie sich vertraut mit Ihrem Selbstmitgefühl

Auch wenn Sie lange auf Ihre strenge innere Stimme gehört haben, können Sie lernen, sie durch eine gesunde Portion Selbstmitgefühl zu ersetzen. Folgende Schritte sind nötig, um sich mit Ihrer Fähigkeit zum Selbstmitgefühl vertraut zu machen und seine wohltuende Wirkung zu erleben:

1. Denken Sie an eine Zeit zurück, als Sie mitbekamen, dass eine enge Freundin sich schwere Selbstvorwürfe machte oder mit einem Misserfolg oder einer anderen Krise fertigwerden musste. Wie haben Sie in dieser Situation auf Ihre Freundin reagiert (oder wie hätten Sie reagiert, wenn Sie in Hochform gewesen wären)? Was haben Sie gesagt? In welchem Tonfall? Wie hat Ihre Freundin darauf reagiert?
2. Denken Sie jetzt an eine Zeit zurück, in der Sie sich über sich selbst ärgerten, sich schlecht vorkamen und mit einem Problem nicht fertigwurden. Wie haben Sie in dieser Situation *mit sich selbst* gesprochen? Was haben Sie gesagt? In welchem Tonfall? Wie haben Sie sich gefühlt, und was wollten Sie daraufhin tun?

Denken Sie über die drei Elemente des Selbstmitgefühls (freundlicher Umgang mit sich selbst, Verbundenheit im Menschsein, Achtsamkeit) nach, um eine Vorstellung davon zu bekommen, wie Ihr Handeln in einer Haltung des Selbstmitgefühls aussehen könnte. Füllen Sie dann das Arbeitsblatt „Mein Selbstmitgefühl erkunden" aus. Schauen Sie sich danach an, wie Janine das Arbeitsblatt ausgefüllt und ihr mitfühlendes Selbstgespräch skizziert hat (Tabelle 9.1).

Mein Selbstmitgefühl erkunden

Situation	Verurteilendes Selbstgespräch	Gefühle	Mitfühlendes Selbstgespräch		
			Freundlicher Umgang mit sich selbst	Verbundenheit im Menschsein	Achtsamkeit

Situation	Verurteilendes Selbstgespräch	Gefühle	Mitfühlendes Selbstgespräch		
			Freundlicher Umgang mit sich selbst	Verbundenheit im Menschsein	Achtsamkeit
Nachdem ich die Kinder ins Bett gebracht hatte, begann ich Fotos zu sortieren. Auf einigen waren wir alle in der Zeit vor der Scheidung zu sehen. Ich fühlte mich einsam und aß eine ganze Packung Kekse leer.	*Ich bin abstoßend und hässlich. Mich kann niemand lieben. Ich habe all das verdient, was mir passiert ist.*	*Scham. Schuldgefühle. Niedergeschlagenheit.*	*Ich weiß, du hast die Kekspackung leer gegessen, weil du gerade sehr traurig bist. Du dachtest, etwas Süßes könnte dich aufheitern. Jetzt fühlst du dich aber noch schlechter, und du hasst dich selbst und deinen Körper. Ich will, dass es dir besser geht und dass du dich selbst magst. Du bist in Ordnung, wie du bist. Warum machst du nicht einen Spaziergang? Dann geht es dir bald besser.*	*Alle Menschen sind mal traurig, und alle versuchen, so gut zurechtzukommen, wie es geht. Niemand ist perfekt. Ja, die Kekse aufzuessen war ein Fehler, aber wir alle machen Fehler und lernen daraus.*	*Ich akzeptiere es, dass ich mich gerade sehr schlecht fühle. Ich akzeptiere es, dass ich mich gerade nicht mag. Ich wünschte, ich hätte nicht die ganzen Kekse gegessen, aber ich lasse meinen Kummer zu. Ich werte ihn nicht, und ich verurteile mich nicht dafür, dass es mir gerade so geht, wie es mir geht.*

Tabelle 9.1: Janines Arbeitsblatt „Mein Selbstmitgefühl erkunden“

Wiederholen Sie nun im Stillen, während Sie sich sanft am Arm streicheln oder die Arme um sich schlingen, die mitfühlenden Sätze, die Sie formuliert haben. Solche Gesten der Zuwendung und Fürsorge können Ihr Selbstmitgefühl wachrufen, wenn Ihnen der freundliche Blick auf sich selbst schwerfällt. Wichtig ist, dass Sie sich freundlich und warmherzig *behandeln.* Die entsprechenden Gefühle folgen dann nach.

Schildern Sie nun, wie es Ihnen bei der Übung ergangen ist. Haben Sie sich nach dem Einstieg in das mitfühlende Selbstgespräch anders gefühlt? Falls ja: Woran lag das? Welches der drei Elemente des Selbstmitgefühls (freundlicher Umgang mit sich selbst, Verbundenheit im Menschsein, Achtsamkeit) war am leichtesten und welches am schwersten umzusetzen? Bitte beschreiben Sie, was sich möglicherweise verändern würde, wenn Sie auf Ihr eigenes Leid so reagieren, wie Sie typischerweise auf das einer engen Freundin reagieren.

____

____

____

____

ÜBUNG: Einen mitfühlenden Brief an sich selbst schreiben

Im Lauf der Jahre haben Sie sich einen vorwurfsvollen oder auch gemeinen Brief nach dem anderen geschickt. Vermutlich klangen sie alle gleich und ritten auf Ihren Unzulänglichkeiten und Fehlern herum. Falls dies die einzige Art von Briefen ist, die Sie von sich selbst erhalten, dauert es nicht lange, und Sie fühlen sich schlecht und blicken ängstlich oder hoffnungslos in die Zukunft. Daran können Sie aber etwas ändern. Ein mitfühlender Brief kann ebenso an Sie zugestellt werden wie ein unbarmherziger. Wenn Sie durcheinander sind, mit einer Situation nicht klarkommen oder vor einem Schritt stehen, der Ihnen Angst macht, setzen Sie sich am besten hin und schreiben einen mitfühlenden Brief an sich selbst.

Den mitfühlenden Brief an sich selbst können Sie aus drei Perspektiven verfassen:

- Stellen Sie sich vor, Sie sprechen zu einem lieben Freund, der mit denselben Schwierigkeiten zu kämpfen hat wie Sie selbst.
- Nehmen Sie die Perspektive einer imaginären Freundin ein, die klug, liebevoll, gütig und verständnisvoll ist.
- Schreiben Sie aus der Perspektive Ihres mitfühlenden Selbstanteils an den Teil von Ihnen, dem es schlecht geht.

Bewahren Sie den Brief an einem sicheren Ort auf und lesen Sie ihn sich hin und wieder vor, vor allem in schwierigen Phasen. Lassen Sie dabei den Trost auf sich wirken, der von den mitfühlenden Worten ausgeht. Vielleicht fühlt es sich zunächst merkwürdig für Sie an, sich in einem mitfühlenden Ton an sich selbst zu wenden, doch je mehr solche Briefe Sie schreiben und je öfter Sie sie lesen, desto leichter wird es Ihnen fallen, sich selbst Mitgefühl zu bekunden.

Es folgt der mitfühlende Brief, den Janine nach einem einsamen Abend an sich selbst schrieb. Sie wählte die Perspektive ihrer geliebten Großtante Nancy, die sich um Janine gekümmert hatte, als sie klein war.

Liebe Janine,

ich weiß, das war heute ein schlimmer Abend für Dich. Als die Kinder im Bett waren, hat Dich, wie Du da so allein auf dem Sofa gesessen bist, die Einsamkeit überwältigt. Wir alle fühlen uns manchmal einsam, aber für Dich ist das besonders hart, weil Du gern Menschen um Dich hast. Die Scheidung hat, wie bei allen, die so etwas durchmachen, vieles verändert. Es kommen bessere Zeiten, das verspreche ich Dir.

Du kannst Dir das vielleicht nicht vorstellen, aber als Dein Großonkel gestorben war, fühlte ich mich schrecklich einsam. Das Jahr danach war sehr schwierig für mich, und auch ich dachte damals, es wird mir nie mehr besser gehen. Aber nach einiger Zeit ging es doch wieder aufwärts. Ich habe meine Traurigkeit und Einsamkeit akzeptiert und mir gesagt: Ich fühle mich zwar allein, aber ich habe Familie und Freunde um mich herum, die mich gernhaben und denen etwas an mir liegt. Du bist mir wichtig, Janine, Du liegst mir am Herzen, und nach und nach wird es Dir immer besser gehen. Hab nur ein wenig Geduld mit Dir.

ÜBUNG: Hand aufs Herz

Berührungen sind wirkungsvolle Reize, die uns nicht nur beruhigen und trösten, sondern auch Regungen der Freundlichkeit, Liebe und Fürsorge unterstützen können. Führen Sie diese Übung durch, wenn Sie unruhig sind, sich unwohl fühlen oder wenn Sie Abstand zu einem ängstlichen, depressiven oder anderen emotionalen Zustand gewinnen und abwarten wollen, bis er nachlässt. Mit den folgenden einfachen Schritten können Sie sich in eine Haltung des Mitgefühls mit sich selbst versetzen:

1. Legen Sie sanft eine Hand auf Ihr Herz. Spüren Sie die Wärme der Hand auf der Brust. Nehmen Sie sich einen Moment Zeit dafür, wahrzunehmen, wie Sie sich mit einer einfachen, beruhigenden Geste Trost spenden.
2. Atmen Sie langsam, sanft und tief in Ihre Herzgegend. Spüren Sie, wie die Wärme Ihrer Hand immer tiefer einsinkt und sich in den Körper ausbreitet.
3. Denken Sie an eine Situation, in der Sie sich geborgen, geschätzt und geliebt fühlten. Das kann eine Erinnerung an einen schönen Moment mit dem Partner oder der Partnerin, mit Mutter oder Vater, mit einer Freundin, einem Therapeuten, einer Lehrerin oder auch einem Haustier sein.
4. Denken Sie an diesen Moment zurück und lassen Sie die Wärme und die angenehmen Empfindungen durch sich hindurchströmen. Vielleicht merken Sie dabei, wie die Muskeln sich lockern oder wie Sie einen tiefen Seufzer tun. Vielleicht deutet sich in den Mundwinkeln ein Lächeln an. Überlassen Sie sich ganz dem wohltuenden Empfinden von Zuwendung und Güte. Bleiben Sie 30 Sekunden lang bei dieser wohltuenden Erinnerung.
5. Wenn Sie so weit sind, lenken Sie die Aufmerksamkeit wieder zu der Umgebung zurück, in der Sie sich befinden. Welche Veränderungen haben Sie während der Übung bei sich wahrgenommen? Nehmen Sie das Gefühl der Ruhe und Leichtigkeit mit in Ihren Tag.

Beschreiben Sie, wie es Ihnen bei der Übung „Hand aufs Herz“ ergangen ist. Haben Sie Regungen der Güte, Fürsorglichkeit und des Mitgefühls wahrgenommen? Haben Sie gespürt, wie Ihr Körper sich entspannt und sich den Regungen geöffnet hat? Waren Sie weniger ängstlich, gestresst oder deprimiert als vorher? Beschreiben Sie Ihr Erleben und die Gefühle, die sich eingestellt haben.

ÜBUNG: Meditation über liebende Güte

Wenn Sie die Aufmerksamkeit auf Wohlwollen und Freundlichkeit gegenüber anderen richten, kann Ihnen das helfen, mit sich selbst zufriedener zu sein. Diese von Mitgefühl getragene Meditation kann, wenn Sie sich jeden Tag 15 Minuten dafür nehmen, Ihre Stimmung heben und Angst und Stress abbauen, die sich im Lauf des Tages ansammeln. Sie können den Text laut lesen, um eine Audioaufnahme davon zu machen, und sich die Aufnahme dann mit geschlossenen Augen anhören. Alternativ finden Sie eine Audiodatei in der Mediathek zum Buch unter ↗ https://www.junfermann.de/titel/das-arbeitsbuch-gegen-angst-und-depression/1611.

Sitzen Sie bequem auf einem Stuhl oder einem Sitzkissen, aufrecht, mit lockeren Schultern.

[Pause von 5 Sekunden.]

Lassen Sie die Hände bequem in Ihrem Schoß liegen. Schließen Sie sanft die Augen.

[Pause von 10 Sekunden.]

Werden Sie sich Ihres Körpers und Ihres Atems bewusst. Spüren Sie jetzt in den Körper hinein ... und nehmen Sie wahr, was da ist. Öffnen Sie sich für all das, was in diesem Moment in Ihrem Körper zu spüren ist. Bleiben Sie im Kontakt mit Ihrem Atem ... und nehmen Sie wahr, wie der Bauch sich wie in Wellen hebt und senkt.

[Pause von 10 Sekunden.]

Wir werden uns in dieser Meditation in liebender Güte üben. Wir alle haben in uns die naturgegebene Fähigkeit zu liebender Güte oder Freundschaft, die keine Bedingungen stellt und offen ist ... sanft ... hilfsbereit.

Liebende Güte bedeutet, dass sich ein mitfühlendes Herz auf natürliche Weise öffnet ... für uns selbst und für andere. Sie ist ein Wunsch, dass alle glücklich sein mögen. Wir beginnen damit, dass wir uns selbst mit liebender Güte betrachten und es geschehen lassen, dass unser Herz sich voller Güte öffnet.

Lassen Sie es nun geschehen, dass Sie sich an Ihre ursprüngliche Güte erinnern und sich für sie öffnen. Vielleicht fallen Ihnen Situationen ein, in denen Sie freundlich oder großzügig waren. Vielleicht denken Sie an Ihr naturgegebenes Streben, sich wohlzufühlen und nicht zu leiden. Falls es Ihnen schwerfällt, Ihre eigene Güte anzuerkennen, betrachten Sie sich mit den Augen einer Person, die Sie liebt. Was liebt sie an Ihnen? Oder Sie rufen sich die bedingungsfreie Liebe in Erinnerung, die Sie von einem Tier erfahren haben.

[Pause von 20 Sekunden.]

Stellen Sie sich vor – falls Empfindungen der Freundlichkeit und Güte dadurch freier fließen können –, dass Sie sich in Gestalt eines vielleicht vier- oder fünfjährigen Kindes gegenüberstehen. Registrieren Sie, wenn Sie die Liebe zu ihm spüren, wie sich das in Ihrem Körper anfühlt.

Vielleicht spüren Sie, wie Ihr Gesicht warm wird. Vielleicht spüren Sie, wie sich in Ihrem Gesicht ein Lächeln regt oder wie sich etwas in Ihnen weitet. Das ist liebende Güte, eine naturgegebene Empfindung, die uns allen jederzeit zugänglich ist. Bleiben Sie ein paar Augenblicke bei diesem Empfinden einer offenen, bedingungsfreien Liebe.

[Pause von 20 Sekunden.]

Wärmen Sie sich an der Energie liebender Güte. Atmen Sie die Energie ein und aus und öffnen Sie sich für Empfindungen des Friedens und des Wohlwollens.

[Pause von 20 Sekunden.]

Beginnen Sie nun, gute Wünsche an sich selbst zu richten, indem Sie sich Worte liebender Güte sagen.

Verwenden Sie die hier vorgeschlagenen Sätze, ändern Sie sie ab oder wählen Sie eigene Worte, mit denen Sie Wünsche liebender Güte an sich und andere richten wollen. Richten Sie nun die Wünsche in Gedanken an sich selbst:

Möge ich erfüllt sein von liebender Güte.
Möge ich von liebender Güte umfangen sein.
Möge ich mich mit anderen verbunden fühlen und gelassen sein.
Möge ich mich genau so akzeptieren, wie ich bin.
Möge es mir gut gehen.
Möge ich die natürliche Freude am Lebendigsein erfahren.

Richten Sie diese Worte des Wohlwollens und der Freundschaft ein weiteres Mal in Gedanken an sich selbst:

Möge ich erfüllt sein von liebender Güte.
Möge ich von liebender Güte umfangen sein.
Möge ich mich mit anderen verbunden fühlen und gelassen sein.
Möge ich mich genau so akzeptieren, wie ich bin.
Möge es mir gut gehen.
Möge ich die natürliche Freude am Lebendigsein erfahren.

Weiten Sie jetzt den Horizont liebender Güte, indem Sie sich eine Person vergegenwärtigen, die Ihnen lieb und teuer ist. Eine Person, die Ihnen wichtig ist und die Sie immer unterstützt hat. Denken Sie an die ursprüngliche Güte dieser Person und spüren Sie, was das Besondere ist, das Sie an ihr lieben. Spüren Sie in Ihrem Herzen, wie Sie dieser geschätzten Person zugetan sind, und richten Sie Ihre einfachen Wünsche an sie:

Mögest du erfüllt sein von liebender Güte.
Mögest du von liebender Güte umfangen sein.
Mögest du jetzt meine Liebe spüren.
Mögest du dich genau so akzeptieren, wie du bist.
Möge es dir gut gehen.
Mögest du die natürliche Freude am Lebendigsein erfahren.

Denken Sie nun an eine Person, zu der Sie ein „neutrales" Verhältnis haben. Das kann eine Person sein, die Sie regelmäßig sehen, aber nicht gut kennen, ein Nachbar oder eine Verkäuferin. Vergegenwärtigen Sie sich diese Person nun, und wiederholen Sie die Worte liebender Güte:

Mögest du erfüllt sein von liebender Güte.
Mögest du von liebender Güte umfangen sein.
Mögest du jetzt meine Liebe spüren.
Mögest du dich genau so akzeptieren, wie du bist.
Möge es dir gut gehen.
Mögest du die natürliche Freude am Lebendigsein erfahren.

Falls Ihnen das möglich ist, vergegenwärtigen Sie sich nun eine Person, mit der Sie ein schwieriges Verhältnis hatten oder haben. Vielleicht ist das eine Person, die Sie nicht mögen und bei der es Ihnen schwerfällt, sich in sie einzufühlen oder Mitgefühl für sie zu empfinden. Ist es Ihnen möglich, sich von der Abneigung und dem Groll gegen diese Person zu lösen? Halten Sie sich dazu an, in ihr den ganzen Menschen zu sehen, der Liebe und Freundlichkeit verdient, der Schmerz und Angst kennt, der Leid erfährt wie alle Menschen. Wenn es Ihnen möglich ist, richten Sie in Gedanken auch an diese Person die Worte liebender Güte:

Mögest du erfüllt sein von liebender Güte.
Mögest du von liebender Güte umfangen sein.
Mögest du jetzt meine Liebe spüren.
Mögest du dich genau so akzeptieren, wie du bist.
Möge es dir gut gehen.
Mögest du die natürliche Freude am Lebendigsein erfahren.

Weiten Sie nun Ihr Bewusstsein in alle Richtungen und richten Sie den Blick auf sich selbst, auf einen geliebten Menschen, einen Menschen, zu dem Sie ein neutrales, und einen Menschen, zu dem Sie ein schwieriges Verhältnis haben. Auf alle Lebewesen, Menschen und Tiere, auf der ganzen Welt, ob sie in Reichtum oder Armut, Krieg oder Frieden, Hunger oder Überfluss leben. Blicken Sie auf all die Freuden und all das Leid, das alle Lebewesen erfahren:

Mögen alle Lebewesen erfüllt sein von liebender Güte.
Mögen alle Lebewesen von liebender Güte umfangen sein.
Mögen alle Lebewesen jetzt meine Liebe spüren.
Mögen alle Lebewesen sich genau so akzeptieren, wie sie sind.
Möge es allen Lebewesen gut gehen.
Mögen alle Lebewesen die natürliche Freude am Lebendigsein erfahren.

Führen Sie die Übung nun zu Ende, indem Sie noch einmal sich selbst Güte und Freundlichkeit bekunden. Sitzen Sie noch eine Weile da und wärmen Sie sich an der Energie liebender Güte, die hier erzeugt worden ist.

Beschreiben Sie, wie es Ihnen bei der Meditation über liebende Güte ergangen ist. Waren Sie überrascht, dass sich gegenüber den Menschen, an die Sie gedacht haben, Empfindungen von liebender Güte einstellten? Welcher Teil der Übung war am schwierigsten für Sie? Welcher Teil fiel Ihnen am leichtesten? Waren Sie gegenüber sich selbst und anderen wohlwollender und nachsichtiger als zuvor? Waren Sie weniger ängstlich, gestresst oder deprimiert als zuvor, hatten Sie weniger Schuldgefühle?

ÜBUNG: Ein Selbstmitgefühljournal führen

Versuchen Sie, eine Woche lang (oder länger, wenn Sie möchten) ein Selbstmitgefühljournal zu führen. Dies ist eine gute Möglichkeit, Emotionen zu artikulieren, und kann sowohl das psychische als auch das körperliche Wohlbefinden steigern. Blicken Sie abends in einem ruhigen Moment auf die Ereignisse des Tages zurück. Notieren Sie alles, was Ihnen ein schlechtes Gewissen gemacht hat, alles, was Sie an sich auszusetzen hatten, und alle schwierigen Erfahrungen, die Ihnen zugesetzt haben. Ein Beispiel wäre, dass Sie sich über eine Kellnerin ärgerten, weil es ewig dauerte, bis sie mit der Rechnung kam. Sie machten eine böse Bemerkung und eilten davon, ohne Trinkgeld zu geben. Hinterher war Ihnen Ihr Verhalten peinlich. Stützen Sie sich bei jedem Ereignis, das Ihnen einfällt, auf die Elemente freundlicher Umgang mit sich selbst, Verbundenheit im Menschsein und Achtsamkeit, um in einer Haltung des Selbstmitgefühls tröstende Worte für sich zu finden, die Sie dann in das Journal eintragen.

Schildern Sie, nachdem Sie das Journal einige Tage lang geführt haben, wie es Ihnen damit ging. Welche Situationen gab es, die Ihren inneren Richter auf den Plan gerufen haben? Welche Gefühle riefen seine harten Urteile wach?

Beschreiben Sie, wie Sie sich fühlten, als Sie zu einer Haltung des Selbstmitgefühls übergingen. Haben Sie gespürt, dass der Körper sich entspannt hat? Waren Sie gegenüber sich selbst wohlwollender und nachsichtiger als vorher? Waren Sie weniger ängstlich, gestresst oder deprimiert als zuvor, hatten Sie weniger Schuldgefühle?

____

____

____

____

____

____

ÜBUNG: Pausen einlegen, in denen Sie sich mit Selbstmitgefühl betrachten

Auch wenn sie schon viel Übung mit dem Selbstmitgefühl haben, kann es Ihnen in einem ängstlichen oder depressiven Zustand immer noch passieren, dass Sie harte Urteile über sich fällen. Es kann hilfreich sein, neben der täglichen Meditation über liebende Güte über den Tag verteilt kurze Pausen einzulegen, in denen Sie sich in einer Haltung des Selbstmitgefühls betrachten. In einer solchen Pause kommen die genannten drei Komponenten des Selbstmitgefühls zum Tragen: Achtsamkeit, Verbundenheit im Menschsein, freundlicher Umgang mit sich selbst. Damit verschaffen Sie sich eine Pause von Ihrer strengen inneren Stimme:

1. **Reflexion:** Denken Sie an eine schwierige Situation, mit der Sie kürzlich zu tun hatten und die Sie beschäftigt. Vergegenwärtigen Sie sich die Situation und setzen Sie sich dem aus, was mit ihr verbunden ist – der Angst, Belastung oder Niedergeschlagenheit, dem körperlichen Unbehagen.
2. **Achtsamkeit:** Sagen Sie zu sich selbst: „Das ist etwas, unter dem ich leide." Falls der Satz sich für Sie nicht richtig anfühlt, können Sie es mit „Das tut weh", „Aua!" oder „Die Angst / die Depression / der Stress macht mir zu schaffen" versuchen.
3. **Verbundenheit im Menschsein:** Sagen Sie zu sich selbst: „Leiden gehört zum Leben dazu." Oder versuchen Sie es mit „Anderen geht es ähnlich", „Ich bin nicht allein damit", „Wir alle müssen schwierige Phasen durchstehen".
4. **Freundlicher Umgang mit sich selbst:** Legen Sie die Hände aufs Herz. Spüren Sie die sanfte Berührung und die Wärme der Hände auf der Brust. Falls sich eine andere Art von tröstlicher Berührung passend anfühlt, setzen Sie sie ein. Sagen Sie zu sich: „Möge ich freundlich zu mir sein."

Falls in Ihrer Situation ein anderer Satz für Sie stimmig ist, sagen Sie ihn zu sich selbst. Beispiele sind:

- Möge ich mir das Mitgefühl erweisen, das ich verdient habe.
- Möge ich lernen, mich so anzunehmen, wie ich bin.
- Möge ich mir selbst vergeben.
- Möge ich stark sein.
- Möge ich geduldig sein.

Sie können sich auch fragen: „Welche Worte brauche ich jetzt gerade, um mich von mir selbst freundlich behandelt zu fühlen?"

Beschreiben Sie, wie es Ihnen in der Pause, in der Sie sich mit Selbstmitgefühl betrachtet haben, ergangen ist. Haben Sie gespürt, dass der Körper sich entspannt hat? Waren Sie gegenüber sich selbst wohlwollender und nachsichtiger als zuvor? Waren Sie geduldiger mit sich selbst? Haben Sie einen Übergang von der Selbstverurteilung zur Selbstakzeptanz feststellen können? Welche Wirkung hatte die mitfühlende Pause auf Ihren ängstlichen oder depressiven Zustand oder auf andere Empfindungen, die sich in dem Moment zeigten?

Kurz gefasst

Eine Haltung der Dankbarkeit und des Selbstmitgefühls trägt wesentlich zu Ihrer Erholung von Angst oder Depression bei. Wenn Angst oder Depression abnehmen, ist das noch nicht dasselbe wie Zufriedenheit. Dankbarkeit ist ein Quell der Zufriedenheit, die das Leben lebenswerter macht. Mitgefühl und insbesondere das Mitgefühl mit sich selbst ist ein machtvolles Gegenmittel gegen die unbarmherzige innere Stimme, die Ihre Angst oder Depression verschärft. Behalten Sie folgende Punkte im Blick, wenn Sie darangehen, eine Haltung der Dankbarkeit und des Selbstmitgefühls zu kultivieren:

- Dankbarkeit ist auf den gegenwärtigen Augenblick fokussiert. Wenn Sie dankbar für das sind, was Sie haben, anstatt nach etwas zu streben, das Sie noch nicht haben, trägt das zu Ihrer Zufriedenheit bei.
- Es ist leichter, jemandem Mitgefühl zu bekunden, den Sie mögen, als jemandem, den Sie nicht mögen. Wenn Sie auf eine Haltung des Selbstmitgefühls hinarbeiten, werden Sie beginnen, sich selbst mehr zu mögen, und eine stabile und lebendige Selbstachtung entwickeln, die Ihnen im Auf und Ab des Lebens Schutz bietet.
- Strategien zur Kultivierung von Dankbarkeit und Selbstmitgefühl ergänzen die Strategien, die Sie bereits für den Umgang mit Ihren ängstlichen oder depressiven Zuständen erlernt haben. Dankbarkeit und Selbstmitgefühl immunisieren Sie gegen den negativen Einfluss einer überstrengen inneren Stimme.

10. Am Ball bleiben

Sie haben mit großem Einsatz daran gearbeitet, Ihr Emotionssystem flexibler zu machen, und Ihre Angst oder Depression hat vermutlich nachgelassen. Das bedeutet aber nicht, dass Sie nie mehr in den Sog der alten unflexiblen Muster von Aufmerksamkeitsfokussierung, Denken und Handeln geraten werden, die Ihre ängstlichen oder depressiven Zustände vertieft und verfestigt hatten. Das wird wieder passieren. Deshalb ist es unerlässlich, dass Sie einen Plan haben, der Ihnen hilft, bei Bedarf schnell wieder in die richtige Spur zu finden.

Starke Ängste oder eine Depression stehen dem Erreichen wichtiger Lebensziele oft im Weg. Da es Ihnen nun besser geht, ist es an der Zeit, noch einmal einen Blick auf die persönlichen Wertvorstellungen zu werfen, die Sie angespornt haben, den Pfad zur Überwindung von Angst und Depression einzuschlagen, und sie zu nutzen, um Ihren Weg in ein erfüllteres Leben abzustecken.

Selbsttest: Depression, Angst und Stress

Nun haben Sie das Buch fast bis zum Ende durchgearbeitet. Es ist an der Zeit, sich anzuschauen, wie weit Sie gekommen sind. Bitte machen Sie noch einmal den Selbsttest, den Sie schon zweimal ausgefüllt haben, zu Beginn der Arbeit mit dem Buch und auf halbem Weg. Vergleichen Sie dann die Ergebnisse der drei Durchgänge. Was hat sich verändert?

Denken Sie daran, dass der Aufbau emotionaler Flexibilität Zeit braucht. Vielleicht fällt der Unterschied zwischen dem ersten und dem letzten Test also nicht groß aus. Das ist in Ordnung. Tiefgreifender emotionaler Wandel entsteht durch Übung. Je intensiver Sie die in diesem Buch vorgestellten Strategien geübt haben, desto größer ist die zu erwartende Veränderung.

10.1 Reagieren Sie auf der Stelle

Sie haben eine Reihe von Strategien kennengelernt, mit denen Sie die unflexiblen Muster aufbrechen können, die Ihre ängstlichen oder depressiven Zustände verstärken und aufrechterhalten. Die Muster haben sich mittlerweile abgeschwächt, sind aber nicht verschwunden. Und Sie werden auch immer anfällig dafür bleiben, in die alten unflexiblen Muster von Aufmerksamkeitsfokussierung, Denken und Handeln zurückzufallen. Deshalb ist es unerlässlich, dass Sie sich darin üben, mit den erlernten Strategien auf ängstliche oder depressive Zustände *unmittelbar* reagieren zu können. Gehen Sie wie folgt vor, um Ihre emotionale Flexibilität in einer Situation *unverzüglich* zu steigern.

1. **Nutzen Sie den Atem als Anker,** um sich von problematischen Denkmustern zu lösen und im gegenwärtigen Augenblick anzukommen (siehe Kapitel 5). Sobald Sie ganz im Hier und Jetzt sind, nehmen Sie Ihre Gedanken, Gefühle und Handlungen in den Blick.
2. **Überprüfen Sie Ihre Gedanken.** Setzen Sie die Strategie „Aufspüren, überprüfen, verändern" aus Abschnitt 6.4 ein. Fragen Sie sich: „Was geht mir durch den Kopf? Welche heißen automatischen Gedanken heizen meine ängstlichen oder depressiven Zustände an? Tappe ich in Denkfallen? Welche sind das? Ziehe ich vorzeitige Schlüsse? Betreibe ich Schwarzmalerei? Gehe ich davon aus, dass mir etwas keine Freude machen wird, bevor ich es überhaupt ausprobiert habe? Welche flexiblen Denkstrategien könnte ich jetzt nutzen? Gibt es andere Möglichkeiten, die Situation zu interpretieren? Gibt es andere Sichtweisen, die plausibler, genauer und hilfreicher sind?"
3. **Überprüfen Sie Ihre Gefühle.** Fragen Sie sich: „Welche Emotionen und Körperempfindungen nehme ich bei mir wahr? Bin ich ängstlich oder deprimiert oder sind da zum Beispiel Wut, Scham oder Schuldgefühle? Bin ich hungrig, übermüdet oder krank? Tragen Körperempfindungen zu meinem ängstlichen oder depressiven Zustand bei? Interpretiere ich meine körperliche Verfassung in einer Weise, die meinen ängstlichen oder depressiven Zustand verstärkt? Zeigt sich in diesen Interpretationen ein vertrautes Muster von unflexiblem Denken, und inwieweit treffen sie zu?" Setzen Sie sich Ihrem ängstlichen oder depressiven Zustand im Hier und Jetzt aus. Beobachten Sie, wie er seinen Lauf nimmt und sich zunächst intensiviert und dann nachlässt (siehe Kapitel 8). Halten Sie sich vor Augen, dass dieser innere Zustand vorübergeht wie alle anderen auch.
4. **Überprüfen Sie Ihr Handeln.** Fragen Sie sich: „Verspüre ich den Impuls, meinem ängstlichen oder depressiven Zustand auszuweichen oder ihn unter Kontrolle zu halten?" Falls die Antwort Ja ist, gehen Sie gegen diese Vermeidungsmuster an und tun, soweit möglich, das Gegenteil. Harren Sie in der Situation aus, obgleich Sie sich ihr, weil Sie ängstlich oder deprimiert sind, entziehen wollen. Falls Sie aus ängstlicher Besorgtheit den Drang verspüren, Türschlösser immer wieder zu überprüfen, verlassen Sie die Wohnung, ohne zurückzublicken. Falls Sie Einladungen ausschlagen, weil Sie erwarten, dass Sie sich nicht wohlfühlen werden, sagen Sie dennoch zu und nehmen sich vor, nach dreißig oder schon nach zehn Minuten zu überprüfen, ob Ihre Erwartung sich bestätigt hat.

Reaktionsmustern zu widerstehen und das Gegenteil zu tun erhöht Ihre Toleranz gegenüber ängstlichen oder depressiven Zuständen (siehe Kapitel 8). Fragen Sie sich: „Blicke ich ständig auf irgendwelche Bildschirme, um mich abzulenken?“ Falls die Antwort Ja ist, schalten Sie das Gerät ab und machen einen Spaziergang, rufen einen Freund an oder beschäftigen sich eine Weile mit dem Thema Dankbarkeit (siehe Kapitel 9).

10.2 Erstellen Sie einen Übungsplan

Ein Übungsplan hilft Ihnen, Ihre Fortschritte langfristig zu sichern. In ihm sind die Strategien aufgeführt, die Sie sich angeeignet haben, um die Flexibilität Ihrer Aufmerksamkeitsfokussierung, Ihres Denkens und Ihres Handelns zu erhöhen, sowie Expositionsübungen, mit denen Sie Ihre Emotionstoleranz steigern. Vermutlich haben Sie festgestellt, dass einige der Strategien für Sie nützlicher sind als andere. Das ist zu erwarten. Versuchen Sie dennoch, jede der Strategien hin und wieder zu üben. Jede von ihnen ist wichtig, und mit der Zeit werden Sie feststellen, dass auch jene anderen Strategien sich als hilfreich erweisen.

Listen Sie die Strategien auf, die Sie am häufigsten geübt haben, und die Strategien, die für Sie am hilfreichsten waren.

____

____

____

____

____

Listen Sie die Strategien auf, die Sie nicht oft eingesetzt haben, aber gern häufiger üben würden, um zu sehen, ob auch sie Sie weiterbringen können.

____

____

____

____

____

10.3 Setzen Sie den Plan um

Der beste Übungsplan ist nichts wert, wenn Sie ihn nicht umsetzen. Entscheidend ist, dass Sie jeden Tag aktiv werden. Legen Sie also einen Termin fürs Üben fest, so, wie Sie einen Termin mit einem Therapeuten vereinbaren würden. Falls sich herausstellt, dass Sie Termine mit sich selbst nicht einhalten, ist das ein Zeichen dafür, dass Sie in alte Vermeidungsmuster verfallen sind. Seien Sie also auf der Hut!

Schauen Sie sich bei jedem Termin mit sich selbst an, welche Fortschritte Sie gemacht haben, und passen Sie Ihren Übungsplan gegebenenfalls an. Langfristig gesehen ist der Schlüssel zur Überwindung von Angst und Depression, dass Sie fortfahren, Ihre emotionale Flexibilität zu steigern. Wichtig ist außerdem, dass Sie auch dann nicht aufhören, die im Buch erläuterten Strategien einzusetzen, wenn Angst oder Depression nachgelassen haben. Indem Sie weiterüben, während es Ihnen gut geht, wappnen Sie sich für den Ernstfall, der irgendwann wieder eintreten kann. Jede Form von Übung steigert und stärkt Ihre emotionale Flexibilität.

Hinzu kommt, dass Sie, falls Sie dazu neigen, sich von Emotionen abzulenken oder sie zu unterdrücken, manchmal möglicherweise in einem leicht ängstlichen oder depressiven Zustand sind, ohne es zu merken. Beim Üben einem Plan zu folgen, anstatt Strategien nur bei Bedarf einzusetzen, wird Ihnen helfen, Ihre ängstlichen oder depressiven Zustände zu regulieren, bevor sie ein Intensitätsniveau erreichen, auf dem der Einsatz der Strategien schwieriger wird. Nutzen Sie das Arbeitsblatt „Mein Übungsprotokoll", um stets zu wissen, wo Sie gerade stehen.

Mein Übungsprotokoll

Anleitung: Jedes Mal, wenn Sie eine der aufgelisteten Strategien üben, setzen Sie ein Häkchen in eines der Kästchen. Bei manchen Strategien werden Sie in der Lage sein, sie jeden Tag zu üben, dann kreisen Sie in der rechten Spalte „Heute“ ein. Bei anderen, die Sie wahrscheinlich nicht täglich, aber mehrmals pro Woche üben werden, kreisen Sie „Diese Woche“ ein.

Kapitel 5: Die Flexibilität der Aufmerksamkeitsfokussierung steigern		
Der Atem als Anker	☐ ☐ ☐ ☐ ☐ ☐ ☐ ☐ ☐	Heute / Diese Woche
Achtsames Beobachten Ihrer Emotionen	☐ ☐ ☐ ☐ ☐ ☐ ☐ ☐ ☐	Heute / Diese Woche
Alltagsaktivitäten als Anker nutzen	☐ ☐ ☐ ☐ ☐ ☐ ☐ ☐ ☐	Heute / Diese Woche
Das Wort „und“ als Anker nutzen	☐ ☐ ☐ ☐ ☐ ☐ ☐ ☐ ☐	Heute / Diese Woche
Nur jeweils eine Sache tun und sie als Anker nutzen	☐ ☐ ☐ ☐ ☐ ☐ ☐ ☐ ☐	Heute / Diese Woche
Kapitel 6: Die Flexibilität des Denkens steigern		
Einen Gedanken umkreisen	☐ ☐ ☐ ☐ ☐ ☐ ☐ ☐ ☐	Heute / Diese Woche
Aufspüren, überprüfen, verändern	☐ ☐ ☐ ☐ ☐ ☐ ☐ ☐ ☐	Heute / Diese Woche
Prüfen, wie zutreffend Ihre Vorhersagen sind	☐ ☐ ☐ ☐ ☐ ☐ ☐ ☐ ☐	Heute / Diese Woche
Gültigkeitsquotienten berechnen	☐ ☐ ☐ ☐ ☐ ☐ ☐ ☐ ☐	Heute / Diese Woche
Perspektivwechsel	☐ ☐ ☐ ☐ ☐ ☐ ☐ ☐ ☐	Heute / Diese Woche
Rückschau auf frühere Bewältigungserfahrungen	☐ ☐ ☐ ☐ ☐ ☐ ☐ ☐ ☐	Heute / Diese Woche
Einen Notfallplan erstellen	☐ ☐ ☐ ☐ ☐ ☐ ☐ ☐ ☐	Heute / Diese Woche
Abstand zu intrusiven Gedanken gewinnen	☐ ☐ ☐ ☐ ☐ ☐ ☐ ☐ ☐	Heute / Diese Woche

Kapitel 7: Die Flexibilität des Handelns steigern		
Verstehen, wie Sie Emotionen vermeiden	☐ ☐ ☐ ☐ ☐ ☐ ☐ ☐ ☐	Heute / Diese Woche
Alternative Reaktionen einüben	☐ ☐ ☐ ☐ ☐ ☐ ☐ ☐ ☐	Heute / Diese Woche
Effektives Problemlösen üben	☐ ☐ ☐ ☐ ☐ ☐ ☐ ☐ ☐	Heute / Diese Woche
Mentale Reaktionen auf emotionale Zustände auf später verschieben	☐ ☐ ☐ ☐ ☐ ☐ ☐ ☐ ☐	Heute / Diese Woche
Mentale Reaktionen auf emotionale Zustände schrittweise auf später verschieben	☐ ☐ ☐ ☐ ☐ ☐ ☐ ☐ ☐	Heute / Diese Woche
Vom Warum zum Wie	☐ ☐ ☐ ☐ ☐ ☐ ☐ ☐ ☐	Heute / Diese Woche
Kapitel 8: Die Emotionstoleranz erhöhen		
Expositionsübungen mit Körperempfindungen	☐ ☐ ☐ ☐ ☐ ☐ ☐ ☐ ☐	Heute / Diese Woche
Expositionsübungen mit äußeren Situationen	☐ ☐ ☐ ☐ ☐ ☐ ☐ ☐ ☐	Heute / Diese Woche
Expositionsübungen mit inneren Situationen	☐ ☐ ☐ ☐ ☐ ☐ ☐ ☐ ☐	Heute / Diese Woche
Kapitel 9: Dankbarkeit und Selbstmitgefühl kultivieren		
Ein Dankbarkeitsjournal führen	☐ ☐ ☐ ☐ ☐ ☐ ☐ ☐ ☐	Heute / Diese Woche
Dankesnachrichten schreiben	☐ ☐ ☐ ☐ ☐ ☐ ☐ ☐ ☐	Heute / Diese Woche
Dankesmeditation	☐ ☐ ☐ ☐ ☐ ☐ ☐ ☐ ☐	Heute / Diese Woche
Einen mitfühlenden Brief an sich selbst schreiben	☐ ☐ ☐ ☐ ☐ ☐ ☐ ☐ ☐	Heute / Diese Woche
Hand aufs Herz	☐ ☐ ☐ ☐ ☐ ☐ ☐ ☐ ☐	Heute / Diese Woche
Meditation über liebende Güte	☐ ☐ ☐ ☐ ☐ ☐ ☐ ☐ ☐	Heute / Diese Woche
Ein Selbstmitgefühljournal führen	☐ ☐ ☐ ☐ ☐ ☐ ☐ ☐ ☐	Heute / Diese Woche
Pausen einlegen, in denen Sie sich mit Selbstmitgefühl betrachten	☐ ☐ ☐ ☐ ☐ ☐ ☐ ☐ ☐	Heute / Diese Woche

10.4 Hören Sie nicht auf, sich unangenehmen Situationen und Zuständen auszusetzen

Der vielleicht wichtigste Teil Ihres Übungsplans besteht darin, Ausschau nach Gelegenheiten dafür zu halten, sich bewusst unangenehmen Erfahrungen zu stellen. Damit sind die Expositionsübungen gemeint, mit denen Sie sich in Kapitel 8 ausführlich beschäftigt haben. Um Ihre Fortschritte abzusichern und Ihre Emotionstoleranz weiter auszubauen, ist es entscheidend, dass Sie vor Ihren ängstlichen oder depressiven Zuständen (wie auch vor anderen Empfindungen wie Scham oder Schuldgefühlen) nicht zurückweichen, sondern sie aktiv aufsuchen. Schauen Sie sich noch einmal die Arbeitsblätter zur Planung von Emotionsexpositionen an, die Sie in Kapitel 8 ausgefüllt haben. Nehmen Sie in Ihren Übungsplan die drei jeweils schwierigsten Elemente auf und üben Sie diese jeden Tag mindestens zwei oder drei Mal.

Sie fragen sich vielleicht, wie Ihre Erholung fortschreiten kann, wenn Sie nur Übungen wiederholen, die Sie schon einmal gemeistert haben. Wahrscheinlich ist Ihnen aufgefallen, dass auch eine Übungssituation, die Sie bewältigt hatten und die Ihnen kaum mehr Unbehagen bereitete, sich wieder etwas anspruchsvoller anfühlen kann, wenn Sie unter Stress stehen oder mit Krisen und Problemen konfrontiert sind. Der Stress des Alltags kann alles schwieriger machen, auch das bewusste Aushalten Ihrer ängstlichen oder depressiven Zustände. Den größten Nutzen ziehen Sie aus Übungen, wenn Sie sich in einem leicht ängstlichen oder depressiven Zustand befinden. Doch selbst wenn es Ihnen bestens geht, bauen Sie beim Üben eine Gewohnheit auf – die Gewohnheit, sich einer Situation auszusetzen, anstatt sich ihr zu entziehen.

10.5 Seien Sie auf neue Symptome gefasst

Sie haben Fortschritte gemacht, doch das Leben wird Sie früher oder später mit Herausforderungen konfrontieren, die alte Ängste wecken oder Ihre Stimmung dämpfen. Beispiele für solche Herausforderungen sind der Umzug in eine andere Stadt, ein Wechsel der Arbeitsstelle und der Verlust eines geliebten Menschen. In solchen Phasen taucht dann vielleicht ein neues Symptom auf – eine beunruhigende Vorstellung, ein angstvoller oder deprimierender Gedanke, ein neues Vermeidungsmuster.

Erschrecken Sie nicht. Neue Symptome bedeuten nicht, dass alles an emotionaler Flexibilität, was Sie sich erarbeitet haben, verloren ist. Allerdings sollten Sie die neuen Symptome auch nicht ignorieren. Wenden Sie vielmehr die Strategien, die Sie gelernt haben, auch auf diese Symptome an. Sie fühlen sich vielleicht anders als die bisherigen an, sind aber doch demselben alten Muster der Inflexibilität von Aufmerksamkeitsfokussierung, Denken und Handeln zuzurechnen. Auch gegen die neuen Symptome werden die Strategien helfen, die Sie sich angeeignet haben.

10.6 Stecken Sie Ihren Weg in ein erfüllteres Leben ab

Ängste und Depressionen bringen Menschen oft vom Kurs ab. Nachdem Sie dieses Buch durchgearbeitet haben und es Ihnen hoffentlich etwas besser geht, ist es an der Zeit, den Blick auf unerfüllte Wünsche und Träume zu richten und Ihren Weg in ein erfüllteres Leben abzustecken. Da Sie nun über einige neue Strategien verfügen, sind Sie Ihren Zielen möglicherweise näher, als Sie ihnen vor der Beschäftigung mit diesem Buch waren. Die Überwindung von Angst und Depression ist kein Kurzstrecken-, sondern ein Marathonlauf. Halten Sie also Rückschau auf das, was Sie bereits erreicht haben, und entwickeln Sie einen Plan, wie Ihr weiterer Weg verlaufen kann.

Nehmen Sie sich etwas Zeit, um noch einmal die Wertvorstellungen zu betrachten, von denen ausgehend Sie Ihren Weg zu einem erfüllteren Leben beschritten haben (siehe Kapitel 4). Sind Sie den langfristigen Zielen, die sich aus Ihren persönlichen Wertvorstellungen ableiten, inzwischen näher gekommen? Haben Sie mit der Partnersuche angefangen? Haben Sie die Griechenlandreise gemacht, von der Sie seit Jahren reden? Haben Sie diese Arbeitsstelle, die in eine Sackgasse führte, gekündigt und eine neue gefunden?

Schauen Sie sich Nias Arbeitsblatt „Mein Weg in ein erfüllteres Leben“ an (Tabelle 10.1). Sie hat den Fokus auf ihren zentralen Wertebereich „Arbeit und berufliche Entwicklung“ gelegt, weil viele ihrer Ängste um das Gefühl kreisen, dass sie beruflich in einer Sackgasse steckt. Sie setzt sich zum Ziel, Lehrerin für Mathematik und Naturwissenschaften zu werden, denn für diese Wissensgebiete hat sie sich schon immer begeistert. Sie überlegt sich, welche Schritte zur Erreichung dieses Ziels in ihrem Bundesstaat notwendig sind. Interessanterweise fühlt Nia sich, nachdem sie ihr Vorhaben, Lehrerin zu werden, in einzelne Schritte aufgegliedert hat, nicht länger überfordert. Ähnliches lässt sich oft beobachten: Wenn wir die einzelnen Stationen des Wegs zu einem erfüllteren Leben abstecken, wird ein Projekt, das zunächst einschüchternd und unrealistisch scheint, zu einem mit Engagement und Enthusiasmus erreichbaren Ziel.

Wertegeleitete Zielvorstellung	Arbeit und berufliche Entwicklung: Ich will eine Arbeit machen, mit der ich Kindern helfe.
Langfristiges Ziel	Als Lehrerin für Mathematik und Naturwissenschaften arbeiten.
Schritte zur Erreichung meines langfristigen Ziels	
Den Zertifizierungsprozess als Lehrkraft für Mathematik und Naturwissenschaften abschließen.	Schritt 1
Beim Schulamtsbezirk anrufen und mich für ein Unterrichtspraktikum bewerben.	Schritt 2
Meine Bewerbungsunterlagen ausarbeiten und mich um Empfehlungsschreiben kümmern.	Schritt 3
Die Bewerbung für das Unterrichtspraktikum einreichen.	Schritt 4
Das Unterrichtspraktikum absolvieren.	Schritt 5
Dokumente für die Zertifizierung als Lehrerin einreichen.	Schritt 6
Die Bewerbungsunterlagen umarbeiten und mich an Schulen in der Umgebung als Lehrerin bewerben.	Schritt 7
Als Vertretungslehrerin arbeiten, bis ich eine Festanstellung bekomme.	Schritt 8
Langfristiges Ziel	*Als Lehrerin für Mathematik und Naturwissenschaften arbeiten.*

Tabelle 10.1: Nias Arbeitsblatt „Mein Weg in ein erfüllteres Leben“

Stecken Sie nun Ihren eigenen Weg in ein erfüllteres Leben ab. Tragen Sie eine Ihrer wertegeleiteten Zielvorstellungen und ein entsprechendes langfristiges Ziel oben in das Arbeitsblatt ein. Vielleicht werden Sie feststellen, dass Ihr Weg mehr als acht Schritte umfasst. Sie können zudem jeden Schritt in so viele Unterschritte aufteilen, wie Sie möchten.

Je mehr Schritte Sie in Ihren Plan aufnehmen, desto kleiner wird jeder einzelne Schritt. Das hilft Ihnen möglicherweise, sich nicht überfordert oder demotiviert zu fühlen. Zudem bietet jeder Schritt, so klein er auch sein mag, eine Gelegenheit, die in diesem Arbeitsbuch vorgestellten Strategien zu üben. Wenn Sie sich bewusst sind, von welchen Wertvorstellungen Sie sich leiten lassen wollen und was zu tun ist, um auf Ihrem Weg voranzukommen, stehen die Chancen gut, dass Sie Ihre Ziele erreichen.

Mein Weg in ein erfüllteres Leben

Wertegeleitete Zielvorstellung	
Langfristiges Ziel	
Schritte zur Erreichung meines langfristigen Ziels	
	Schritt 1
	Schritt 2
	Schritt 3
	Schritt 4
	Schritt 5
	Schritt 6
	Schritt 7
	Schritt 8
Langfristiges Ziel	

Kurz gefasst

Für die Bewältigung der Herausforderungen des Alltags und für Ihr Wohlbefinden ist es von entscheidender Bedeutung, dass Sie Ihre emotionale Flexibilität stärken und stabilisieren. Ihr Emotionssystem ist flexibler geworden, doch Sie müssen weiterhin auf Anzeichen dafür achten, dass Sie nach und nach in die alten unflexiblen und automatischen Reaktionsmuster zurückfallen, in deren Überwindung Sie viel Zeit und Energie investiert haben. Behalten Sie daher folgende Punkte im Blick:

- Halten Sie Ausschau nach Hinweisen darauf, dass sich in Ihre Aufmerksamkeitsfokussierung und in Ihr Denken und Handeln alte Muster einschleichen. Je zügiger Sie dann die erlernten Strategien einsetzen, desto schneller kommen Sie wieder in die richtige Spur.
- Nehmen Sie Ihr Übungsprotokoll oft zur Hand und üben Sie regelmäßig die darin aufgelisteten Strategien. Führen Sie insbesondere immer wieder Expositionsübungen durch, denn sich unangenehmen Situationen und Empfindungen auszusetzen ist ein unverzichtbarer Teil eines gelingenden Lebens.
- Nehmen Sie von Neuem die Wertvorstellungen in den Blick, von denen Sie sich bei der Überwindung von intensiven ängstlichen oder depressiven Zuständen haben leiten lassen. Orientieren Sie sich an diesen Wertvorstellungen, um mit neuem Elan nach den Lebenszielen zu streben, die Sie aus dem Auge verloren hatten, weil Ihre Angst oder Depression Sie denken ließ, sie seien nicht erreichbar.

Dank

Ich danke meiner Frau Luann DeVoss und unseren Töchtern Madeleine und Olivia dafür, dass sie mir bei einem weiteren Buchprojekt den Rücken gestärkt haben.

Mein Dank geht an meine Kolleginnen und Kollegen am San Francisco Bay Area Center for Cognitive Therapy (Jonathan Barkin, Emily Berner, Joan Davidson, Daniela Owen und Monique Thompson), die mich in meiner beruflichen Entwicklung stets unterstützt haben. Ich danke auch Judy Beck und Jackie Persons. Ich schätze mich glücklich, diese Rockstars der kognitiven Verhaltenstherapie zu meinen Kolleginnen und Freundinnen zählen zu dürfen.

Ich danke Tesilya Hanauer, meiner Lektorin bei New Harbinger Publications. Wir haben im Lauf der Jahre bei mehreren Buchprojekten zusammengearbeitet, und ich konnte mich stets auf Tesilyas umsichtige, geduldige und großzügige Unterstützung und Anleitung verlassen. Ich danke auch Vicraj Gill für ihre wohlüberlegten Vorschläge, die der Qualität des Textes sehr gutgetan haben.

Literatur

Allen, L. B., R. K. McHugh & D. H. Barlow (2008): „Emotional Disorders: A Unified Protocol." In: *Clinical Handbook of Psychological Disorders: A Step-by-Step Treatment Manual.* 4. Auflage. Herausgegeben von D. H. Barlow. New York: Guilford Press.

American Psychiatric Association (2013): *Diagnostic and Statistical Manual of Mental Disorders.* 5. Auflage. Arlington, VA: American Psychiatric Publishing. (Deutsche Fassung: *Diagnostisches und Statistisches Manual Psychischer Störungen DSM-5®*. 2., korrigierte Auflage 2018. Herausgegeben von P. Falkai und H.-U. Wittchen, mitherausgegeben von M. Döpfner, W. Gaebel, W. Maier, W. Rief, H. Saß und M. Zaudig. Göttingen: Hogrefe.)

Beck, J. S. (2013): *Praxis der Kognitiven Verhaltenstherapie.* 2. Auflage. Weinheim: Beltz.

Brown, T. A. & D. H. Barlow (2009): „A Proposal for a Dimensional Classification System Based on the Shared Features of the DSM-IV Anxiety and Mood Disorders: Implications for Assessment and Treatment". *Psychological Assessment* 21: 256–271.

Burns, D. D. (1980): *Feeling Good: The New Mood Therapy.* New York: Signet. (Dt. *Feeling good – Depressionen überwinden, Selbstachtung gewinnen: Wie Sie lernen, sich wieder wohlzufühlen.* Paderborn: Junfermann, 2006.)

Ellard, K. K., C. P. Fairholme, C. L. Boisseau, T. J. Farchione & D. H. Barlow (2010): „Unified Protocol for the Transdiagnostic Treatment of Emotional Disorders: Protocol Development and Initial Outcome Data". *Cognitive and Behavioral Practice* 17 (1): 88–101.

Farchione, T. J., C. P. Fairholme, K. K. Ellard, C. L. Boisseau, J. Thompson-Hollands, J. R. Carl, M. W. Gallagher & D. H. Barlow (2012): „The Unified Protocol for the Transdiagnostic Treatment of Emotional Disorders: A Randomized Controlled Trial". *Behavior Therapy* 3: 666–678.

Hasin, D., A. L. Sarvet, J. L. Meyers, T. D. Saha, W. J. Ruan, M. Stohl & B. F. Grant (2017): „Epidemiology of Adult DSM-5 Major Depressive Disorder and Its Specifiers in the United States". *Journal of the American Medical Association* 75 (4): 336–346.

Kaufman, J. & D. Charney (2000): „Comorbidity of Mood and Anxiety Disorders". *Depression and Anxiety* 12 (Beiheft 1): 69–76.

Moses, E. B. & D. H. Barlow (2006): „A New Unified Treatment Approach for Emotional Disorders Based on Emotion Science". *Current Directions in Psychological Science* 15 (3): 146–150.

Norton, P. J. & D. J. Paulus (2016): „Toward a Unified Treatment for Emotional Disorders: Update on the Science and Practice". *Behavior Therapy* 47 (6): 854–868.

Regier, D. A., D. S. Rae, W. E. Narrow, C. T. Kaelber & A. F. Schatzberg (1998): „Prevalence of Anxiety Disorders and Their Comorbidity with Mood and Addictive Disorders". *British Journal of Psychiatry* 173 (Beiheft 34): 24–28.

Robert Koch-Institut (Hg.) (2015): Gesundheit in Deutschland: Gesundheitsberichterstattung des Bundes, gemeinsam getragen von RKI und Destatis. Berlin: Robert Koch-Institut. (Herunterladbar unter ↗ https://www.destatis.de/DE/Themen/Gesellschaft-Umwelt/Gesundheit/Gesundheitszustand-Relevantes-Verhalten/Publikationen/Downloads-Gesundheitszustand/gesundheit-in-deutschland-publikation.html; letzter Aufruf am 4.9.2022.)

Taylor, S. & D. A. Clark (2009): „Transdiagnostic Cognitive-Behavioral Treatments for Mood and Anxiety Disorders: Introduction to the Special Issue". *Journal of Cognitive Psychotherapy: An International Quarterly* 23: 3–5.

Über Michael A. Tompkins und Judith S. Beck

Michael A. Tompkins, PhD, ABPP, ist zertifizierter Psychologe für Verhaltenspsychologie und Kognitionspsychologie. Er ist Kodirektor des San Francisco Bay Area Center for Cognitive Therapy und Assistant Clinical Professor für Psychologie an der University of California in Berkeley. Tompkins ist Autor beziehungsweise Koautor von zwölf Büchern, von denen fünf bei New Harbinger erschienen sind. Er hat in den USA und in anderen Ländern über 600 Workshops, Vorträge und Grundsatzreferate zu kognitiver Verhaltenstherapie und verwandten Themen gehalten. Er ist Lehrbeauftragter am Beck Institute for Cognitive Behavior Therapy.

Judith S. Beck, PhD, die das Vorwort beigesteuert hat, leitet das Beck Institute for Cognitive Behavior Therapy und war Präsidentin der Academy of Cognitive Therapy. Sie ist Tochter von Aaron T. Beck († 2021), dem einflussreichen Gründer der kognitiven Therapie, und Autorin von *The Beck Diet Solution.*